Zu diesem Buch

Wer über AIDS spricht, muß an Homosexualität denken. AIDS, das erworbene Immundefektsyndrom, wurde 1981 zum erstenmal beschrieben und bis zum Frühjahr 1984 in den USA und in Europa 4309mal gemeldet. In der Bundesrepublik Deutschland verstarben von 64 Patienten 20.

Neben Bluterkranken, Haitianern und i.v.-Drogenabhängigen sind ein Großteil der an AIDS Erkrankten sexuell aktive männliche Homosexuelle. Deutsche Behörden und deutsche Öffentlichkeit fallen von einem Alarmzustand in den nächsten, sehen in AIDS ein «hohes gesundheitspolitisches Risiko» und in den bundesrepublikanischen Zahlen nur die Spitze eines Eisberges, die Verzögerung einer garantierten Entwicklung. Homosexuelle zweifeln an «ihrem Lebensstil», haben Angst vor erneuter Verfolgung.

Die Geschichte des AIDS-Syndroms ist die Geschichte einer Konfrontation zweier Subkulturen, der medizinischen und der homosexuellen.

AIDS läßt sich in der Vorstellungswelt wie in der Wirklichkeit nicht trennen von der Welt der Homosexuellen, die als neuentdeckter Forschungsgegenstand für eine Belebung des Wissenschaftsbetriebes geradestehen.

Meldungen wie die vom 24. April 1984, «das AIDS-Virus» sei endlich gefunden, das lärmende Gerede um «Sieg und Triumph über die Lustseuche» verdecken die Niederlagen und Verletzungen, die der Kampf gegen die «furchterregende Krankheit» den AIDS-Kranken oder -Verdächtigen beigebracht hat.

Erscheint auf der Medienbühne das Wirken der Ärzte gegen AIDS als eine dichte Folge konzentrierter Forschung, offenbart sich hinter den Kulissen ihr Tun als durchtrieben von dem Zwang, dem Homosexuellen nachzugehen.

Dieses Buch begleitet die Ärzte auf ihrem Weg und bei ihrem Versuch, Sexualität und Krankheit zu verstehen. Doch angerufener Forschergeist und erregte Neugier können über die menschliche Ohnmacht der Medizin nicht hinwegtäuschen. Homosexuelle Patienten berichten, warum das nach wie vor so ist, und zeigen, daß auch Homosexuelle nicht über AIDS sprechen, ohne an Homosexualität zu denken.

Der Autor Stefan Hinz, Arzt und freier Autor, lebt in Frankfurt am Main und arbeitet zur Zeit als Stipendiat der STIFTUNG WISSENSCHAFT UND PRESSE an seiner Dissertation «Sexualität und Öffentlichkeit».

Stefan Hinz

AIDS

Die Lust an der Seuche

Mit Beiträgen von Jörg Bopp,
Matthias Frings und Ulrike Heider

rororo

Rowohlt

Umschlagentwurf: Thomas Henning
und Klaus Pfitzner

Redaktion: Jürgen Volbeding

Originalausgabe
Veröffentlicht im Rowohlt Taschenbuch Verlag GmbH,
Reinbek bei Hamburg, Juli 1984

Satz Bembo (Linotron 202)
Gesamtherstellung Clausen & Bosse, Leck
Printed in Germany
1280-ISBN 3 499 17901 6

Inhalt

III Reportage

IV Kommentar

V Anhang

Vorwort

Dieses Buch sorgte für Aufregung, lange bevor die erste Zeile stand. Ärztliche Kollegen luden schulterklopfend zum Kaffee und rieten scherzend ab, «AIDS-Selbsthilfegruppen» bestellten zum Verhör und schlossen inquisitorisch aus. Argwöhnten die einen Nestbeschmutzung, witterten die anderen völkische Beobachtung. Immer wieder traf ich auf Abonnenten des Guten, sah man mich als Agenten des Bösen. Gemein ist jenen Leuten da wie dort ihre aufdringliche Geschwätzigkeit, mit der sie in *jedes* offene Ohr eindringen und solange leutselig ihr Mißtrauen außen vor lassen, wie man sie ihren Hunger auf die Zeit anderer stillen läßt. Am Ende sind sie immer beleidigt, denn wer setzt sich ihnen schon freiwillig aus. Ich könnte Ihnen also eine ganze Menge Material über den typischen AIDS-Schwätzer vorlegen, keine Angst. Keine Angst vor jenen und keine Angst vor AIDS. Dieses Buch sagt Ihnen, was über AIDS heute zu sagen ist und wer über AIDS derzeit etwas zu sagen hat. Man muß nur fragen.

Stefan Hinz

I AIDS – Vom Stand der ärztlichen Kunst

Verbreitung – Die Spitze eines Eisberges

BEKANNTMACHUNG DES BUNDESGESUNDHEITSAMTES:

«Die erstmals 1981 in den USA aufgetretene übertragbare Krankheit AIDS (Erworbenes Immundefektsyndrom) breitet sich seit 1982 zunehmend auch in der Bundesrepublik Deutschland aus. Nach Einschätzung des Bundesgesundheitsamtes in Berlin (BGA) ist diese Erkrankung mit einem so hohen gesundheitspolitischen Risiko einzustufen, daß verstärkte Forschungsmaßnahmen ... dringend in Angriff zu nehmen sind.» [1]

Das Wort des Arztes wiegt schwer. Kleinen Meldungen aus der großen Welt der Medizin kommt oft eine Bedeutung zu, die sie selten haben. Verstärkt wird ihre Wirkung dann, wenn sie, ausgestoßen vom amtlichen Organ einer ganzen Institution und von der multiplikatorischen Kraft der Medien versprüht, sich vom trüben Nebel einer bloßen Meinung verdichten zur klar umrissenen Gestalt eines politischen Programms.

Anfragen im Deutschen Bundestag[2,3], im Europa-Parlament[4], in den Landtagen[5], Krisensitzungen und Expertenbesprechungen unter der Regie der Bundesregierung[6], Erklärungen der Weltgesundheitsorganisation (WHO)[7,8] und Empfehlungen des Bundesgesundheitsamtes[9–13] haben, neben einer im Frühjahr 1983 einsetzenden intensiven Bearbeitung durch die Presse, AIDS ins Zwielicht der deutschen Öffentlichkeit gerückt und zu einem Gegenstand gemacht, der in ihrem sogenannten Bewußtsein von nun an hin und her bewegt werden sollte. Das Reden über AIDS hatte begonnen, bevor das Nachdenken einsetzen konnte, und es soll im folgenden gezeigt werden, ob die weitgesteckten Annahmen in einem vernünftigen Verhältnis zu ihrem tatsächlichen Anlaß stehen.

AIDS meint ein bis heute unklares Krankheitsbild, das im Juni 1981 erstmals in den USA bei fünf, zuvor gesunden männlichen Patienten im Alter zwischen 29 und 36 Jahren beschrieben wurde. Nach einer zwei- bis fünfmonatigen Phase erhöhter Körpertemperatur, verbunden mit Nachtschweiß, dem Gefühl der Abgeschlagenheit und begleitet von Gewichtsverlust, erkrankten die als «all active homosexuals» klassifizierten Patienten an einer schweren Lungenentzündung, die in zwei Fällen tödlich verlief.[14,15] Der Erreger dieser als Pneumocystis-carinii-Pneumonie (PCP) bezeichneten Infektion ist ein von einer Schleimhülle umgebener, die Lungenbläschen nach und nach verklebender Einzeller (Protozoon), der als Verursacher einer Lungenentzündung zum erstenmal 1955 identifiziert werden konnte.[16] Pneumocystis carinii befiel in der Regel Frühgeborene oder mangelernährte Kinder[17,18] und trat gehäuft mit symptomfreien oder milden Verläufen bei sonst gesunden Kindern unter vier Jahren auf.[19] Bei Erwachsenen und älteren Kindern ist allein in der Folge einer Tumorerkrankung oder einer aggressiven medikamentösen Therapie mit einer entsprechenden Infektion zu rechnen.[6,20] Jenseits eines Alters von sechs Monaten ist sie äußerst selten[21–24] und war von 1967 bis 1970 in den USA bei gesunden Personen nicht mehr gemeldet worden.[12,25]

Man könnte davon ausgehen, daß die fünf Patienten, allesamt Bewohner Los Angeles, mit ihrer seltenen und einheitlich in einem Zeitraum von acht Monaten auftretenden Infektion die medizinische Fachöffentlichkeit beeindrucken mußten. Das war zunächst nicht der Fall. Die großen medizinischen Fachzeitschriften der USA schwiegen zu diesem Thema oder nahmen es gar nicht zur Kenntnis.

Erst einen Monat später, als am 3. Juli 1981 der «Morbidity and Mortality Weekly Report» (MMWR), das Mitteilungsblatt der dem staatlichen amerikanischen Gesundheitsdienst untergeordneten «Centers for Disease Control» (CDC), mit einer neuen Meldung aufmachte, wurde man hellhörig. Das amtliche Organ der 1942 als «Malaria Control in War Areas» (MCWA) gegründeten und zum Schutz der US-Soldaten vor Malaria eingesetzten Behörde meldete, in den vorausgegangenen 30 Monaten sei bei 26 männlichen Homosexuellen eine bösartige Geschwulst der Bindegewebsreihe aufgetreten,[26] von der man wußte, daß sie bisher nur äußerst selten zur Diagnose gekommen war.

Zum erstenmal beschrieb 1872 der Wiener Hautarzt Moritz Kaposi (1837–1902) ein solches Sarkom bei einem 68 Jahre alten Mann:

«Patient gibt an, vergangenen Sommer bereits eine Spannung in den Händen verspürt zu haben. Doch hat er noch bis Anfang Januar des Jahres 1868 als Schmied in seiner Werkstätte gearbeitet. Bald darauf jedoch waren ihm das Stehen wegen der

Schwellung und Schmerzhaftigkeit der Füße und das Arbeiten wegen des gleichen Zustandes der Hände nicht mehr möglich, und er war genötigt, den größten Teil der Monate im Bett zuzubringen ...

... vom Sprunggelenk aufwärts bis zum Knie mehrere isoliert und unregelmäßig situierte, erbsen- bis bohnengroße, braunrote und blaurote, teils glänzende, teils an der Oberfläche wenig schuppende, sehr harte Knoten, die mit dem größten Teil ihres Umfanges über das Hautniveau emporragen und mit ihrem unteren Teil flach in der Haut sitzen ... An einzelnen Stellen des Unterschenkels sind mehrere der beschriebenen Knoten zu einer höckerigen Plaque (erhabener Hautfleck, d. V.) von Talergröße und von unregelmäßiger äußerer Kontur verschmolzen ... Der Kranke befand sich bis auf die heftigen Schmerzen, welche die Spannung und der Druck an den Händen und Füßen bereiteten und seinen Schlaf störten, leidlich wohl. Kein Fieber. Eßlust gut.» [27]

Während über einige Monate hinweg die Knoten und Flecken am Unterschenkel des Patienten unverändert geblieben waren, kamen nun

«... einzelne wenige an den Oberschenkeln und Oberarmen zur Entwicklung. Die neuen erhoben sich von einem roten, derben, linsengroßen Flecke. Der Kranke verließ am 22. (September) die Klinik, weil er bei ‹den Seinen› sterben wollte.» [27]

Diese bösartige Geschwulst, in der Folge Kaposi-Sarkom genannt, sah man bis vor wenigen Jahren nur vereinzelt in Osteuropa und der Sowjetunion, häufiger aber in Ländern Ost- und Zentralafrikas, wo es in Uganda 9 Prozent aller malignen Tumoren bei Männern ausmachte.[28] Eine seltene Erkrankung.

In New York, wo von 20 Kaposi-Sarkom-Patienten inzwischen 7 verstorben waren, hatte man am Memorial-Sloan-Kettering-Cancer-Institute zwischen 1949 und 1975 bei 92 Patienten mit einem Durchschnittsalter von 63 Jahren die Geschwulst diagnostiziert und eine Überlebenszeit von 8 bis 13 Jahren registriert.[29] Das New York University Hospital betreute von 1961 bis 1979 ganze drei und das Bellevue Hospital gar keinen Patienten unter 50 Jahren, bei dem ein entsprechendes Sarkom aufgetreten wäre. Das Durchschnittsalter der jetzt erkrankten männlichen Homosexuellen lag mit 39 Jahren also deutlich unter dem der früheren Fälle. Die bei ihnen festgestellten Tumoren glichen in ihrem klinisch-pathologischen Bild einem besonders aggressiven Typ des Kaposi-Sarkoms, der bis dahin in den USA und Europa nur wenige Male bei einigen Nierentransplantat-Patienten unter immunsuppresiver, die Abstoßung des übertragenen Organs verhindernder Therapie, beobachtet worden war.[30] Atypisch wuchs er in den Schleimhäuten von Magen und Darm, streute Tochtergeschwülste in Lymphknoten, Milz und andere Organe aus und reduzierte die Überlebenszeit der Patienten auf 8 bis 24 Monate.[31]

Ließ sich bei vier der jetzt gemeldeten Kaposi-Sarkom-Patienten gleichfalls eine PCP der Lungen diagnostizieren, so war dies nicht die einzige Gemeinsamkeit zwischen den beiden Patientengruppen. Die Berichte aus Kalifornien und New York erwähnten weitere, bei gesunden Personen kaum auftretende, sogenannte opportunistische Infektionen mit Viren, Bakterien und Pilzen. Sie kamen durch die Bündelung von schon im Einzelfall ungewöhnlichen Befunden zu dem Schluß, daß in allen Fällen von einem Grundleiden auszugehen sei, welches die Voraussetzung für die Erkrankung bilde und den Organismus an deren Abwehr hindere. Von nun an sollte immer häufiger über einen möglichen Zusammenbruch des den Körper für die Auseinandersetzung mit Krankheitserregern qualifizierenden Immunsystems nachgedacht und gesprochen werden, woran teilzunehmen der Leser aber erst später eingeladen werden wird.

Vielmehr gilt es, kurz einzuhalten, und wie alle über AIDS Schreibenden und Lesenden zuvor, noch einmal auf den größten gemeinsamen Nenner aller bis dahin beteiligten Patienten hinzuweisen: deren Homosexualität.

Diese jeden Statistiker begeisternde, jeden Arzt erschütternde und jeden Epidemiologen, der ja beides ist, hin- und herwerfende Erkenntnis eines kollektiven Betroffenseins verlangte betont und im weiteren untersucht zu werden.

Das eine wie das andere geschah. Noch am 3. Juli 1981, dem Erscheinungstag des MMWR-Artikels über die o. g. 26 Kaposi-Sarkom-Patienten, sah New York Times einen «seltenen Krebs bei 41 Homosexuellen»[32], und im selben Monat folgte den nun zu- und auflegenden Mainstream-Medias[33,34] die Gay Press mit «Krebs in der Schwulen Gemeinde».[35]

Man staunt, ab welcher Zahl sich Aufmerksamkeit zu Recht gefordert sieht, und man ist zugleich überrascht, die Mitteilung weniger, über zweieinhalb Jahre verstreut liegender klinischer Beobachtungen, und nicht, wie es in Zukunft immer wieder heißen sollte, eines schlagartig einsetzenden Phänomens, als Anlaß für die Gründung eines Krisenstabes zu erleben.

Die CDC, bei 124830 Grippe- und Lungenentzündungsopfern und 1804120 Krebstoten in 1976,[36] oder 27000 neuen Tuberkulosefällen in 1981[37] (Zahlen für USA) an größere Problemstellungen durchaus gewöhnt, richtete noch im Juli 1981 eine «Task Force on Kaposi's Sarcoma and Pneumocystis carinii Pneumonia» ein, die, von der amerikanischen Laienpresse aufmerksam begleitet,[38–47] ihre Arbeit sofort aufnahm und ihren ersten Bericht im Januar 1982 vorlegte.[48]

Die Eile schien tatsächlich berechtigt. Schon im August 1981 war die Zahl der gemeldeten PCP und Kaposi-Sarkom-Fälle auf 108 angestiegen, lag im November bei 159 und zum Zeitpunkt der Veröffentlichung bereits bei 218. Die CDC plazierten die Ergebnisse ihrer Task Force nicht, wie bis dahin üblich, im wenig Beachtung findenden Hausblatt MMWR, es veröffentlichte diesmal im weit verbreiteten, auch im Ausland gelesenen New England Journal of Medicine. Dies mußte einen Grund haben.

Hatte die medizinische Fachpresse in der Zwischenzeit mit Berichten und Spekulationen über das neue Phänomen zwar zur vagen Information der Ärzte beigetragen,[49–54] so konnten die CDC jetzt scheinbar konkretes Material auf den Tisch legen: 92 Prozent der im November registrierten Patienten im Durchschnittsalter von 35 Jahren seien homosexuell oder bisexuell, hieß es.

Doch ließ sich der schon im Sommer 1981 vermutete Zusammenhang zwischen sexueller Präverenz und dem zunehmenden Auftreten der beiden seltenen Befunde PCP und Kaposi-Sarkom auch jetzt nicht bestätigen. Obwohl James Curran, Leiter der Task Force, später einräumen mußte, daß bei vielen Patienten von einer unsicheren Sexualanamnese auszugehen und bei den meisten eine Abhängigkeit von i.v.-Drogen (i.v. – intravenös zu verabreichen) bekannt gewesen sei[55], sah die konventionelle wie auch die subkulturell-homosexuelle Laienpresse die Kausalität im Sexuellen als erwiesen an und suchte die Ursache der nun offen zur «Gay Plaque» erklärten Erkrankungen im «homosexual lifestyle».[56–62] Geringfügig erschüttert wurde dieses System durch Berichte über ein entsprechendes unklares Krankheitsbild bei heterosexuellen Männern und Frauen. Bis zum 11. Juni 1982, die Gesamtzahl der gemeldeten Fälle war auf 355 angestiegen, sprach man von 281 (79 Prozent) homo- oder bisexuellen Männern, 41 (12 Prozent) heterosexuellen Männern und 13 (4 Prozent) heterosexuellen Frauen. Für 20 männliche Patienten konnte keine eindeutige Aussage über deren sexuelle Orientierung gemacht werden, wie auch alle anderen Angaben zur sexuellen Präferenz der Patienten sich meist auf den subjektiven Eindruck des behandelnden Arztes und die aus diesem sich ableitende Zuordnung stützten.[63]

Die Kriterien, nach denen dies mitunter heute noch geschieht, sollen hier nur kurz am verbürgten Beispiel eines deutschen Klinikchefs illustriert werden, der, auf einer medizinischen Informationsveranstaltung über AIDS darüber befragt, wie man denn einen homosexuellen Patienten überhaupt erkennen könne, das Auditorium beschied, man möge nach Heirat und Kindern fragen, sich ansonsten auf das Urteil der Oberschwester verlassen, der es schon nicht entgehen werde, «wenn immer nur gepflegte junge Herren zu Besuch kommen».

Nun ist der Instinkt, als statistisches Instrument, ein schlechter Freund, was auch den «ausgezeichnet ausgebildeten Epidemiologen an den Centers for Disease Control in Atlanta»[64] durchaus bewußt gewesen sein könnte. Sie wollten wissen, wie es trotz der anamnestischen Ungenauigkeit der bisher vorgelegten Untersuchungen zur doch zu unterstellenden Häufung der Krankheitsfälle bei männlichen Homosexuellen hatte kommen können.

Ausgehend von der Annahme, daß für dieses Phänomen eine mögliche infektiöse Ursache zu finden sei, interviewten sie 13 männliche homosexuelle Patienten aus Los Angeles und Orange County in Californien und befragten sie nach ihren Sexualkontakten während der vergangenen fünf Jahre. Bei einer geschätzten Anzahl von 185000–415000 homosexuellen Männern im Raum Los Angeles[65] war die statistisch zu erwartende Kontaktwahrscheinlichkeit äußerst gering, doch neun der 13 interviewten Patienten gaben an, wenigstens mit einem anderen später Erkrankten Kontakt gehabt zu haben. Von nun an sollte man immer fester an eine mögliche Übertragbarkeit glauben.

Dem am 18. Juni vorgelegten Protokoll[66] wurde am 9. Juli 1982 ein Bericht nachgeschoben, demzufolge Kaposi-Sarkome und PCP jetzt auch bei in die USA eingewanderten Haitianern festgestellt worden seien.[67] Der längst von einem Alarmzustand in den nächsten fallenden amerikanischen Öffentlichkeit wäre sicher manche Aufregung erspart geblieben, hätte man sie wenigstens darauf hingewiesen, daß auch diese Fälle nicht schlagartig, wie überall verbreitet, sondern über einen Zeitraum von mehr als zwei Jahren aufgetreten waren und jetzt nur aus aktuellem Anlaß am Stück publiziert wurden.

Die Medien überschlugen sich. Berichteten sie mal von der «fremden Krankheit», dem «neuen Homosexuellen Übel», der «schwulen Plage», dem «lebensbedrohenden Zusammenbruch» oder von der «tödlichen und mysteriösen Krankheit», die auch auf heterosexuelle Männer und Frauen übergegriffen habe (daß 14 Prozent der Homosexuellen, 65 Prozent der Frauen und 57 Prozent der Heterosexuellen i.v.-Drogen-Abhängige waren, schien nur kleinere Meldungen wert) und dann auch noch Einwanderern aus Haiti anhänge,[68–88] so war ihre Begriffspalette mit dem 16. Juli endgültig erschöpft. Ein PCP war auch bei drei Blutern (Hämophilen) gemeldet worden[89], und da es nicht abzusehen war, wer oder was noch alles erkranken wollte, mußte die Festlegung auf einen Thema und Gegenstand konzentrierenden und in Zukunft jedem signalisierenden Begriff endlich getroffen werden.

Wie es weitergehen würde, wußte man nicht. Bei der Begriffsverwirrung bleiben wollte man nicht. Einen einzelnen Wirt, obwohl es ja schon viele gab, in einem Wort gefangennehmen, sollte man nicht (GRID – Gay Related Immune Deficiency Syndrome ließ sich aus Sorge um die Diskriminierung Homosexueller nicht durchsetzen). Was aber konnte man? Man konnte sagen, daß mit dem Kaposi-Sarkom, der Pneumocystis-carinii-Pneumonie und anderen sogenannten opportunistischen Infektionen Erkrankungen an Häufigkeit gewonnen hatten, die, soweit man zurückblickte, gesundheitspolitisch nie eine nennenswerte Rolle gespielt hatten. Sie waren äußerst selten und wenn sie diagnostiziert wurden, dann bei Patienten, deren Organismus in Folge eines schweren Grundleidens geschwächt und zur Bewältigung einer Infektion nicht mehr in der Lage war.

Die jetzt beschriebenen Krankenblätter gaben aber keinen Hinweis auf eine entsprechende Vorgeschichte, so daß man, bei den meist aus voller Gesundheit heraus Erkrankten, von einer erworbenen Minderung des körpereigenen Abwehrsystems (Immunsystem) ausgehen konnte.

Hatten die medizinischen Fachzeitschriften schon Ende 1981 ab und an von erworbenen Immundefekten gesprochen,[90] so war in der amerikanischen Öffentlichkeit doch erst ab Juli 1982 von AIDS, dem Erworbenen Immundefektsyndrom die Rede.[91–94]

Bis zum Februar 1983 registrierten die CDC 1000 AIDS-Fälle. 82,7 Prozent der Berichte kamen aus den Metropolen und Ballungszentren New York, New Jersey, Florida und Californien. Im August 1983 war die Gesamtzahl auf über 2000 angestiegen. 1427 der Patienten waren homosexuelle oder bisexuelle Männer, 339 i.v.-Drogen-Abhängige (davon 66 Frauen), 105 Haitianer (14 Frauen), 15 Bluter und ohne Zuordnung 122 (50 Frauen). Bis zum 2. September 1983 verstarben von 2259 Patienten 917.[95–99]

Diese Entwicklung, die einer halbjährlichen Verdopplung der Erkrankungszahlen gleichkam, hielt nicht an. Seit Oktober 1983 zeichnet sich ein leicht abfallender Trend ab, und aus den CDC war sogar zu hören, AIDS sei nahezu zum Stillstand gekommen.[100] Das traf leider nicht zu.

AIDS, in den meisten amerikanischen Bundesstaaten mittlerweile eine meldepflichtige, d. h. den Gesundheitsbehörden mitzuteilende Erkrankung, wurde bis zum 30. 1. 1984 3339mal diagnostiziert. Pro Woche kommen bis zu 30 neue Fälle hinzu.[101]

Die Hauptrisikogruppen sind dieselben geblieben. 71,4 Prozent Homosexuelle, 17,5 Prozent i.v.-Drogen-Abhängige, 0,6 Prozent Bluter und 4,2 Prozent Einwanderer aus Haiti.[102] Mehr als 80 Prozent der Patienten, deren AIDS-Diagnosen älter als zwei Jahre sind, verstarben. Sollte AIDS, wie nun immer lauter spekuliert wurde, tatsächlich eine neue, bisher nicht beschriebene Infektionskrankheit sein, so konnte es keinen Grund geben, weshalb es nicht auch außerhalb der USA hätte auftreten können.

Doch in anderen Ländern sieht die Welt ganz anders aus. In Europa befinden sich weit weniger Menschen unter einer AIDS-Diagnose als in den Vereinigten Staaten, was von manchen Epidemiologen darauf zurückgeführt wird, daß Informationen über AIDS in der medizinischen Fachpresse Europas nicht mit amerikanischer Penetranz verbreitet worden seien, die Ärzte zum großen Teil also gar nicht erkennen könnten, was heute jedem als ein AIDS imponieren müsse. Das ist nicht richtig.

Die internationale medizinische Fachpresse hatte die Diskussion bereits im Februar 1982 aufgenommen.[103–108,108a] Man kann demzufolge zumindest von einem hinreichenden Informationsstand der großen, «advanced science» (vorausschauende Wissenschaft) betreibenden Kliniken ausgehen. Trotzdem gingen Meldungen über Neuerkrankungen nur vereinzelt bei den Gesundheitsbehörden ein.

In Großbritannien etwa waren zwischen dem 1. Januar 1982 und dem 31. Juli 1983 ganze 14 Fälle von AIDS bekannt geworden,[109] und manche mit dem Gegenstand bereits befaßte Kliniker argwöhnten, ihre Kollegen wüßten vielleicht doch noch nicht, was die Uhr geschlagen hatte, und inserierten mit ihrer Telefonnummer, auf daß sich jemand für ihr Wissen interessiere.[110] Ob es einer so erzielten Schärfung des ärztlichen Blickes oder einem tatsächlichen Erkrankungsanstieg zu verdanken ist, daß sich bis zum Oktober 1983 24 Patienten und im November drei weitere unter AIDS-Verdacht fanden, wird wohl nie geklärt werden.[111–113,113a] Klar ist aber, daß in Großbritannien ungeachtet einer zäh angelaufenen Information der Fachöffentlichkeit die Gesamtöffentlichkeit sich dem Thema um so entschiedener zugewandt hat. AIDS-Berichte in der Laienpresse sind unzählbar, und auch hier kann geschlossen werden, daß das Reden über AIDS einsetzte, bevor das Nachdenken überhaupt zu sich kam.

Immerhin wurden aus 14 europäischen Staaten bis zum 30. Juni 1983 insgesamt 153 AIDS-Fälle gemeldet. 45 der registrierten Patienten waren zum Berichtszeitpunkt bereits verstorben.

An erster Stelle lag Frankreich mit 59 Erkrankten, gefolgt von der Bundesrepublik Deutschland (24), Belgien (21), Schweiz (13), Dänemark (10), Niederlande (3) und Schweden (3). Keine Meldungen kamen aus Albanien, der Tschechoslowakei, der DDR, Griechenland, Ungarn, Luxemburg, der Türkei und Jugoslawien.[114]

Die als möglicherweise AIDS-gefährdet zu benennenden Risikogruppen entsprechen denen, die in den USA ausgemacht wurden. Auch in Europa stehen männliche Homosexuelle (71 Prozent), i.v.-Drogen-Abhängige (17 Prozent), Haitianer (5 Prozent) und Hämophile (Bluter) (unter 1 Prozent) obenan.[115–121] Ende Oktober 1983, in Frankreich waren insgesamt 94 Fälle bekannt geworden,[122] zogen auch andere Länder deutlich an, und nach einem Koordinationstreffen der nationalen AIDS-Komitees in Aarhus im selben Monat,[123] muß in Zukunft mit einer Intensivierung der Beobachtungen und einer Zunahme der Diagnosen gerechnet werden.

In der Bundesrepublik Deutschland analysiert das Bundesgesundheitsamt in Berlin alle bekanntwerdenden deutschen AIDS-Fälle.[124–126] Seit Dezember 1982 unterrichtet es über die epidemiologische Situation und versucht, AIDS ist in der Bundesrepublik keine meldepflichtige Erkrankung, «aus vertraulichen Mitteilungen von kooperierenden Ärzten»,[127] ein Bild der Lage zu zeichnen. Betroffen sind vor allem die Großstädte. Dem ersten deutschen AIDS-Patienten 1982 in München waren bis Anfang März 1983 10, bis Oktober 1983 41 und bis Ende Januar 1984 57 Fälle gefolgt. Bis Ende Februar verstarben 20 Patienten. Als Risikogruppen werden sexuell aktive männliche Homosexuelle (92 Prozent) und Hämophile (2 Prozent = 1 Patient) identifiziert. Eine Frau erkrankte, mehr als die Hälfte der Patienten ist zwischen 30 und 39 Jahre alt. Das relative Risiko der Durchschnittsbevölkerung, an AIDS zu erkranken, beträgt zur Zeit etwa 1 : 100 000, das der Hämophilen 5 : 1000 und das der Homosexuellen 1 : 10.[64,101,127,128]

Der Versuch der deutschen Epidemiologen, es ihren amerikanischen

Kollegen gleichzutun und einen der Erkrankung vorausgegangenen Kontakt zweier Patienten nachzuweisen, ist bis heute nicht gelungen. Allein bekannt ist, daß alle bis März 1983 verstorbenen Patienten homosexuelle Männer waren, die während der vergangenen fünf Jahre die USA, Haiti oder Afrika bereist und dort sexuelle Kontakte hatten. Diese, das erscheint den Fahndern implizit, seien als Infektionsquelle anzusehen.

Es wird aber auch schon von AIDS-Patienten berichtet, die eine solche Reiseanamnese nicht haben und, ist AIDS eine Infektionskrankheit, sich in der Bundesrepublik angesteckt haben könnten.[122,123]

Das Bundesgesundheitsamt geht, wie die meisten derzeit über AIDS Arbeitenden, verglichen mit der Lage in Amerika, von einer zweijährigen Verzögerung der deutschen Entwicklung aus, weshalb sich gegenwärtig nur die Spitze eines ganzen Eisberges zeige. An einen solchen glaubt man fest.[129] Nur wenige Mediziner sehen allerdings so schwarz wie der Berliner Dermatologie-Ordinarius Orfanos, der noch 1983 folgende Prognose für dasselbe Jahr gab:

> «Es ist nicht auszudenken, was uns im Jahre 1983 erwarten sollte, wenn diese Zunahme sich in gleicher Weise fortsetzt: 3000 oder 5000 Erkrankungen?»[130]

Obwohl nicht alle derart entschieden an der Realität vorbeigehen wollten, ist AIDS für viele Ärzte zumindest zu einem Thema geworden, über das sie sich weiterbilden möchten.

Diese Aufmerksamkeit stellte sich nicht sofort ein. Der deutsche Arzt konnte, waren die internationalen Medizinpublikationen im Februar 1982 weitgehend unbeachtet an ihm vorübergegangen, seiner Fach- wie der deutsche Zeitungsleser seiner Tagespresse zwar spätestens im August 1982 entnehmen, daß eine «Tödliche Homo-Epidemie jetzt nach Europa schwappt»[131], auch informierte von «Stern» und «Spiegel» bis zur «Rundschau für den Schwäbischen Wald - Der Kocherbote»[132–134] beinah jedes Blatt über den «Schreck von drüben», eine intensive und manchmal auch ernsthafte Auseinandersetzung begann aber erst, als ab Februar 1983 Meldungen über die «Lustseuche» und die ersten deutschen AIDS-Toten in den Schlagzeilen lagen.[135]

Der Begriff, für ein halbes Jahr auf dem Weg aus den USA in die Bundesrepublik verlorengegangen, hatte bei seinem Aufschlag in den Redaktionen eine bemerkenswerte Kraft, von der noch die Rede sein wird. Gesagt werden kann aber schon jetzt, daß AIDS, in der medizinischen Fachöffentlichkeit wie in der Bevölkerung Deutschlands, erst zu einem populären Schrecken wurde, als es, einmal auf den Begriff gebracht, für ein *nationales* gesundheitspolitisches Risiko gehalten werden konnte, wenn man nur wollte. Tausend Erkrankte in den USA (Februar 1983) machten noch lange nicht soviel Wind wie ein AIDS-Toter in der Republik.

Daß die Organe der Straße erst die Haut ihrer Leser gefährdet sehen mußten, bevor sie massiv zupackten und AIDS mit seiner heutigen Publizität versahen, überrascht nicht; denselben provinziellen Horror jedoch als Motor ärztlichen Interesses zu erleben, desillusioniert hinunter auf das Maß, das schließlich wieder ein gesundes ist. Erregte Neugier und der unter AIDS heftig angerufene Forschergeist konnten den Stand der ärztlichen Kunst aber kaum voranbringen.

Quellen und Literatur

1 Bekanntmachungen des Bundesgesundheitsamtes, Bundesgesundhbl. 26, Nr. 11, Nov. 1983, Seite 365
2 Deutscher Bundestag, Drucksache 10/174
3 Deutscher Bundestag, 15. Sitzung, 22. 6. 1983
4 Gesundheitspolitische Umschau, August 1983
5 Kleine Anfrage Nr. 2409 des SPD-Abgeordneten Hans Mertsch vom 6. 7. 83 über AIDS in Berlin, Landespressedienst, 3. August 1983, Nr. 148
6 Virusreport der Deutschen Vereinigung zur Bekämpfung der Viruskrankheiten e. V., Sonderausgabe vom 20. Okt. 1983
7 WHO. Wkly. Epidem. Rec. No 29, July 22, 1983
8 WHO. Wkly. Epidem. Rec. 58 (1983) 101–108
9 L'age-Stehr, J. Seuchenhygiene, Bundesgesundhbl. 26, Nr. 4, April 1983
10 Bundesgesundheitsamt, Merkblatt-AIDS, Ratschläge an Ärzte, Juli 1983
11 Bekanntmachungen des Bundesgesundheitsamtes, Bundesgesundhbl. 26, Nr. 9, September 1983, Merkblatt Nr. 43
12 AIDS-Arbeitsgruppe des Bundesgesundheitsamtes am Robert-Koch-Institut, Epidemiologische Situation von AIDS in der BRD (10/83), pers. Handreichung
13 In der Bundesrepublik Deutschland bekannt gewordene AIDS-Erkrankungen. Bundesgesundhbl. 26, Nr. 12, Dezember 1983
14 Gottlieb, MS et al.: CDC, Pneumocystis pneumonia-Los Angeles. MMWR 30 (1981), 250
15 Gottlieb, MS et al.: Pneumocystis carinii pneumonia and mucosal candidiasis in previously healthy homosexual men. New Engl J Med 305 (1981), 1425
16 Lunseth, JH et al.: Interstitial plasma cell pneumonia. J Pediatr 1955; 46: 137–45
17 Hughes, WT et al.: Protein-calorie malnutrition. A host determinant for Pneumocystis carinii infection. Am J Dis Child 1974; 128: 44–52

18 Stagno, S et al.: PCP in young immunocompetent infants. Pediatrics 1980; 66: 56–62
19 Meuwissen, JHETh et al.: Parasitologic and serologic observations of infection with PCP in humans. I Infect Dis 1977; 136: 43–49
20 Hughes, WT: PCP. New Engl J Med 1977; 297: 1381–3
21 Shepherd, V et al.: PCP: a serological study. J Clin Pathol 1979; 32: 773–7
22 Watanabe, JM et al.: PCP in a family. JAMA 1965; 193: 685–6
23 Rao, M et al.: PCP in a healthy American infant. JAMA 1977; 238: 2301
24 Lyons, HA et al.: PCP unassociated with other disease. Clinical and pathological studies. Arch Intern Med 1961; 108: 929–36
25 Walzer, PD et al.: PCP in the United States. Epidemiologic, diagnostic and clinical features. Ann Intern Med 1974; 80: 83–93
26 Friedman-Kien, A et al.: Kaposi's Sarcoma and PCP Among Homosexual Men – New York City and California. MMWR 30 (1981) 305
27 Kaposi, M Arch Dermatol Syph 4 (1872) 265–273
28 Hutt, MSR: Neoplastic Disease in the Tropics, in: Spencer, H.: Tropical Pathology, Springer-Verlag, 1973
29 Safai, B et al.: Association of Kaposi's sarcoma with second primary malignancies: possible ethiopathogenic implications. Cancer 1980; 45: 1472–9
30 Harwood, AR et al.: Kaposi's sarcoma in recipients of renal transplants. Am. J. Med. 67 (1979), 759–765
31 Friedman-Kien, A et al.: Kaposi's Sarcoma an Pneumocystis Pneumonia Among Homosexual Men – New York City and California, MMWR, 30 (1981) 305
32 New York Times. Rare Cancer Seen In 41 Homosexuals; Lawrence K. Altman, M. D. July 3, 1981
33 Los Angeles Times. Second Deadly Ailment Linked to Homosexuals; Harry Nelson. July 3, 1981
34 Village Voice. A Low Blow (from «Press Clips»); Alexander Cockburn. July 15, 1981
35 New York Native. Cancer in the Gay Community; Lawrence Mass, M. D. July 27, 1981
36 National Center for Health Statistics: Annual summary of birth, deaths, marriages and divorces, United States, 1980: Monthly Vital Statistics Report, Vol. 29, No. 13, Sept. 17, 1981
37 Centers for Disease Control: CDC: Tuberculosis United States, 1981, MMWR 31: 443 (1982)
38 Associated Press. Dateline Atlanta: «Two rare diseases have struck more than 100 homosexual men ...» August 28, 1981
39 Los Angeles Times. Virus may be linked to Pneumonia in Gays; Harry Nelson. December 10, 1981
40 Associated Press, Dateline Boston: «A wave of Pneumonia and cancer ...» December 10, 1981
41 United Press International, Dateline Boston: «An increasing number of men, mostly homosexuals ...» December 10, 1981
42 Newsweek. Diseases That Plaque Gays; Matt Clark with Mariana Gosnell. December 21, 1981.

43 Time. Opportunistic Diseases, December 21, 1981
44 Advocate. New Viral Cancer Stirs Gay Fears; Scott P. Anderson. August 20, 1981
45 New York Native. KS: Latest Developments. Cancer as Metaphor; Lawrence Mass, M. D. August 24, 1981
46 Christopher Street. Cancer Signs; Lawrence Mass, M. D. Sept.–Oct. 1981
47 New York Native. Do Poppers Cause Cancer? Lawrence Mass, M. D. Dec. 21, 1981
48 Centers for Disease Control Task Force on Kaposi's Sarcoma and Opportunistic Infections. Epidemiologic aspects of the current outbreak of Kaposi's sarcoma in Homosexual Men. New Engl J Med 306 (1982) 248–252
49 Lancet. Kaposi's Sarcoma in Homosexual Men – A Report of Eight Cases; Kenneth B. Hymes et al.: 2: 598. September 19, 1981
50 Lancet. Letter; Henrik Klem Thomson et al.: 2: 688. September 26, 1981
51 Journal of the American Academy of Dermatology. Disseminated Kaposi's sarcoma syndrome in young homosexual men. Friedman-Kien, AE 4: 471, October 1981
52 Emergency Medicine. The Riddle of Kaposi's Sarcoma; Hilda Regier. Seite 155. November 15, 1981
53 New England Journal of Medicine. Pneumocystis carinii Pneumonia and Mucosal Candidiasis in Previously Homosexual Men: Evidence of a New Acquired Cellular Immunodeficiency; Gottlieb, MS et al.: 305: 1425 An Outbreak of Community-Acquired Pneumocystis carinii Pneumonia: Initial Manifestation of Cellular Immune Dysfunction; Masur, H et al.: 305: 1431
Severe Acquired Immunodeficiency in Male Homosexuals, Manifested by Chronic Perianal Ulcerative Herpes Simplex Les ions; Siegal FP et al.: 305: 1439
Opportunistic Infections and Kaposi's Sarcoma in Homosexual Men (Editorial); Durack, DT; 305: 1465, December 10, 1981
54 Lancet. Gay Compromise Syndrome; Brennan, RO et al. 1: 1338. Letter, Du Bois RM et al.: 1 : 1339. Immunocompromised Homosexuals (Editorial). 1: 1325, December 12, 1981
55 Curran, JW.: AIDS – Two Years Later. New Engl I Med, Vol. 309, 10: 609–11, 8. September 1983
56 New York. The Gay Plaque; Michael Vermeulen. Mai, 1982
57 Philadelphia Inquirer. Gay Plaque has instilled fear of the unknown; Sue Chastain. June 20, 1982
58 Advocate. Is Our Lifestyle Hazardous to Our Health? Part 1; Nathan Fain. March 18, 1982
59 New York Native. The Epidemic continues: Lawrence Mass. March 29, 1982
60 Advocate. Is Our Lifestyle Hazardous to Our Health? Part II; Nathan Fain. April 1, 1982
61 New York Native. Congress Looks at the Epidemic. Handballing and KS: Is there a Link?, Lawrence Mass. May 10, 1982
62 Stallion. How dangerous are poppers? Nathan Fain, June 1982
63 Centers for Disease Control: Update on Kaposi's Sarcoma and Opportunistic Infections in Previously Healthy Persons – United States. June 11, 1982, Vol. 31, No. 22. MMWR

64 L'age-Stehr: Erworbene Immundefekte – eine neue Infektionskrankheit AIDS. Bundesgesundhbl. 26, Nr. 4, April 1983, Seite 93–100
65 Kinsey AC, Pomeroy WB, Martin CE. Sexual behavior in the human male. Philadelphia 1948: 650–1
66 Centers for Disease Control. A Cluster of Kaposi's Sarcoma and Pneumocystis carinii Pneumonia among Homosexual Male Residents of Los Angeles and Orange Counties, California. MMWR, June 18, 1982, Vol. 31, No. 23
67 Centers for Disease Control: Opportunistic Infections and Kaposi's Sarcoma among Haitians in the United States. MMWR, July 9, 1982, Vol. 31, No. 26
68 Wall Street Journal. New, Often-Fatal Illness in Homosexuals Turns Up in Women, Heterosexuell Males; Bishop, JE. February 25, 1982
69 Los Angeles Times. Epidemic Affecting Gays Now Found in Heterosexuals; Nelson H. April 14, 1982
70 New York Times. New Homosexual Disorder Worries Health Officials; Lawrence K. May 11, 1982
71 Houston Post. Rare cancer among homosexuals still baffles doctors; Schier MJ. May 16, 1982
72 Los Angeles Times. Mysterious Fever Now an Epidemic; Nelson H. May 31, 1982
73 New York. The Gay Plaque, Vermeulen, M. May 31, 1982
74 Philadelphia Inquirer. A baffling disease turns deadly to more than gays; Chastian, S. June 20, 1982
75 Associated Press. Dateline Atlanta: «A life – threatening breakdown ... may also be affecting Haitians ...» July 8, 1982
76 Miami Herald. Gay Plaque showing up among Haitian refugees. Eady, B. July 9, 1982
77 New York Times. Five States Report Disorders in Haitians Immune Systems. Altman, LK. July 9, 1982
78 Washington Post. Strange Disease Now Spreading to Hemophiliacs; Hilts, PhJ. July 16, 1982
79 Washington Post. Deadly, Unparalleled Disease Defying Scientists Analysis; Hilts, PhJ. July 18, 1982
80 Washington Post. Immune Deficiency: Why Invite Panic? (Letter); Caceres, CA. July 24, 1982
81 Boston Globe. New Illness is spreading, officials say; McLaughlin, L. July 27, 1982
82 CBS Evening News. With Barry Petersen in San Francisco; airtime approxiamtely two minutes. August 2, 1982
83 New York Times. A Disease's Spread Provokes Anxiety; Herman R. August 8, 1982
84 Philadelphia Daily News. Gay Plaque Baffling Medical Detectives; McKeown, P. August 9, 1982
85 Dallas Times Herald. Deadly Illness hits homosexuals, puzzle doctors; Linda Little. August 15, 1982
86 Dallas Morning News. Epidemic disease striking mostly men baffles experts; Schulte J. August 15, 1982
87 Dallas Times Herald. Gays plan health campaign; Linda Little. August 16, 1982

88 Newsweek. Homosexual Plaque Strikes New Victims. Keerdoja, E. August 23, 1982
89 Centers for Disease Control: Pneumocystis carinii Pneumonia among Persons with Hemophilia. A. MMWR, July 16, 1982, Vol. 31, No. 27
90 New England Journal of Medicine. Pneumocystis carinii Pneumonia and Mucosal Candidiasis in Previously Healthy Homosexual Men: Evidence of a New Acquired Cellular Immunodeficiency; Gottlieb, MS et al.: 305: 1425, December 10, 1981
91 New York Native. Haitians Linked to AID Epidemic; Lawrence Mass, July 19, 1982
92 MacNeil-Lehrer Report (Public Broadcasting Service: WNET / Thirteen, New York). A.I.D.S. – The Mysterious Disease. Transcript No. 1804. Broadcast 60 minutes on August 26, 1982
93 Science News. AIDS-No Relief in Sight; Susan Lawrence. September 25, 1982
94 Centers for Disease Control. Update on Acquired Immune Deficiency Syndrome (AIDS) – United States. 31: 507, September 24, 1982. MMWR
95 Centers for Disease Control. Acquired Immunodeficiency Syndrome (AIDS) Update – United States. MMWR, June 24, 1983, Vol. 32, No. 24
96 Centers for Disease Control. Update: Acquired Immunodeficiency Syndrome (AIDS) – United States. MMWR, August 5, 1983, Vol. 32, No 30
97 Jaffe, HW et al.: Acquired Immune Deficiency Syndrome in the United States: The First 1000 Cases. The Journal of Infectious Diseases. Vol. 148, No 2, August 1983. Reprint by the U.S.Department of Health and Human Services. Publik Health Service.
98 NIH Conference: Acquired Immunodeficiency Syndrome: Epidemiologic, Clinical, Immunologic and Therapeutic Considerations. (Data are courtesy of the Centers for Disease Control.) Annals of Internal Medicine. 1984; 100: 92–106
99 Vogt, M et al.: Erworbenes Immundefektsyndrom (AIDS). Eine Übersicht nach zwei Jahren. Dtsch. med. Wschr. 108 (1983) 1927–1933
100 Prof. W. R. Dowdle. Direktor des Center for Infectious Diseases, Centers for Disease Control, Atlanta. Mdl. Erklärung auf der Bonner Tagung der GESELLSCHAFT FÜR HYGIENE UND MIKROBIOLOGIE, Okt. 1983
101 L'age-Stehr, Wiss. Dir. Dr. med., Robert-Koch-Institut des Bundesgesundheitsamtes Berlin. Pers. Mitteilung vom 28. 2. 1984
102 ebd.
103 Lancet. Letter; McManus TJ (London), 1: 503, February 27, 1982
104 Lancet. Letter. Maurice PDL (London), 1: 571. Letter, Vilaseca, J. (Barcelona) 1: 572. Letter, Rosenbaum, W (Paris) 1: 572, March 6, 1982
105 Canada Diseases Weekly Report, Laboratory Centre for Disease Control (Ottawa). Pneumocystis carinii Pneumonia in an Homosexual Male – Ontario. March 27, 1982
106 New England Journal of Medicine. Letters, Nahas, GG, 306: 932. Wood, RW, 306: 933 and others. April 15, 1982
107 Lancet. Letter; Isabelle Gorin et al. (Paris): 1: 908. April 17, 1982
108 NIPH ANNALS, Volume 5, Number 2, December 1982: ACQUIRED IMMUNODEFICIENCY SYNDROME (AIDS) IN HOMOSEXUAL MEN

– A NEW PUBLIC HEALTH CONCERN. Øystein A Strand, Norwegian Defence Microbiological Laboratory, National Institute of Public Health, Oslo
108a Bender, BS: Medical Response to AIDS Epidemic. New Engl J Med 310 (1984) 6: 389
109 Public Health Laboratory Service Communicable Disease Surveillance Centre: Surveillance of the acquired immune deficiency syndrome in the United Kingdom, January 1982–July 1983. Brit med J 287 (1983), 407
110 AIDS Information Exchange Group. The Lancet, June 4, 1983, 1289
111 Acquired immune deficiency syndrome in Britain, August 1983. PHLS Communicable Disease Surveillance Centre. Brit Med J Volume 287, 22. October 1983, 1205
112 Surveillance of AIDS in Britain: September 1983. Brit Med J Volume 287, 29. October 1983
113 Acquired Immune Deficiency Syndrome (AIDS). Relevé èpidém. hebd. 1983, 58, 305–312. 7. Oct. 1983
113a AIDS. ABC of Sexually Transmitted Diseases. Brit Med J 288, 14. January 1984
114 Acquired Immune Deficiency Syndrome (AIDS). Relevé èpidém. hebd. 29, 227–28. 22. July 1983
115 du Bois RM et al.: Primary Pneumocystis carinii and cytomegalovirus infections. Lancet 1981, ii: 1339
116 Vilaseca J et al.: Kaposi's sarcoma and Toxoplasma gondii brain abscess in a Spanish homosexual. Lancet 1982, i: 572
117 Maurice PDL et al.: Kaposi's sarcoma with benign course in a homosexual. Lancet 1982, i: 571
118 Rosenbaum W et al.: Multiple opportunistic infection in a male homosexual in France. Lancet 1982, i: 572–3
119 Lissen E et al.: AIDS in haemophilia patients in Spain. Lancet 1983, i: 992–3
120 Francioli P et al.: Syndrome de deficience immunitaire acquise, infections opportunistes et homosexualité. Schweiz Med Wochenschr 1983; 112: 1682–7
121 Dournon E et al.: AIDS in a Haitian couple in Paris. Lancet 1983, i: 1040–1
122 L'age - Stehr, J.: Referat auf der Informationstagung der DEUTSCHEN GESELLSCHAFT FÜR INFEKTIOLOGIE e. V. am 5. 11. 1983 in Frankfurt am Main
123 WHO «Regional Office of Europe». Meeting on AIDS. Aarhus, Denmark, 9.–12. October 1983
124 «Unbekannte Krankheitserreger als Ursache von tödlich verlaufenden erworbenen Immundefekten». Bundesgesundhbl. 25, Nr. 12, Dezember 1982
125 «Unbekannte Krankheitserreger als Ursache von tödlich verlaufenden erworbenen Immundefekten». Deutsches Ärzteblatt, Februar 1983
126 «Erworbene Immundefekte – eine neue Infektionskrankheit AIDS.» Bundesgesundhbl. 26, Nr. 4, April 1983
127 «Epidemiologische Situation von AIDS in der Bundesrepublik Deutschland (10/83). AIDS-Arbeitsgruppe des Bundesgesundheitsamtes am Robert-Koch-Institut. Pers. Hdrchg.
128 «In der Bundesrepublik Deutschland bekannt gewordene AIDS-Erkrankungen» (Stand 22. 10. 1983). Bundesgesundhbl. 26, Nr. 12, Dezember 1983

129 Ebbesen, P et al.: AIDS in Europe. British Med J, Vol. 287, 5. Nov 1983
130 Orfanos, CE.: Aktueller Kommentar, Acquired Immune Deficiency Syndrome (AIDS) und disseminiertes Kaposi-Sarkom. Eine neue Infektionskrankheit? Der Hautarzt (1983) 34: 319–321
131 Medical Tribune. Tödliche Homo-Epidemie schwappt jetzt nach Europa. 27. August 1982, Nr. 35
132 Stern. Gefährliche Gene. Nr. 16, 1982
133 Spiegel. Schreck von drüben. Nr. 22, 1982
134 Rundschau für den Schwäbischen Wald – Der Kocherbote. 7160 Gaildorf. Rätselhafte Krankheit bei Homosexuellen. 4. 11. 1982
135 Bild-Zeitung. Lustseuche: Es beginnt mit starkem Fieber. 22. 2. 1983

Klinik – Sowenig Krebs Krebs ist sowenig ist AIDS AIDS

Das einzige, was man derzeit fest in Händen hält, ist ein Begriff. Das Kunstwort AIDS, vor nunmehr fast zwei Jahren in die Welt gesetzt, steht für einen Zustand, dessen Ursache man bis heute nicht kennt. Die amerikanische Gesundheitsbehörde sagt, AIDS sei eine Erkrankung, bei der es auf dem Boden einer schweren Störung im menschlichen Immunsystem zum Auftreten von Infekten käme, deren Erreger sich im gesunden Organismus nicht durchsetzen könnten. Neben diesen sogenannten opportunistischen Infektionen seien die Pneumocystis carinii Pneumonie und das Kaposi-Sarkom als Kennzeichen eines AIDS anzusehen. Auf jeden Fall aber müßten andere, diese Symptome vielleicht erklärende Erkrankungen oder medikamentöse Behandlungen ausgeschlossen werden, bevor von einem vorliegenden AIDS gesprochen werden dürfe.[1,2]

Mit diesem Begriff ist man weniger glücklich als befaßt. Niemals verabschiedet, aber unbeanstandet angenommen wird mit ihm operiert, eingeordnet und beurteilt.[3–14] Ohne ihn und seine Definition gäbe es kein orientierendes Signal, keine geordnete Statistik, vielleicht auch keine konzentrierte Diskussion. Seine Festlegung erscheint sinnvoll, weil zwingend, geglückt, weil akzeptiert, aber auch forsch, weil voreilig.

Ein Patient, einmal mit AIDS behaftet, wird nur schwer loskommen von dieser Diagnose, die sowenig exakt ist wie die mit ihr verbundene Prognose klar. Sowenig Krebs Krebs ist, sowenig ist AIDS AIDS. Abstrakt eingeschliffen wird AIDS wie Krebs zum konkreten Stachel für jeden, der sich mit dem einen oder anderen geschlagen sieht. Real sind sie so sehr wie Opfer einer künstlichen Terminologie, die – Krebs ist alt, verwaschen, abgenutzt und schon hundert Jahre ohne Recht – mit AIDS zu größerer Trennschärfe gefunden hat. Wenn auch zusammengefaßt zu einem modernen Schlagwort von werblicher Qualität, stehen die gut konturierten, aber schwer beladenen vier Buchstaben auf wackeligen Beinen. Sie sollen abkürzen und erklären, aber die ganze Konstruktion ist instabil – AIDS?

AIDS, das heißt, einem Immunmangel (**I**mmune **D**eficiency), der ein erworbener sein soll (**A**cquired), folgten Krankheitsbilder, Symptome, die, nebeneinandergestellt, sich als ein Ganzes präsentieren, als ein Syndrom (**S**yndrome). Das Syndrom jedoch ist nicht eindeutig. Es ist die Summe aus einer Addition verschiedener Eindrücke und Befunde, für die man eine gemeinsame Erklärung sucht.

Steht die AIDS-Diagnose zur Diskussion, so lassen sich bei den meisten betroffenen Patienten rückblickend fast immer diffuse Krankheitsanzeichen finden (Prodromi). Oft bestehen ein anderweitig nicht erklärbarer deutlicher Gewichtsverlust in mehreren Monaten, zunehmende Müdigkeit, Schwäche, Durchfälle, subfebrile, das heißt nicht fieberhafte Temperaturen (37–38° C), nächtliche Schweißausbrüche und ein trockener, mit Atemnot verbundener Reizhusten.[7,9,15]

Letzterer kann ein erster Hinweis auf eine PCP sein.[16,17] Alle anderen sind mehr oder weniger unspezifische Prodromalsymptome, die auch in den Vorstadien anderer bekannter Erkrankungen, wie etwa einer Hepatitis, beobachtet werden. Auffällig ist allerdings, daß diese Prodromi bei den meisten unter AIDS-Verdacht stehenden Patienten begleitet werden von zum Teil drei Monate bis mehr als drei Jahre anhaltenden, nicht schmerzhaften Lymphknotenschwellungen an mehreren Körperstellen außerhalb der Leistenbeuge, beispielsweise im Nacken und in der Achselhöhle. Eine solche *generalisierte indolente Lymphadenopathie* war bei 52 Prozent von 206 Kaposi-Sarkom-Patienten und bei 37 Prozent von 263 PCP-Patienten den entsprechenden Befunden vorausgegangen. Zwischen diesen zum überwiegenden Teil ja bei jungen männlichen Homosexuellen aufgetretenen Krankheitszeichen und den durch keine andere nachweisbare Infektion zu erklärenden Lymphadenopathien wurde schon seit Frühjahr 1982 ein möglicher Zusammenhang vermutet.

Viele Homosexuelle, aus eigenem Antrieb oder durch ärztlichen Zugriff unter AIDS in immer größerer Zahl als Forschungsgegenstand präsent, boten ohne irgendeine erkennbare Ursache eine solche Lymphknotenschwellung und die Wahrscheinlichkeit, hierin liege ein Hinweis auf eine latente, also klinisch nicht auffällige Vor-AIDS-Phase, war gegeben. Die Idee vom symptomlosen, aber AIDS mit sich herumtragenden Homosexuellen wird seit nunmehr zwei Jahren in den Köpfen der Kliniker bewegt, sie wird vertreten und abgelehnt, man verbindet mit ihr Empfehlungen und Distanzierungen, kommt zu Ergebnissen oder verfehlt sein Ziel, auf jeden Fall aber scheint allen hierüber Diskutierenden die Notwendigkeit weiterer Forschungsvorhaben selbstverständlich.[19-29]

Untersuchungen, die diese Hypothese vielleicht erhärten oder entkräften könnten, sind aufwendig, bisher fehlgeschlagen und können in der Bundesrepublik nur in wenigen klinischen Zentren durchgeführt werden. So müssen Berliner Patienten zur Gewebsentnahme aus verdächtigen Lymphknoten die Reise nach Erlangen antreten, weil an ihrem Wohnort entsprechende Einrichtungen nicht zur Verfügung stehen.[30] Für symptomfreie, klinisch unauffällige, das heißt wenigstens auf den ersten Blick gesunde Patienten (!) sicher ein bemerkenswerter wie merkwürdiger Schritt, für dessen Bereitschaft, ihn zu machen, die Angst vor AIDS als Ratgeber eine richtungsweisende Rolle spielen dürfte. Zweifel an solchen Prozeduren kommen selten auf, kaum ein Patient weiß, daß ähnliche Studien in den USA längst gemacht und eventuell überflüssig sind.

Ich habe bereits darauf hingewiesen, daß das als AIDS beschriebene klinische Bild im wesentlichen bestimmt wird vom Auftreten eines Kaposi-Sarkoms und/oder einer Pneumocystis-carinii-Pneumonie. Diese Vorstellung muß erweitert werden, denn als prognostisch wichtigen Nebenbefund zeigen viele Patienten einen charakteristischen, gleichzeitigen Befall mit mehreren Krankheitserregern.

Ein häufiges Frühsymptom ist ein meist auf die Mundschleimhaut begrenzter weißlicher Pilzbelag (Erreger: *Candida albicans, Soor*), der sich bisweilen auf die Speiseröhre ausdehnt und mit Schluckbeschwerden dort zur Entzündung (*Candida-Ösophagitis*) führt. Generalisierte, das heißt auf andere Organsysteme übergreifende Soor-Infektionen werden nur selten beschrieben[13–17,31,32], treffen Nieren, Leber und Gehirn.

Unter Fieber, Kopfschmerz, Atemnot und Zeichen geistiger Verwirrtheit äußert sich eine weitere, bei AIDS-Patienten nicht ungewöhnliche Pilzinfektion mit *Cryptococcus neoformans*, der in Gehirn und Lunge nachgewiesen werden kann.[32,33]

Kein Pilz, sondern als Einzeller ein Parasit wie Pneumocystis carinii, ist *Toxoplasma gondii*, das meist im Tierreich bei Hunden, Katzen und Schweinen vorkommt, beim Menschen als Toxoplasmose vor allem im Kindesalter eine Entzündung des Gehirns provoziert und wie der oben genannte Cryptococcus unter zentraler, vom erkrankten Gehirn ausgehender Symptomatik, mit Kopfschmerzen, Gesichtsfeldausfällen, Verwirrtheit und Persönlichkeitsveränderung im Rahmen der AIDS-Diagnostik auffällt.[13,15,32,34,39]

Bei länger anhaltenden, wässrigen Durchfällen muß an eine Entzündung des Dünn- und Dickdarmes (Enterokolitis) durch *Cryptosporidien* gedacht werden, die, als parasitäre Einzeller von Haustieren übertragen, dem gesunden Menschen nur vorübergehend heftig an Magen und Darm gehen, unter AIDS aber oft nicht mehr behandelbar sind und über den durch sie bestimmten Flüssigkeitsverlust zum Tode führen können.[35–38]

Bakterielle Infektionen sind relativ selten. Mit Fieber, Husten, Auswurf und Funktionsstörungen der Leber sind sie am häufigsten durch *Mykobakterien* verursacht.[39–42,45]

Neben Pilz- und Parasitenbefall werden, über die bakteriellen Infektionen hinaus, auch virale angenommen.[43] Zum Beispiel führen *Herpes-simplex*-Viren zu Haut- und Schleimhautverletzungen (Läsionen) und werden manchmal in den Lungen oder in Magen und Darm nachgewiesen.[7,15,31] Daß sie für Karzinome von Zunge und Mastdarm, die, allerdings weit seltener als das Kaposi-Sarkom, bei AIDS-Patienten vorkommen, verantwortlich seien, wird gleichermaßen vermutet[11,15] wie in Abrede gestellt.[13,44]

Ich will auf eine Auflistung aller unter AIDS sich durchsetzender Keime verzichten, denn am Ende einer solchen Parforcejagd durch die Mikrobiologie ließe sich ohnehin nur hinnehmen, was schon jetzt in der Tendenz erkannt werden kann: Eine Omnipräsenz und -potenz der Opportunisten, jener Krankheitserreger eben, die als Gast dort stark sind, wo ihr Wirt schwach ist.

Die Versuchung ist groß, mit einer Typologie dieses schwachen

Wirtes Ordnung in ein System bringen zu wollen, das man zwar zu ahnen meint, durch die Vielfarbigkeit des klinischen Bildes hindurch aber nicht zu erkennen vermag. Über die traurige Lage des menschlichen Wirtes ist viel geredet worden, und obwohl er ein paar tausend Köpfe zählt, sucht man für ihn nach einem Hut, der paßt und ihn erkennbar macht. Opportunisten, Stärke, Schwäche, Sarkome, Karzinome und noch einmal, wenn sie schon so genannt werden sollen, opportunistische Infektionen. Man könnte weiter vollmundig mit der unglückseligen Kraft medizinischer Verbalisten über einen Zustand bramarbasieren, den es gibt, dessen Erklärungsversuche jedoch noch weit davon entfernt sind, ein schlüssiges System zu sein.

Je weniger das Wissen, um so mehr das Wort. Wollte man jedem Gedanken folgen, der, wie die Katze um den heißen Brei, um AIDS zu kreisen gezwungen war und immer wieder ist, man schlüge orientierungslos ganz einfach hin. Die Suche nach dem roten Faden, der, soviel ist an ihm gewoben worden, jetzt als Erklärungsstrang erscheint, kann abgekürzt werden und findet ohne großes Hin und Her ins Ziel, wo zugleich der Anfang ist – also zurück: AIDS, die vier Buchstaben haben es längst signalisiert, steht für ein buntes Krankheitsbild, das vor dem Hintergrund einer erworbenen Herabsetzung der körpereigenen Abwehrleistung gesehen wird. AIDS – ein Versagen des Immunsystems?

Das Funktionieren des Immunsystems qualifiziert den menschlichen Organismus für die Auseinandersetzung mit Krankheitserregern. Bereits die tierischen Vorfahren des Menschen waren mit Mikroorganismen konfrontiert, überstanden Infektionen oder gingen an ihnen zugrunde. Im Laufe der Evolution haben die Wirbeltiere mit dem Immunsystem einen Apparat ausgebildet, der diese zum Teil erworbene oder genetisch weitergegebene Kompetenz repräsentiert.

Ist der aufrechte Gang ohne Wirbelsäule und muskuläre Halterung nicht denkbar, sind andere lebenswichtige Funktionen an organspezifische Systeme gebunden, so ist das Immunsystem diffus und an keinem festen Ort daheim. Das Atmungssystem mit Luftröhre und Lunge, das Kreislaufsystem mit Herz- und Blutgefäßen sind gegenüber dem Abwehrsystem faßbare und erkennbare Strukturen. Auch wenn sich wichtige Anteile des Immunsystems im menschlichen Organismus in Milz, Knochenmark, Thymus und Lymphknoten lokalisieren lassen, der eigentliche immunologische Apparat sind sie nicht. Der ist vor allem zu sehen (genau: aber im ganzen nicht sichtbar) in den weißen Blutzellen, die, angeblich Milliarden an der Zahl und durch ständige

Entwicklung über unreife in reife Zellformen sich erneuernd, die tatsächlich abwehrende Kraft darstellen.

Ein Teil dieser Blutkörperchen sind als *neutrophile Granulozyten* und *Makrophagen* im *unspezifischen System der Abwehr* gegenüber einem großen Spektrum von Keimen wirksam. Die im Knochenmark gebildeten neutrophilen Granulozyten kreisen in der Blutbahn und verlassen sie, wenn im umliegenden Körpergewebe zum Beispiel Bakterien eingedrungen sind. Treffen sie auf das Bakterium, so umfließen sie dasselbe, nehmen es in sich auf und töten den aufgefressenen Erreger mit zelleigenen Stoffen ab. Da die Lebensdauer neutrophiler Granulozyten kaum einen Tag beträgt, eine Invasion mit Bakterien aber über einen längerfristigen Zeitraum abläuft, ist es die Aufgabe der von den größten weißen Blutzellen, den *Monozyten*, abstammenden *Makrophagen*, die *Phagozytose*, das heißt Freßfunktion, zu übernehmen.

Der Erfolg dieses Vorganges hängt ab vom Zusammenwirken mit bakterienabtötenden, bakteriziden Stoffen (zum Beispiel dem zellwandzerstörenden Enzym Lysozym, Lyse = Auflösung), durch deren Unterstützung es meistens gelingt, krankmachende Mikroorganismen abzuwehren.

Man geht davon aus, daß diese *unspezifische Immunität* entscheidend von genetischen Faktoren geprägt wird. Von Geburt an ist sie zu einem Teil schon verfügbar, in einigen Fällen liegt dieser ererbte und unspezifische Schutz gegen Infektionen bei verschiedenen Rassen verschieden stark ausgeprägt vor. Am Beispiel der Tuberkulose fällt dieser Resistenzunterschied mit einer höheren Infektionsanfälligkeit Farbiger gegenüber Weißen auf. Ob ein potentiell krankmachender Eindringling wirklich krank macht, wird aber nicht allein von dieser auf keinen besonderen Erreger gerichteten, eben unspezifischen Abwehrleistung bestimmt.

So gibt es Keime, die sich einfach nicht phagozytieren lassen oder den Granulozyten selber abtöten. Um zu verhindern, daß sich Mikroorganismen wie Mykobakterien oder Viren in ihrer Pathogenität durchsetzen, wird das von Makrophagen unterstützte, im wesentlichen von Lymphozyten getragene *spezifische System der Immunabwehr* aktiviert.

Der dem Körper als fremd und ihn gefährdend erkannte Stoff, das Antigen, wird vom Makrophagen gefressen und regt mit seinen Bruchstücken die primär aus dem Knochenmark stammenden *B-Lymphozyten* zur Produktion und Abgabe spezifischer, nur gegen diesen Erreger gerichteter *Antikörper (Immunglobuline*) an, welche die ihm nachfolgenden Keime desselben Typs entgiften, fassen oder zerstören und – im Blut nachgewiesen – auf eine frische oder abgelaufene Infektion hinweisen. Diese *humorale Immunreaktion* läuft besonders heftig und schnell an, wenn das jeweilige *Antigen* nicht irgendein beliebiger hochmolekularer Fremdstoff ist, sondern dem Immunsystem ein von einem vorausgegangenen Kontakt bereits bekannter. Aus dem Erstkontakt, der Phase der Sensibilisierung, sind sogenannte *Gedächtniszellen* hervorgegangen, welche die Informationen zur jeweiligen, auf den Erreger zugeschnittenen Antikörperproduktion bewahrt haben. Wer zum Beispiel eine Hepatitis A durchgemacht hat, wird vor einer Zweiterkrankung geschützt.

Auch spezifisch, jedoch nicht durch die Bildung humoraler Antikörper wirksam, ist die *zelluläre Immunreaktion*. Der *T-Lymphozyt*, wie der *B-Lymphozyt* originär aus dem Knochenmark stammend, nähert sich dem Erreger erst, nachdem der Makrophage diesen phagozytiert und einen lymphozytenaktivierenden Faktor, das *Interleukin I*, ausgeschüttet hat. Der verschlungene Mikroorganismus ist jedoch meist noch lebendig. Denn der Makrophage, weiterhin im Ruhezustand, entfaltet seine andauernde und abtötende Aktivität erst dann, wenn der herbeigerufene T-Lymphozyt seinerseits einen makrophagenaktivierenden Faktor (sog. *Lymphokine*) abgibt, damit die Abwehr anregt und weitere Makrophagen zur Unterstützung anlockt.

Die quälende terminologische Einsilbigkeit (überall nur Makrophagen!) läßt sich durchbrechen, wenn man in das Erklärungsmodell eine differenziertere Betrachtung der Lymphozytenfunktion aufnimmt. B- und T-Lymphozyten operieren nicht isoliert voneinander. Eine Untergruppe (Subpopulation) der T-Lymphozyten, die *T-Helferzellen*, greifen in die humorale Immunreaktion ein, indem sie den B-Lymphozyten bei seiner Entwicklung hin zu einer Antikörperproduzierenden Zelle begleiten. Eine Immunantwort kann nur dann gegeben werden, wenn auf den antigenen Reiz eine Unterstützung durch T-Helferzellen folgt.

So ist Mäusen, die nach einer radiologischen Ganzkörperbestrahlung ihre Immunkompetenz weitgehend verloren haben, die abwehrende Begegnung mit einem pathogenen Fremdkörper nur möglich, führt man ihnen künstlich von außen T- und B-Lymphozyten zu.

Zuletzt wird einer zweiten Subpopulation der T-Lymphozyten, den *T-Suppressor-Zellen*, die Unterdrückung der Antikörpersynthese und damit der Abbruch der Immunantwort zugeschrieben.

Selbst dieser verkürzten Funktionsbeschreibung immunologischer Abläufe kann entnommen werden, daß eine kompetente Auseinandersetzung mit Krankheitserregern dem ungestörten Zusammenspiel der erwähnten Faktoren unterliegt. Störungen der Immunantwort können also eine plötzliche Dominanz von Bakterien, Pilzen, Viren oder Parasiten, wie sie unter AIDS beschrieben wird, plausibel machen.

Die Suche nach der Lokalisation eines Immundefektes führte schnell zur Ortung auffälliger Laborwerte. Bei fast allen AIDS-Patienten liegt neben einer Verminderung der absoluten Lymphozytenzahl (*Lymphopenie*) eine Umkehrung des Verhältnisses zwischen T-Helfer und T-Suppressor-Zellen vor. Der Quotient dieser sogenannten *OKT 4/OKT 8-Ratio* verschiebt sich von etwa 2,0 bei Gesunden auf meist unter 0,5 bei Patienten mit AIDS.[15,46,47]

Unter den Gewitterwolken einer dräuenden Metaphorik, die vom Überhandnehmen der Unterdrücker- und dem Fehlen der Helfer-Zellen die Sprache elegant ins Zentrum des Problems zu lenken schien, gelangte die OKT 4 / OKT 8-Ratio zu einer Popularität, die sie erhellte wie ein greller Blitz.

Wo nur noch Unterdrückung ist und außerdem die Hilfe fehlt, mein Gott, das mußte sich ja jeder sagen, da steht der Tod schon vor der Tür. Doch die Aussagekraft dieses Quotienten ist beschränkt, vielleicht sogar ganz zweifelhaft. Einmal ist er abhängig von der Tageszeit der Blutentnahme, kippt in den pathologischen Bereich um, wenn das Blut nicht sofort verarbeitet wird oder im Kühlschrank steht, zum anderen ist er bei Virusinfektionen sowieso verändert, und diese lassen sich fast nie eindeutig ausschließen.[15,48,49] Da er aber unter AIDS konstant den Normbereich verläßt und nicht wie bei überstandenen Infektionen in diesen zurückkehrt, wurde in ihm ein den fatalen Verlauf von AIDS prognostizierendes Zeichen gesehen. Von Patienten gleichermaßen gefürchtet wie von Ärzten geschätzt, bot sich die von allen geachtete Ratio als *das* diagnostische Instrument an.

Mit ihm konzentrierte man sich auf die AIDS gegenüberstehenden Homosexuellen und kam bald zu einem auffälligen Befund: Auch bei einigen nicht-AIDS-kranken Homosexuellen sei die Ratio umgedreht, hieß es.[10,47] Nicht ganz so drastisch wie unter AIDS, aber immerhin. Wieder wurde die Vorstellung einer so erkennbaren Vor-AIDS-Phase laut.

Doch wie mürbe dieser Erklärungsstrang tatsächlich war, mußten die über seine Festigkeit streitenden Forscher bald eingestehen. Sahen sie gerade noch (der traditionellen Metaphorik folgend) einen Zusammenhang zwischen Homosexualität und der Krankheit signalisierenden verkehrten Ratio[50], führten neuere Untersuchungen zu dem Schluß, daß sich der Wert bei symptomfreien Homosexuellen durchaus normalisieren kann[51,52], ein auffälliger Quotient noch lange nicht auf ein AIDS hinauslaufen muß. Festzuhalten ist also, daß dieser Laborwert bei Patienten mit AIDS-Symptomatik die Abwehrschwäche verständlicher macht, weil er auf eine Verschiebung im Immunsystem hinweist, bei Patienten (?) ohne entsprechendes klinisches Bild aber keine Aussagekraft hat.

Einen klareren Hinweis auf eine Minderung der zellulären Immunreaktion gibt ein Hauttest mit abgeschwächten Erregern von Tetanus, Diphterie, Tuberkulose und anderen. Wird die zelluläre Abwehr durch den antigenen Reiz hinreichend aktiviert, so löst der mit einem Stempel in die Haut eingebrachte Keim eine Immunantwort aus, die an der Bildung eines roten Knötchens abgelesen werden kann. Bei AIDS-Patienten ist dieser Test meist negativ. Die Haut bleibt unverändert und zeigt keine Rötung. Eine solche kutane Anergie ist auch bei Virusinfektionen, nach Impfungen mit Lebendvakzinen oder unter Cortisontherapie zu beobachten, läßt sich somit nicht als *das* eindeutige AIDS-Zeichen werten. Ein Hinweis wieder, nicht die Erklärung.

So ist auf der Suche nach dem roten Faden mit der Entdeckung immunologischer Auffälligkeiten nur ein neuer Befund hinzugekommen, die Ursache des ganzen AIDS-Phänomens, wenn es denn eine einzige geben sollte, bleibt weiter im Dunkeln. Wie es zu den ablesbaren Defekten im Immunsystem kommt, kann niemand sagen, ob sie *die* Voraussetzung für das Angehen der beschriebenen Infekte und Tumoren sind, läßt sich auch nicht eindeutig beantworten. Selbst wenn das schwere Grundleiden in einem Immundefekt zu sehen ist, unklar bleibt, wie es zum Versagen des immunologischen Apparates kommt.

Der AIDS-Begriff scheint zwar zunächst korrekt gewählt, stellt er doch alle gesammelten Eindrücke – Infekte + Tumore + Immundefekt = Syndrom – nebeneinander, auf wackeligen Beinen steht er, weil man sich von ihm mehr verspricht, als er zu halten in der Lage ist. Er ist nicht mehr als eben diese Addition verschiedener Befunde, für die vielleicht mehrere Erklärungen gefunden werden können, man meint mit ihm aber – Laien, Ärzte und Patienten – *eine* Krankheit mit *einer* Ursache. Was zu Recht vorsichtig nur ein Syndrom genannt wurde, wird schon längst, in der Bundesrepublik seit Frühjahr 1983, als «neue Infektionskrankheit»[47] gehandelt. AIDS unterliegt in den Empfehlungen, welche das Bundesgesundheitsamt an Ärzte verschickt, bereits wie eine gesicherte und in Entstehung und Verlauf verstandene Erkrankung einer Einteilung in klinische Stadien.

Im Stadium I findet sich, wer als «Risikopatient» gilt. Das sind

«männliche Homosexuelle mit hoher Promiskuität; Fixer; heterosexuelle Partner von Infizierten; Einwanderer oder Reisende aus Haiti (Karibik); Hämophiliepatienten ...»[47],

die in einer symptomlosen «Inkubationsphase» von «mehr als sechs Monate(n) bis drei Jahre(n) und mehr» als mit einem Erreger infiziert und auf dem direkten Wege ins Stadium II betrachtet werden. Dieses «Stadium der Lymphadenopathie» äußere sich mit

«mindestens eine(m) der folgenden Symptome: Langdauerndes Fieber (auch -Schübe), Nachtschweiß, Gewichtsverlust, allgemeines Krankheitsgefühl, generalisierte Lymphknotenschwellung, Durchfälle, unspezifische Exantheme (Ausschläge, d. V.).»[47]

Gibt es für die Offenlegung des Stadium I kein passendes Instrument, so liege der diagnostische Schlüssel zum Stadium II eben nicht nur in den oben genannten (ja diffusen, bei vielen Erkrankungen vorkommenden) Symptomen, gerade die

«Vermehrung von T-Suppressorzellen ... Verminderung der T-Helferzellen»[47]

öffnete die Tür zur Diagnose. Die objektiv mangelnde Solidität dieser OKT 4 / OKT 8-Ratio bei symptomfreien Patienten habe ich annähernd vorgestellt, die subjektiven Folgen einer mit ihrer Hilfe getroffenen Zuordnung unter AIDS sind im Gespräch mit dem Homosexuellen Sebastian K. (Seite 79) beschrieben. Zuletzt wird im Stadium III ein

«buntes Bild weitgehend durch Komplikationen bestimmt. 1. Rezidivierende Infekte mit opportunistischen Erregern und Parasiten ... 2. und/oder Kaposi-Sarkom ....»[47]

Allein dieses «bunte Bild», diagnostisch ansatzweise von kutaner Anergie und der hier schon eher greifenden pathologischen OKT 4 / OKT 8-Ratio unterstrichen, erfüllt den AIDS-Begriff mit Leben. Diese Patienten sind erkennbar krank und werden, wenn auch in ihrem Sinne nicht glücklich, so doch im Interesse des interdisziplinären Dialoges der Mediziner unter dem AIDS-Begriff gruppiert. Forsch und voreilig und vor allem fatal, weil bis heute unbegründet, erscheint allerdings die Konstruktion der Stadien I und II, die diejenigen, die unter sie fallen oder gestellt werden, unter sich begräbt. AIDS – aus einem vorsichtig und mit Bedacht zu gebrauchendem Arbeitsbegriff ist eine Schreckensformel geworden, mit der in den Praxen Ärzte und Patienten rechnen. Was viele denken, spricht der Chairman des europäischen AIDS-Symposiums in Bologna, Prof. Stille, aus:

«Das AIDS ist sicherlich eines nicht, nämlich das, was der Name sagt, ein ‹erworbenes Immunmangel-Syndrom›. Es handelt sich ganz offensichtlich nicht um ein polyätiologisches Syndrom (ein Krankheitsbild, das aus verschiedenen Faktoren zusammengesetzt ist, d. V.), sondern um eine durch ein Virus oder einen virusartigen Erreger verursachte neuartige Infektionskrankheit.» [53]

Quellen und Literatur

1 CDC. MMWR 1982, 31, Nr. 31 u. Nr. 52
2 WHO. Wkly Epidem Rec 1983, 58, 101–108
3 Merkblatt AIDS, BGA, Juli 1983
4 AIDS-Fallberichte. Diagnose Formblatt des BGA, 1983
5 AIDS-Ratschläge an Ärzte. Bundesgesundhbl. 26, Nr. 9, Sept. 1983
6 L'age-Stehr. AIDS. Der Kassenarzt 39/1983
7 Jaffe, HW et al.: AIDS – The First 1000 Cases. Journal of Infectious Diseases Vol. 148, No 2, Aug 83
8 Armstrong, D: An epidemic of severe acquired immunodeficiency syndrome ASM-Conference, New York, 8.-10. 9. 1982
9 Vogt, M et al.: GRID-Syndrom. DMW Nr. 41/107 Jhg. 15. 10. 1982
10 Gross, R.: AIDS – Der heutige Wissensstand. Österreichische Ärztezeitung 39. Jhg. Nr. 2, 25. 1. 1984
11 Vogt, M et al.: AIDS – Eine Übersicht nach zwei Jahren. DMW 1983, 108 Jhg. Nr. 50
12 Follansbee StE et al.: An Outbreak of Pneumocystis carinii Pneumonia in Homosexual Men. Annals of Internal Medicine, 1982; 96 (Part 1): 705–713
13 Fauci, AS et al.: NIH-Conference: AIDS:Epidemiologic, Clinical, Immunologic, and Therapeutic Considerations. Annals of Internal Medicine, 1984; 100: 92–106
14 Jaffe HW et al.: National Case-Control Study of Kaposi's Sarcoma and Pneumocystis carinii Pneumonia in Homosexual Men: Part 1, Epidemiologic Results. Annals of Internal Medicine, 1983; 99: 145–151 Nr. 2
15 Rogers MF et al.: National Case-Control Study of Kaposi's Sarcoma and Pneumocystis carinii Pneumonia in Homosexual Men: Part 2, Laboratory Results. Annals of Internal Medicine, 1983; 99: 151–158
15a Midvan, D et al.: Opportunistic Infections and Immune Deficiency in Homosexual Men. Annals of Internal Medicine, 1982; 96 (Part 1): 700–704
15b Gottlieb, MS et al.: The acquired immunodeficiency syndrome. Annals of Internal Medicine 99 (1983), 208

16 Gottlieb, MS et al.: PCP and mucosal candidiasis in previously healthy homosexual men. New Engl J Med 305 (1981), 1425
17 Francioli, P et al.: Syndrome de deficience immunitaire acquise, infections opportunistes et homosexualité. Schweiz. med. Wschr. 112 (1982), 168
18 Miller, B, Curran, JW et al.: The Syndrome of Unexplained Generalized Lymphadenopathy in Young Men in New York City. Is it Related to the AIDS? JAMA, Jan 13, 1984 – Vol. 251, No 2
19 CDC. Kaposi's sarcoma and PCP among homosexual men – New York City and California. MMWR 1981; 30: 305–8
20 CDC. Task Force on Kaposi's sarcoma and Opportunistic Infections. Epidemilogic aspects of the current outbreak. N Engl J Med 1982; 306: 248–52
21 Ioachim, HL et al.: Lymphadenopathies in Homosexual Men. Relationship with AIDS. JAMA, Sept 9, 1983 – Vol. 250, No. 10
22 Kalden, JR et al.: Immunologische Befunde bei homosexuellen Männern mit generalisierter Lymphadenopathie. Prodomalstadium des AIDS? Klin. Wochenschr. (1983) 61: 1067–1073
23 Brynes, RK et al.: Value of Lymph Node Biopsy in Unexplained Lymphadenopathie in Homosexual Men. JAMA, Sept. 9, 1983 – Vol. 250, No. 10
24 Ärztliche Praxis. Nr. 59/83. Bei persistierender Lymphadenopathie an AIDS denken.
25 Ärztezeitung, Nr. 172/83. Frühe Lymphknotenbiopsie hilft bei AIDS-Prognose.
26 Medical Tribune, Nr. 34/83. Symptomfreie Homosexuelle – Hinweise auf latente AIDS-Phase.
27 Guarda, LA et al.: Lymphadenopathie in homosexual men: morbid anatomy with clinical and immunlogic correlation. Am J Clin Pathol 1983, 79: 559–68
28 Harris, NL (Letter): Hypervascular Follicular Hyperplasia and Kaposis Sarcoma in Patients at Risk for AIDS. New Engl J Med, Feb. 16; 1984 – 462
29 Jäger, H.: AIDS-Epidemiologie, Diagnose, Klinik, Therapie. Deutsches Ärzteblatt. Heft 26, 1. Juli 1983
30 Baranowski, E., Dr. med., Bundes-AIDS-Kommission. Pers. Mitteilung vom 11. 11. 1983
31 Siegal, FP et al.: Severe AIDS in male homosexuals, manifested by chronic perianal herpes simplex lesions. New Engl J Med 305 (1981) 1439
32 Levy, RM et al.: (Letter) Intracerebral-Mass Lesions In The AIDS. New Engl J Med 309 (1983) 1454
33 Pape, JW et al.: Characteristics of the AIDS in Haiti. New Engl J Med 309 (1983) 945
34 Vieira, J et al.: AIDS in previously healthy Haitian immigrants. New Engl J Med 308 (1983) 125
35 CDC. Assesment of chemotherapy of males with AIDS. MMWR 31 (1982) 589
36 Current, WL et al.: Human cryptosporidiosis in immunocompetent and immunodeficient persons. Studies of an outbreak and experimental transmission. New Engl J Med 308 (1983) 1252
37 Payne, P et al.: Identification of Cryptosporidium in patients with the AIDS. New Engl J Med 309 (1983) 613
38 Jonas, C et al.: Cryptosporidium in Patient with AIDS. Lancet Oct. 22 (1983) 964

39 Bone, J: The Eyes Have It in AIDS Lookout. MT New York 25 (1984) 4
40 Greene, JB et al.: Mycobacterium avium intracellulare: A Cause of Disseminated Life-Threatening Infection in Homosexuals and Drug Abusers. Annals of Internal Medicine 97 (1982) 539–546
41 Strom, RL et al.: (Letter) AIDS with Mycobacterium Avium-Intracellular Lesions Resembling Those Of Whipple's Disease. New Engl J Med 309 (1983) 1323
41 Cohen, RJ et al.: (Letter) Occult Infections With M. Intracellulare in Bone-Marrow Biopsy Specimens From Patients With AIDS. New Engl J Med 308 (1983) 1475
43 DeJong PJ et al.: Adenovirus Isolates From Urine Of Patients With AIDS. Lancet June 11 (1983) 1293–1296
44 Lozada, F et al.: New outbreak of oral tumors, malignancies and infectious diseases strikes young male homosexuals. CDA Journal 1982; 10: 39–42
45 Ma P, Soave R: Three-Step Stool Examination for Cryptosporidiosis in 10 Homosexual Men with Protracted Watery Diarrhea. The Journal of Infectious Diseases 147 (1983) 824–828
46 Kornfeld H et al.: T-Lymphozyte subpopulations in homosexual men. New Engl J Med 307 (1982) 729
47 L'age-Stehr J: AIDS – eine neue Infektionskrankheit. Bundesgesundhbl. 26, Nr. 4, April 1983
48 Dzik, WH et al.: Lymphocyte subpopulations altered during blood storage. New Engl J Med 309 (1983) 435
49 Ritchie, AWS et al.: Circadian variation of lymphocyte subpopulations: a study with monoclonal antibodies. Brit med J 286 (1983) 1773
50 Detels, R et al.: Relation between Sexual Practices and T-cell Subsets in Homosexually active men. Lancet 1983, March 19, 609–611
51 Pinching AJ: T cell ratios in AIDS. Brit Med J 287 (1983) 1716
52 Pinching AJ et al.: A longitudinal study of asymptomatic homosexuals in London. Ann N Y Acad Sci (in press) s. 51
53 Stille, W: (Interview) AIDS-verdächtige Blutspender bald identifizierbar? Münch med Wschr 125 (1983) Nr. 48, 25.

Entstehung – Zwischen Viren, Bakterien und Mensch

Mediziner und Laien versuchen, hinter AIDS mehr zu sehen, als bislang erkannt werden kann. Dem nicht vorankommenden Können sitzt das ungeduldig peitschende Wollen im Nacken wie der Teufel einer lahmen Kuh. Dieses arme gute Vieh, der in einem plagende und geplagte Forschergeist, was hat er fallen lassen?

Das Dilemma der AIDS-Forschung ist schnell formuliert. Hätte sie es mit einer bekannten Krankheit zu tun, so machte sie sich als *kausale* Forschung auf die Suche nach dem unbekannten Erreger; kennte sie den Erreger, so suchte sie als *konditionale* Forschung die ihm zuzuschreibende Krankheit. Aber die Konditionen sind schlecht, die Kausalität liegt im Dunkeln.

Obgleich damit beide Wege verschlossen waren, hat man sich gewaltsam Zugang verschafft und begeht jetzt den einen wie den anderen. Weil aber die gute Kuh von oben keine Gemse ist und über zwei auseinanderführenden Wegen bald im Spagat zerbricht, will ich versuchen nachzusehen, was sie bis zu ihrem Zerplatzen alles abgrasen konnte. Sie ist, der gute alte Forschergeist, dabei nicht fett geworden.

Auf dem kausalen Weg, von der Infektionskrankheit AIDS ausgehend, suchte man nach dem neuen, gänzlich unbekannten Mikroorganismus und wurde auch schon im September 1983 fündig. Eine belgische Forschergruppe hatte, ihre menschliche Sehkraft mit einem Elektronenmikroskop ums 45000fache verstärkend, in den Lymphozyten eines AIDS-Kranken Strukturen ausgemacht, die laut beklatscht als das neue AIDS-Virus begrüßt wurden.[1,2] Aber bereits einen Monat später, im Oktober 1983, war klar, daß es sich bei diesen Zelleinschlüssen um unbedeutende Bestandteile zellulärer Organellen handelte und nicht um einen Erreger.[3] Enttäuschung oder Scham führten dazu, daß seither keine entsprechend euphorischen Meldungen mehr an die Öffentlichkeit drangen. Vielleicht wurde in diese Richtung auch ganz einfach nicht mehr nachgedacht.

Auf einem weniger kurzen, dafür quälenden und verschlungenen

Pfad mühte sich die konditionale Forschung, einige ihr bekannte Keime auf eine mögliche AIDS-Potenz hin zu untersuchen.

Das *Humane T-Zell-Lymphom-Virus* (HTLV), 1977 in Südwest-Japan und der Karibik als Erreger einer Leukämie beschrieben, wurde bei vielen, nicht bei allen AIDS-Patienten nachgewiesen. Man unterstellte ihm jetzt eine direkte Schädigung der T-Lymphozyten, aber es ließ sich bislang nicht klären, ob HTLV dem unter AIDS auffallenden Imundefekt vorausgeht oder erst in seiner Folge, also als weitere opportunistische Infektion, zum Zug kommt.[4–11]

Cytomegaloviren (CMV), zu den Herpesviren zählend, führen bei Patienten, die viele Bluttransfusionen erhalten haben, ähnlich wie bei AIDS-Patienten, zu Lymphknotenschwellungen und zur Erhöhung der T-Suppressor- und Verminderung der T-Helfer-Zellen. Unter AIDS wird es oft im Blut und in der Samenflüssigkeit, selten in Zellen des Kaposi-Sarkoms nachgewiesen. Auch das CMV sieht man heute eher als opportunistischen Erreger an.[12–14]

Vom *Hepatitis-B-Virus* wird behauptet, es trüge in seiner Hülle den postulierten AIDS-Keim in sich. Zu dieser Hypothese führte das Wissen um das sogenannte *Delta-Agens*, das gemeinsam mit dem *Hepatitis-B-Virus* in die Leberzelle eindringt, doch erst Jahre nach der durchgemachten Leberentzündung selbst aktiv wird und zu einer zweiten schweren Folgeerkrankung führt. Da ein großer Teil der AIDS-Patienten serologische Zeichen einer abgelaufenen Hepatitis hat, ist dies ein beliebter, zur Zeit jedoch ebenfalls durch Untersuchungen nicht bestätigter Gedanke.[15–17]

Größter Aufmerksamkeit erfreuen sich Hypothesen um eine gänzlich exotische Herkunft des Syndroms. Auf einer *African and Haitian Connection* sah man das *Afrikanische Schweinefieber-Virus* in die Metropolen einbrechen. Von mittlerweile 39 belgischen AIDS-Patienten waren 38 Schwarzafrikaner aus Zaire. Eine unter AIDS-Symptomatik verstorbene dänische Ärztin hatte im Norden des Landes gearbeitet. Ein Großteil der in den USA Erkrankten waren eingewanderte Haitianer, und eine auf Haiti gelebt habende, an PCP und generalisiertem Herpes verstorbene Kanadierin soll angeblich (wie die erste deutsche AIDS-Patientin) dort sexuellen Kontakt gehabt haben. Auch ein in Paris lebendes haitianisches Paar erkrankte. Zudem war in Kinshasa eine unter AIDS auffällig gewordene opportunistische Infektion, die *Hirncryptococcose* (s. S. 30), zwischen 1953 und 1980 in der Landeshauptstadt nur einmal diagnostiziert, ab 1980 20mal und seit 1983 mit täglich einem neuen Fall so häufig geworden, daß auch hier eine vorausgehende, das Immunsystem schwächende Virusinfektion angenommen werden konnte.

Das *Schweinefiebervirus* sei da, in Zaire, endemisch (d. h., es herrscht ein hoher Durchseuchungsgrad), und dort, auf Haiti, für das AIDS-Bild verantwortlich, weil es mit infiziertem Schweinefleisch über Afrika nach Kuba und in die Karibik gelangt sei. Auch dieser Weg ließ sich bislang nur in der Phantasie, nicht in der Realität nachzeichnen.[18–21]

Konkret und wirklich dagegen sind die Folgen des lauten Nachdenkens. Haiti, zum Mutterland der Seuche avanciert, erlebte binnen eines Jahres einen Rückgang des Tourismus von 70000 im Winter 1982 auf 10000 Ende 1983. Obwohl dem AIDS entsprechende Krankheitsbilder auf Haiti nicht vor den ersten Meldungen aus USA erwähnt wurden, sah die amerikanische Öffentlichkeit hier die Wurzel des von ihr erlebten Übels. Amerikanische Zöllner weigerten sich, aus Haiti einreisenden Passagieren die Pässe aus der Hand zu nehmen, ganze Schiffsladungen Kleidungsstücke aus der Inselrepublik wurden im New Yorker Hafen nicht entladen, sondern abgewiesen und zurückgeschickt. Auch die Haiti exkulpierenden Erklärungen auf der Insel arbeitender US-Mediziner halfen nicht, der Botschafter Haitis in den USA intervenierte ungehört, und selbst der Hinweis der panamerikanischen Gesundheitsorganisation, das *Schweinefiebervirus* könne sich gar nicht vom Tier auf den Menschen übertragen, konnte den Prozeß der Stigmatisierung nicht aufhalten.[22–30]

Wissenschaftsintern war die Suche nach dem vermeintlichen Erreger nie gewesen, die Gesamtöffentlichkeit schloß sich spätestens dann an, als AIDS auch außerhalb der bekannten Risikogruppen – Homosexuelle, Haitianer, Fixer, Bluter – beobachtet wurde.

Alle drei neugeborenen Töchter einer drogensüchtigen Prostituierten erkrankten, wenige Kinder waren in Haushalten AIDS-kranker Eltern mit denselben Zeichen einer Abwehrschwäche auffällig geworden.[31–37] Frauen bzw. Sexualpartnerinnen erkannter AIDS-kranker und symptomfreier Fixer, aber auch Frauen und Männer ohne jeden anamnestischen Hinweis auf einen Kontakt zu einer Risikoperson wurden wegen ihres klinischen Bildes unter die AIDS-Diagnose gestellt.[38–43]

Nachdem AIDS bei Hämophilen bereits darauf zurückgeführt worden war, daß diese den aus einem großen und unüberschaubaren Spenderreservoir gewonnenen und vielleicht infektiösen Blutgerinnungsfaktor VIII erhalten hatten, sah man jetzt auch Bluttransfusionen an sich als Gefährdung an. Von 2157 Patienten mit AIDS zählten 64 zu keiner der bekannten Risikogruppen, wiederum 18 dieser Patienten hatten während der vorausgegangenen fünf Jahre Blutprodukte zugeführt bekommen, und die Angst vor einer Weitergabe des imaginierten Agens durch Blut führte dazu, daß 64000 Behälter mit Blutplasma-Konzentrat in Kalifornien vom Markt zurückgezogen wurden, als sich herausstellte, daß einer der Spender an AIDS gestorben war.[44–56]

Zur selben Zeit wurde von einer dem AIDS ähnlichen Epidemie bei Rhesus- und Makak-Affen gesprochen. Die Tiere zeigten Anomalien der Lymphozyten-Funktion (s. S. 33) und verendeten an Infektionen durch Zytomegaloviren, PCP und Mykobakterien. In einem Tiermodell gelang es schließlich, dieses *Simian Acquired Immunodeficiency Syndrome (SAIDS)* von zwei erkrankten auf vier zuvor gesunde Rhesus-Affen zu übertragen. Es muß aber daran erinnert werden, daß die bei 15 Affen des Primatenforschungszentrums der Harvard Medical School und bei 200 Affen des kalifornischen Primatenforschungszentrums beobachtete Erkrankung bereits seit 1969 bekannt, also nicht plötzlich aufgetreten war. Das tierische SAIDS hebt sich vom AIDS des Menschen durch weitere, bei ihm nicht zu erkennende Blutbildveränderungen ab.[57–61]

«Pas de panique», sagte Dr. Yves Garnier, Leiter der Produktionslaboratorien des Pasteur-Instituts in Paris, als Geronimo, ein Versuchs-Schimpanse, erkrankte. Geronimo war mit der Charge Nr. 10 des neuen Hepatitis-B-Impfstoffes gegen Gelbsucht immunisiert worden, und der gerade noch gefeierte Impfstoff gegen die mit 100000 bis 120000 pro Jahr geschätzten Neuerkrankungen auch in der Bundesrepublik an der Spitze der Infektionskrankheiten liegende, als Geschlechtskrankheit eingestufte Virus-Hepatitis wurde von nun an skeptisch betrachtet. Er war als erster Impfstoff aus menschlichem Blutplasma hergestellt worden. Obwohl Geronimo am Ende doch kein SAIDS hatte, blieb die Kontroverse um die Sicherheit der Vakzine weiterhin im Gang und konnte auf dem deutschen Markt auch nicht durch die Stiftung des ersten AIDS-Forschungs-Preises (durch die Vakzin-Hersteller)[68] abgekürzt werden.[62–67]

Heftig fuhr den im Gesundheitswesen Arbeitenden der Schrecken in die Glieder, und auch der letzte beteiligte sich an der wissenschaftsinternen Diskussion. Goran Stok, Arzt aus 4453 Lengerich / Emsl.:

«Hepatitis-B-Vakzine wird ... möglicherweise auch aus mit bisher unbekannten Erregern verseuchten Homo-Seren hergestellt ... Wer übernimmt die Verantwortung, und wer ist haftbar für eventuelle theoretisch mögliche Folgen nach solchen

Massenimpfungen, wenn sich nach einigen Monaten oder Jahren zeigen sollte, daß viele geimpfte Personen tatsächlich an einer tödlichen Homo-Krankheit erkrankt sind? Oder sollte man vielleicht doch noch eine Zusatzrisikoversicherung für solche Fälle abschließen, um ganz sicher zu gehen? Oder soll ein neuer Paragraph für die Regulierung der Problematik neu erfunden werden? Und das gerade bei den Personen, die im Dienste der Gesundheit tätig sind und ihr eigenes Leben ohnehin schon für die Allgemeinheit opfern. Wie paradox! Was für eine Schande!» [69]

Angst ißt den Verstand auf, und die bittere Einsicht in die Ungerechtigkeit der Natur füllt einen leeren Schädel nicht mit süßem Hirn; unter welches Gesetz der gute Mann sich zu seinem Schutz stellen sollte, weiß auch ich nicht zu erfinden. Egal – man sieht, auch ohne Nachweis eines neuen Erregers oder über AIDS-Potenz verfügenden alten bekannten läßt sich an Infektiosität fest glauben.

Da klares Wissen besser ist als dumpfes Ahnen – der Kontaktnachweis von Orange County (s. S. 16) und das Tiermodell der Affen reichten nicht hin, das Fehlen eines ausgemachten Agens zu vergessen –, sah sich der Forschergeist nach neuem um. Die Kuh, was sie in der Weiche strafft, ist nicht allein die Spannung im Spagat. Sie sucht hier, und sie sucht da, doch was sie noch zusammenhält, ist ihr fester Blick auf einen Punkt: Die Evidenz eines kollektiven Betroffenseins war nie zu übersehen gewesen, die Verbindung des Syndroms schien in irgendeiner Weise mit den bevorzugt Erkrankenden verknüpft. Längst wurde ein Zusammenhang zwischen sexueller Präferenz und dem zunehmenden Auftreten von Kaposi-Sarkomen und PCP gespürt, hatte sich in die Diskussion um das Schweinefiebervirus der Kommentator einer Zeitung orientierend eingeschaltet:

«Wenn ein Wirtswechsel stattgefunden hat, dann ist anzunehmen, daß er durch sexuelle Beziehungen zu einem Schwein zustande gekommen ist, eine in manchen Gegenden nicht unübliche Praxis.» [70]

Jenseits aller Zynismen starrten die Homosexuellen auf ihren «lifestyle», denn wie den Haitianern die Armut ihres Landes hing ihnen die Promiskuität ihres Lebens nach.

Und auch die Forschung wandte sich dem Leben zu. Befand man sich gerade noch «Auf den Spuren des Erregers von AIDS» [71], da überraschte Arzt und Publikum «das Ambiente der von AIDS Getroffenen»:

«Mit wenigen Ausnahmen steckten jene, die zu Opfern des AIDS wurden, im Sumpf des Lasters und der Unhygiene. Noch bevor sie erkrankten, war ihr Immunsystem durch Hepatitis B, Cytomegalovirus und Parasiten angeschlagen ... Homosexuelle Männer, süchtige Fixer, in Armut lebende Haitianer ... haben dies gemeinsam: Durch chronische Überladung mit Antigenen sind sie ... immunsupprimiert ...

In den letzten 20 Jahren haben die gay communities in Amerika einen Lebensstil der schrankenlosen Ausschweifung entwickelt. Tatsächlich probieren Homosexuelle dort den Intimkontakt, noch ehe sie miteinander reden. Die sexuelle Promiskuität begünstigt nicht nur venerische Infektionen, sondern auch solche mit Hepatitis B und Cytomegalovirus. Ähnlichem, durch die Szene geprägtem Risiko setzen sich die Fixer aus. Durch unsaubere Kanülen infizieren sie sich mit Krankheiten, die das Immunsystem schwächen. Die Risikogruppe der Haitianer ist solchen Noxen wie Fehlernährung, Tuberkulose und Parasitosen ausgesetzt.»[71]

Nicht mehr die Frage nach einem möglichen Erreger war interessant, im Vordergrund stand jetzt die Vorstellung vom mit vielen Keimen überladenen, überbeanspruchten Immunsystem. Als entscheidenden Risikofaktor begriff man nun die wiederholte Auseinandersetzung mit verschiedenen Krankheitserregern und sah unter solchen «long term continuing antigen challenges» (fortgesetzten antigenen Herausforderungen) den Immunapparat zusammenbrechen.

Um diese durch Untersuchungen bislang nicht erhärtete Erschöpfungstherapie waberte der «Sumpf des Lasters und der Unhygiene», und in ihrem Zentrum versanken, die in ihm steckten.

Während die auf Haiti eingesetzte, aus einer Stiftung des «United States National Institutes of Health» finanzierte Forschergruppe bis heute nichts Bemerkenswertes zur Stützung dieser Hypothese zustande brachte, legten ihre Kollegen im amerikanischen Mutterland Merkwürdiges auf den Tisch.

Versehen mit der fragwürdigen OKT 4 / OKT 8-Ratio hatten sie sexuell aktive männliche Homosexuelle aus Washington, wo AIDS relativ selten vorkommt, mit derselben Risikogruppe in New York verglichen und aus dem mit 1,34 gegenüber Washington mit 1,58 erniedrigtem Quotienten der New Yorker geschlossen, das AIDS-Risiko steige mit der Zahl der Sexualpartner an; denn in New York sei die Kontaktrate der untersuchten Homosexuellen zweimal so hoch wie in der Bundeshauptstadt.[72]

Unter der Annahme, nicht irgendein Mikroorganismus bestimme das Syndrom in seiner Form, sondern die Erkrankenden selber, suchte man nach einer Gemeinsamkeit im Verhalten Homosexueller und glaubte, sie im Gebrauch inhalatorischer Drogen (Butylnitrit, Amylnitrit / «Poppers») und im häufig wechselnden passiven Analverkehr gefunden zu haben. Vermutete man nicht lange einen AIDS begünstigenden Einfluß von «Poppers» und dachte für einen Augenblick, das Immunsystem werde durch *Cyclosporin*, eine von Pilzen abgegebene Substanz, unterdrückt[79], so wurde die Mitte 1983 angeregte Diskussion um den passiven Analverkehr[73] bis heute weitergeführt.

Noch die letzte internationale AIDS-Konferenz Anfang 1984 in New York gab die Devise «No AIDS Agent» aus[74] und konzentrierte sich auf diese Frage. Wie bereits unter anderen Versuchsanordnungen an Mäusen[75,76] führte man an fünf männlichen Kaninchen den Beweis, daß bei diesen mit der einmal pro Woche, über acht Monate fortgesetzten Gabe von Sperma auf die Analschleimhaut ein Versagen der Immunantwort, namentlich der T-Zell-Funktion, provoziert werden kann.[74]

Ob und wie ein Weg von fünf Kaninchen zu vielen hundert Menschen durch das Dickicht der Hypothesen geschlagen werden kann, läßt sich hier nicht beantworten; erkennbar wird jedoch die Tendenz, sich die Patienten selber vorzunehmen.

Am Anfang dieser Entwicklung standen Einschätzungen wie die eines Schweizer Immunologen im August 1982:

«Die Homosexuellen leben gefährlich. Die ‹permissive Gesellschaft› hat sie zwar entkriminalisiert, sie hat aber dafür eine ganze Pandorabüchse körperlicher Leiden über sie ausgeschüttet, deren Bekämpfung keine einfache Sache zu werden verspricht.»[77]

Wer oder was welche Büchse auszuschütten in der Lage war, interessiert kaum. Zwar stolperte der kommentierende Arzt über seine Gedankenkette – Liberalität →Promiskuität →Zunahme sexuell übertragbarer Erkrankungen –, er machte aber trotzdem den ersten Schritt hin zu dem, was heute zum Teil in der medizinischen Welt bereits gedacht wird. Vom Leben, vom Verhalten der Erkrankenden, werden Rückschlüsse auf eine ihnen unterstellte, gemeinsame Konstitution gezogen, wird an einer Typologie des schwachen Wirtes gearbeitet. Prof. Dr. med. A. David Jonas, Würzburg:

«Hier müßten die in der Natur existierenden Grundbedingungen für das Ausscheiden eines Lebewesens aus seiner Gruppe identifiziert werden. Es müssen Mechanismen existieren, die es nach Ablauf einer gewissen Zeit zum Ableben bestimmen, aber auch dann, wenn es seiner Gruppe durch Verletzung, Erkrankung oder Rangverlust nicht mehr nützlich ist. In der Selektion ist die Fortpflanzungsgruppe wichtiger als das Individuum. Ein solcher Mechanismus wird in der Richtung des Absterbens durch eine Schwächung des Immunsystems aktiviert... Ein besseres Verständnis des paläophysiologischen Mechanismus der Selbstzerstörung könnte mehr zur Aufklärung des fehlgesteuerten Immunsystems beisteuern als die Suche nach Viren oder biochemischen Veränderungen.»[78]

Bremsen läßt sich der Fall des so gleichermaßen vom Schicksal in die Tiefe gestoßenen Homosexuellen, Fixers, Hämophilen, Haitianers etc. nicht; eine kausale Therapie für AIDS fehlt. Versuche, die Immunantwort zu stimulieren[80–83], scheitern und auch die Behandlung opportunistischer Infektionen mit Antibiotika wird durch eine gehäufte Medikamentenallergie der AIDS-Patienten gestört.[84–86]

Das Medizin-Karussell dreht sich schneller und schneller, und immer mal fliegt, von einem andächtigen Aah getragen, eine Meldung oder Meinung aus dem Kreise der Studierten in den unbestellten Raum und landet schließlich doch, von einem schwermütigen Ächzen herabgezogen, auf dem Müllhaufen der Medizin-Geschichte.

Quellen und Literatur

1 Linnebank, G: AIDS research – Is there really a virus? Nature 1983, 305: 264
2 Feremans W et al.: Virus-like particles in lymphocytes of seven cases of AIDS. Lancet 1983; ii: 52–53
3 Gardiner T et al.: Virus-like particles in lymphocytes in AIDS are normal organelles, not viruses. Lancet 1983; 8356: 963–964
4 Rosenthal S u. HA: AIDS und HTLV – ein Zusammenhang? Dt Gesundh Wesen 38 (1983) 42: 1629–1632
5 CDC: Human T-Cell Leukemia Virus Infection in Patients with AIDS: Preliminary Observations. MMWR 32 (1983) 18
6 WHO: AIDS – HTLV Virus Infections in Patients with AIDS. Wkly Epidem Rec 21 (1983) 158
7 Essex M et al.: Antibodies to Cell Membrane Antigens Associated with HTLV in Patients with AIDS. Science 220 (1983) 859–862
8 Marx JL: HTLV Linked to AIDS. Science 220 (1983) 806–809
9 Gelmann, EP et al.: Proviral DNA of a Retrovirus, HTLV, in Two Patients with AIDS. Science 220 (1983) 862–865
10 Miyoshi, I et al.: HTLV In Japanese Patient with AIDS. Lancet July 30 (1983) 275
11 Black, PH et al.: The Human T-Cell Leukemia Virus and AIDS. New Engl J Med Oct. 6 (1983) 856
12 Carney, WP et al.: Analysis of T-lymphocyte subsets in CMV mononucleosis J Immuno 126 (1981) 2114–2116
13 Handsfield, HH: Cause of AIDS. (Letter) JAMA 251 (1983) 3: 341
14 Boldogh, J et al.: Kaposi's sarcoma IV, Detection of CMV DNA, CMV RNA and CNNA in tumor biopsies. Int J Cancer 28 (1981) 469–474
15 Curran, JW et al.: Epidemic AIDS: Epidemiologic Evidence for a Transmissible Agent. JNCI 71 (1983) 1: 1–4
16 McDonald MI et al.: Hepatitis B Surface Antigen Could Harbour The Infective Agent of AIDS. Lancet Oct. 15 (1983) 882–884

17 Ravenholt RT.: Role of Hepatitis B Virus in AIDS. Lancet Oct. 15 (1983) 885–886
18 L'age-Stehr: Epidemiologie des AIDS. Referat, Deutsche Gesellschaft für Infektiologie e. V. Frankfurt, 5. 11. 1983
19 Rose, DB et al.: AIDS in a Canadian Woman who helped Prostitutes in Port-Au-Prince. Lancet, Sept 17 (1983) 680–681
20 Bygbjerg, IC: AIDS in a Danish Surgeon. Lancet April 23 (1983)
21 Dournon, E: AIDS in a Haitian Couple in Paris. Lancet May 7 (1983) 1040 bis 1041
22 Greco, RS: Haiti and the Stigma of AIDS. Lancet August 27 (1983) 515–516
23 St. John, RK: AIDS and African Swine Fever. Lancet, June 11 (1983) 1335
24 Pape, JW et al.: Characteristics of the AIDS in Haiti. New Engl J Med 309 (1983) 16: 945–950
25 Med. et. Hyg. 41 (1983) 4248–4245: Les caractéristiques du SIDA à Haiti.
26 Arnoux, E et al.: AIDS with severe Gastrointestinal Manifestations in Haiti. Lancet, Oct. 15 (1983) 873–877
27 Cineas, FN (Ambassador, The Republic of Haiti): Haitian Ambassador Deplores AIDS Connection. New Engl J Med, Sept. 15 (1983) 668–669
28 Pitchenik, AE et al.: Opportunistic Infections and Kaposis Sarcoma Among Haitians: Evidence of a New Acquired Immunodeficiency State. Annals of Internal Medicine 1983; 98: 227–284
29 CDC: Opportunistic Infections and Kaposis Sarcoma among Haitians in the United States. MMWR 31 (1983) 26: 353–361
30 Simons, M: For Haiti's Tourism, the Stigma of AIDS Is Fatal. New York Times, Nov. 29, 1983
31 Rosner, F: Immune Deficiency Syndrome in Children (Letter). JAMA, 250 (1983) 22: 3046. In Reply (Letter) Oleske, JM.
32 Münch. med. Wschr. 125 (1983) 11: 16. Ein neues Krankheitsrätsel
33 CDC: Unexplained Immunodeficiency and Opportunistic Infections in Infants – New York, New Jersey, California. MMWR 31 (1983) 49: 665–667
34 Scott, GB et al.: AIDS in Infants. New Engl J Med 310 (1984) 2: 76–81
35 Rubinstein, A: AIDS in Infants. Am J Dis Child 137 (1983) 825–827
36 Wetli, CV et al.: Listeriosis as a cause of maternal death: An obstetric complication of the AIDS. Am J Obstet Gynecol 147 (1983) 7
37 Münch med Wschr 125 (1983) 32/33: 24
38 Pitchenik, AE et al.: AIDS in Low-Risk-Patients. JAMA 250 (1983) 10: 1310–1312
39 CDC: Immunodeficiency among Female Sexual Partners of Males with AIDS – New York. MMWR 31 (1983) 52: 697–701
40 Harris, C et al.: Immunodeficiency in Female Sexual Partners of Men with the AIDS. New Engl J Med 308 (1983) 20: 1181–1184
41 Soskoline, CL: The AIDS and Female Sexual Partners of Bisexual Men. Annals of Internal Medicine 100 (1984) 2: 312
42 Smith CL et al.: AIDS in a Woman in England. Lancet Oct. 8 (1983) 846
43 Vittecoq, D: AIDS in a Black Malian. Lancet Oct. 29 (1983) 1023
44 Curran, JW et al.: AIDS Associated With Transfusions. New Engl J Med 310 (1984) 2: 69–75

45 Bove, JR: Transfusion-Associated AIDS – A Cause For Concern. New Engl J Med 310 (1984) 2: 115–116
46 Curran, JW et al.: The AIDS Associated with Transfusions: The Evolving Perspective. Annals of Internal Medicine 100 (1984) 2: 298–300
47 Delpre, G et al.: AIDS After Coronary Bypass Surgery. Lancet Jan. 14 1984, 103
48 Goldsmith, MF: Reactions and counter-reactions to transfusion–associated – AIDS. JAMA-Medical News 251 (1984) 2:177–179
49 Greenwalt, T: Blood-Products Transfusion and the AIDS. (Letter) Annals of Internal Medicine 1984
50 Jett, JR et al.: AIDS associated with blood-product transfusions. Annals of Internal Medicine 1983; 99: 621–624
51 Elliott, JL et al.: The AIDS and Mycobacterium avium intracellulare Bacteremia in a Patient with Hemophilia. Annals of Internal Medicine 1983; 98: 290
52 Pitchenik, AE et al.: The AIDS in the Wife of a Hemophiliac. Annals of Internal Medicine 100 (1984) 1: 62–65
53 CDC: Update on Acquired Immune Deficiency Syndrome among Patients with Hemophilia A. MMWR 31 (1982) 644–664
54 CDC: Pneumocystis carinii Pneumonia among Persons with Hemophilia A. MMWR 31 (1982) 27: 365–367
55 Jones, P: AIDS, hepatitis, and hemophilia. British Medical Journal 287 (1983) 6407: 1737–1738
56 McEvoy et al.: Hemophilia and AIDS in the UK. Lancet, Dec. 10 (1983) 1371
57 Manser, JF: Animal Models of AIDS. Research Resources Reporter, June 1983, VII, No 6. US Department of Health and Human Services.
58 Henrickson, RV et al.: Epidemic of AIDS in Rhesus Monkeys. Lancet Febr. 19 (1983) 8321: 388–390
59 London, WT et al.: Experimental Transmission of Simian AIDS (SAIDS) and Kaposi-Like Skin Lesions. Lancet, Oct. 15 (1983) 869–873
60 Zimmermann, D: An Animal Model for AIDS? Gang-Caged Apes Get SAIDS. Medical Tribune 24 (1983) 8: 18
61 Letvin, NL et al.: Experimental Transmission of Macaque AIDS By Means of Inoculation of Macaque Lymphoma Tissue. Lancet, Sept. 10 (1983) 599–602
62 Dickson, D.: AIDS Fears Spark Row Over Vaccine. Science 221 (1983) July 29, 437
63 DMW 1983, 108. Jg., Nr. 36 (Leser-Zuschriften) 1373–1376
64 Golden, JA: No increased Incidence Of AIDS In Recipients Of Hepatitis B Vaccine. New Engl J Med 308 (1983) 19: 1163–1164
65 Windorfer, A: Hepatitis-B-Schutzimpfung und AIDS. Niedersächsisches Ärzteblatt 14/1983: 473–476
66 Arzneimittelbrief Nr. 6, 1983: Hepatitis-B-Impfung und AIDS. S. 47
67 Thomson, R und Gerlich, W: Hepatitis-B-Schutzimpfung und AIDS. Divergierende Standpunkte – Kritische Stellungnahmen. Deutsches Ärzteblatt. 80 (1983) 44: 37–40
68 Die Firmen MSD, Sharp & Dohme GmbH, München, und Behringwerke AG, Marburg, haben für die Jahre 1983–1985 einen wissenschaftlichen Förderpreis in Höhe von 20000 DM ausgesetzt.

69 Medical Tribune Nr. 13: Hepatitis-Impfung – Riskiert man damit die Homo-Seuche?
70 Fallowell, D: AIDS is here. The Times, July 27, 1983
71 Idris, I: Auf den Spuren des Erregers von AIDS. Selecta 34, Aug 1983, 2891–-2899, unter Hinweis auf: Levy, JA u. Ziegler, JL (Cancer Research Institute of California School of Medicine) Lancet II, S. 78, 1983
72 Zimmermann, D: The Passive Gay Sexual Partner May Court AIDS. Medical Tribune (Report) 24 (1983) 8
73 Darrow, WW et al.: Passive Anal Intercourse As A Risk Factor For AIDS in Homosexual Men. Lancet, July 16 (1983) 160
74 Hixson, JR: Opinion Growing: No AIDS Agent. Hospital Tribune 16 (1984) 1: 3+19
75 Shearer, GM: Natural Resistance to Parental T-Lymphocyte-Induced Immunosuppression in F_1 Hybrid Mice: Implications for AIDS. Published by Munksgaard, Copenhagen, Denmark, 1983
76 Hurtenbach, U u. Shearer, GM: Germ Cell-Induced Immune Suppression in Mice. Journal of Experimental Medicine 155 (1982) 1719–1729
77 Lindenmann, J: Alte und neue Geschlechtskrankheiten – Alarmierende Zunahme in jüngster Zeit. Neue Zürcher Zeitung 18.8.1982
78 Jonas, D: Wird AIDS durch Retroviren ausgelöst? (Leserbrief) Selecta 47, November 1983: 4078
79 Sell, KW et al.: Cyclosporin Immunosuppression As The Possible Cause of AIDS. New Engl J Med 309 (1983) 17: 1065
80 Jäckle, R; Von der Herpes-Keratitis zu AIDS. 25 Jahre Interferon. MMW 125 (1983) 38:22
81 Mascart-Lemone, F et al.: Stimulation of cellular function by Thymopentin (TP-5) in three AIDS patients. Lancet, Sept. 24 (1983) 735
82 Marwick, C: Interleukin 2 trial will try to spark flagging immunity of AIDS patients. JAMA, 250 (1983) 9: 1125
83 MMW 125 (1983) 34: 10: Klone gegen AIDS? (Internationale Presseschau)
84 CDC: Cryptosporidiosis: Assessment of Chemotherapy of Males with AIDS. MMWR 31 (1982) 44: 590–592
85 Jaffe, HS et al.: Complications of Co-Trimoxazole in Treatment of AIDS-Associated PCP in Homosexual Men. Lancet, Nov. 12 (1983) 1109–1111
86 Mitsuyasu, R et al.: Cutaneous Reaction of Trimethoprim-Sulfamethoxazole in Patients With AIDS and Kaposi's Sarcoma. New Engl J Med 308 (1983) 25: 1535–6

Ärzte und AIDS – Es handelt sich hier um einen AIDS-Patienten mit einer schweren homosexuellen Infektion

Mein Kollege Dr. K., untergeordneter Mitarbeiter einer übergeordneten Behörde, schlug die Flügel seines weißen Kittels nach vorne auf den Bauch und schritt, die Beine auswerfend, mit wackelnden Hüften den Gang seines Amtes ab.

Dick und überdreht eben noch die rollende Seekuh, die selbstvergessene Tänzerin, das berechnende Mannequin und nicht zuletzt sich selber gebend, war plötzlich Schluß mit diesem Spuk und er stand still. Warf den runden Kopf mit dem dichten Bart über die Schulter und rief aus vollem Hals streng und laut: «SO SIND SIE NICHT!»

Der Klangkörper des Behördenflurs trug die Botschaft von Tür zu Tür, zum bunten Plastikmosaik des einen Endes und zurück zum Gummibaum am andern, wo ich stand und seine Vorgesetzte, Frau Dr. A. K. schlich mit jetzt gesenkten Schößen auf uns zu und blieb, als habe sich das dumpfe Rollen seiner Worte wie die Woge einer kalten See in seinem Nacken ausgegossen, mit hängenden Schultern und hilflos ausgestreckten Armen stehn: «Die sind wie Sie und ich.»

Resignation und Erkennen mischten sich in seiner nun gedämpften Stimme und gaben der zweiten Meldung eine nachdenkliche Dehnung, die sie von der militärischen Knappheit der ersten abhob wie das nackte Fleisch vom rauhen Stoff der Uniform. Ich dachte, das muß die Blöße sein, die sich der Mensch doch manchmal gibt. Die Begegnung meines amüsierten Blickes mit dem konsternierten von Frau Dr. A. war das Alarmsignal für K., und er durchbrach das selbsthypnotische Schweigen, in das er gerade noch versinken wollte. Seine Finger zuckten, seine Hände fingen an zu paddeln, und seine Beine sollten vom Gewicht des wiedererwachenden, sich nun langsam hin und her windenden Körpers auf der Stelle treten wie der Geist, für den er sprach. Was wollte dieser Mann mir sagen?

«Die sind nicht wie beim Fellini, geschminkt und so. Man sieht es ihnen nicht an, das Homosexuelle.»

Das war also sein Thema, der Homosexuelle. Dr. K. war nun endgültig wieder zu sich gekommen, und seine Hände hefteten sich am Ende einer trägen, eine riesige imaginäre Halbkugel umfahrenden Bewegung, entschlossen ans Revers. Er faßte mich fest ins Auge und riet, von aufmunterndem Kameradschaftsgeist getragen, dem jungen Kollegen: «Gehen Sie vor Ort.» Das war für ihn die homosexuelle Subkultur, und seine Ermutigung galt meinem Anliegen, endlich erfahren zu wollen, was das denn sei, AIDS.

Das Flugzeug hatte mich in die eingeschlossene Stadt, dem Sitz jener Bundesbehörde getragen, die aufzusuchen mir von vielen Seiten als wichtig bedeutet worden war. Prof. N., selbstverlegter Versifex aus einer deutschen Hafenstadt, mußte mir kurz zuvor sogar «... dringlich empfehlen, sich direkt an die Quelle zu begeben ... dort laufen alle Fäden zusammen, und hier bekommen Sie zur Zeit die genauesten Informationen.»

Da war ich nun gelandet, an der Quelle. Und die sprudelte und schäumte bald auch über: «Wenn man weiß, wie die leben, das können wir uns gar nicht vorstellen. Ich geh in die Bars, in die Saunen, bin immer Gast der Geschäftsleitung. In die Keller geh ich natürlich nicht.»

K. kam in Fahrt, er wollte gefragt werden. Sollte man bohren? «Warum gehen Sie dahin?» – «Wir müssen wissen, wie die Leute leben, was die machen. Haben Sie das mal gesehen? Die Homosexualität ist etwas ganz Besonderes, aber da gibt es keine Forschung drüber. Die Sexualwissenschaft? Der Hirschfeld, der Giese? Sind doch alles selber Schwule! Das können Sie vergessen, das muß man schon selber machen. Die Schwulen sagen mir, ‹ich brauch meine 30, sonst krieg ich keinen mehr hoch›. – Ich sage Ihnen, einen Fister erkenn ich schon von weitem. Das Graue, das Erschlaffte. Aber ich muß einen Homosexuellen gar nicht mehr ansehen, mir genügt ein Blick auf die Laborwerte. 96 Prozent von denen ham 'ne Hepatitis gehabt, wissen Sie, was das heißt?! In Hintertupfingen sind das maximal drei Prozent.»

K. zog mich in die Nische vor dem Aufzug. «Die Schwulen meinen, das AIDS käme aus den Laboratorien, das sei ein reines Laborprodukt. Meine Chefin ...», K. nickte knapp zu Frau Dr. A. hinüber, die geduldig an der Wand lehnte, «... meine Chefin ist selber in der Kontroll-Instanz für Laborunfälle. AIDS ist kein Unfall, das macht die Natur schon selber.»

K. sah mich an, suchte ein hilfloses Lächeln und fand es. Was ihn zufrieden machte und seiner rechten Hand die Wanderung ans Kinn eingab, um dort mit ausgestrecktem Zeigefinger, das Gestrüpp des Bartes niederdrückend, auf seine spöttisch sich zuspitzenden Lippen zu verweisen. «Noch im Frühjahr hätte man uns gesteinigt, hätten wir zu Abstinenz geraten. Jetzt ham sich die Fälle in der BRD verdoppelt, und bei der letzten Veranstaltung mit Homosexuellen ham die so einem Bewegungsschwulen, der wieder von AIDS und der Wende anfing zu reden, gleich selber auf die Finger geklopft und ihm gesagt, ‹das hat nichts mit Politik zu tun, mein Lieber, das ist eine infektiöse Krankheit›.» Die Zufriedenheit über die gelungene, bereits von den Betroffenen selber weitergetragene Belehrung mußte ihn beschwingen. Würde er auch Ergebnisse *seiner Forschung* mit dem Gast aus Westdeutschland teilen wollen? Er wollte: «Es ist ja klar, daß wir eine Infektkette suchen. Ich bin da jetzt durch die Buchhandlungen, und ich hab da das Buch X. von dem Schriftsteller F. gefunden. Das ist ein tolles Ding, sage ich Ihnen. Der war auf Haiti, und bei dem können Sie nachlesen, wie das mit dem Woodoo *wirklich* ist. Der Woodoo *muß* mit dem AIDS ja was zu tun haben. Also wenn Sie das lesen, das Blut, die Männer. Der Woodoo ist doch *ein einziges* homosexuelles Ritual!»

Mußte? K. mußte irgendwann in seinem Leben den Entschluß gefaßt haben, eigene Spekulationen so penetrant zum Vortrag zu bringen, daß sie, durch das redundante Schleifen seiner Sätze scheinbar befreit von der Wahrscheinlichkeit eines jeden Irrtums, als letzte Wißbarkeiten anerkannt werden würden.

Frau Dr. A. wurde unruhig und versuchte, dem durchgehenden Bären mit einem energischen Händeklatschen das Ende seines Auftritts anzuzeigen. Doch der rieb sich im Abgehen hämisch grinsend noch die Pranken: «Na ja, die Menschheit wird nicht aussterben. Aber wenn halt immer weniger Männer übrigbleiben, komm ich besser an die Frauen ran.»

Eine Behörde, ein Tollhaus?

Wer über AIDS spricht, muß an Homosexualität denken. Wer über AIDS spricht, sollte aber auch die Menschen nicht vergessen, die es, scheinbar oder konkret, mit AIDS zu tun haben. Das sind in erster Linie Ärzte und Patienten.

In der Bundesrepublik Deutschland stehen 184228 Ärztinnen und Ärzten[1] im Frühjahr 1984 64 Patienten gegenüber, bei denen die Diagnose eines AIDS als gesichert angesehen werden kann. Zwischen

Freiburg und Hamburg haben diese wenigen Patienten dafür gesorgt, daß die Hörsäle der medizinischen Fakultäten im Falle eines angekündigten AIDS-Vortrages einem Zulauf ausgesetzt waren, der stets über ihr räumliches Fassungsvermögen ging. Das medizinische und paramedizinische Publikum hat diese Veranstaltungen, für deren Besuch meist viele Stunden eines sonst freien Wochenendes oder Feierabends geopfert werden mußten, mit großer Geduld und bewundernswerter Disziplin ertragen. Ich habe im Verlauf meiner ärztlichen Ausbildung ein derart entschiedenes Interesse bei meinen Kollegen selten festgestellt, überfüllte Hörsäle gab es allein bei scheinpflichtigen Zwangsvorlesungen. Die überzeugende Verinnerlichung des Weiterbildungsgedankens, wie sie unter AIDS spürbar wurde, läßt mich den Hut ziehen. Auf meine Kollegen!

Ich sage es noch einmal: Wer über AIDS spricht, muß an Homosexualität denken. Das ging auch jenem etwas behäbigen jungen Kollegen so, der auf einer, Sie ahnen es schon, überaus besuchten achtstündigen Wochenendveranstaltung einer kleinen deutschen Fachgesellschaft seine Forschungsergebnisse vortragen durfte. Er hatte den Fall eines an AIDS erkrankten Homosexuellen vorzustellen, was er wie folgt tat: «Es handelt sich hier um einen 40jährigen AIDS-Patienten mit einer schweren homosexuellen Infektion.»

Es ist vulgär-analytisches Allgemeingut, daß Unterdrücktes irgendwann einmal gesagt wird. Was sich hier als Versprecher Luft machen mußte, liegt auf der Hand und ging dem jungen Kollegen sofort unter die Haut. Er lief puterrot an und verhaspelte sich vollends. Es lag wohl am Gleichmut des völlig regungslosen Auditoriums, daß er nicht vom Schlag getroffen niedersank. Da gab es keinen Lacher und kein Lächeln, die als befreiend hätten gedeutet werden können; man war humorlos und wollte es doch gar nicht sein.

So entlarvte der in den Pausen vorgetragene, eben noch unterdrückte Witz die Distinguiertheit in dieser sexuellen Frage als aufgesetzt und falsch. Da konnte man lernen, Goethe habe an der Toskana auch mehr geschätzt als nur die Landschaft; da erinnerte man sich, lauthals lachend, so mancher Zote über warme Brüder, die gerade dem vor wenigen Augenblicken noch so verunsicherten jungen Kollegen als Gassen-Terminus nun unbeschwert aus dem Mund sprangen, so sehr glaubte er an seiner Rehabilitierung arbeiten zu müssen.

Das kuriose Erkenntnisinteresse Dr. K.s, die Motive der nicht endenwollenden Neugier aller zusammenlaufenden AIDS-Auditorien, der Versprecher des behäbigen, jungen Kollegen haben einen Grund in einem: «Doctors are not experts on sex.» Was hier zum Kauf der einzigen deutschsprachigen Fachzeitschrift für Sexualmedizin, der *Sexualmedizin*, animieren soll, ist mehr als ein lakonischer Slogan, dient nicht der Diffamierung einzelner Diener Äskulaps, beschreibt korrekt einen kollektiven Zustand: Ärzte haben keine Ahnung von der Sexualität. Von ihrer eigenen, der ihres Patienten? Ist das überhaupt wahr, und warum ist die annähernde Klärung dieser Frage im Zusammenhang mit AIDS von Bedeutung?

Jenseits psychosozialer Leiden mit den Symptomen sexueller Funktionsstörungen werden die Geschlechtskrankheiten (STD = Sexually Transmitted Diseases) als Manifestation eines von Krankheitserregern begleiteten, infektiösen Sexualkontaktes angesehen. Ursache und Wirkung sind hier nicht zu trennen und liegen nebeneinander wie die Hure beim Prälaten. Der diffusen Kausalität sexueller Funktionsstörungen steht die meist klar rekonstruierbare genitale Infektion lachend gegenüber. Sowenig das eine greifbar erscheint, sosehr läßt sich das andere erkennen und messen. Und gemessen wird in der Medizin, was meßbar ist.

Die Statistik der vier meldepflichtigen STD (Gonorrhoe, Syphilis, Ulcus molle, Lymphogranuloma inguinale) weist für die Bundesrepublik Deutschland 1981 49014 Gonorrhoe-, 5502 Syphilis-, 224 Ulcus molle- und 36 Lymphogranuloma-inguinal-Fälle aus.[2]

Hatte man für 1971 dieselben vier meldepflichtigen STDs noch 81884mal registrieren müssen, waren es zehn Jahre später also gerade noch 54776 Meldungen, die vorgelegt wurden.[2]

Ganz gleich, ob der Rückgang als «ein statistisches Kunstprodukt ... auf die nachlassende Meldedisziplin zurückzuführen»[2] ist oder auf ein tatsächliches Abnehmen der genannten genitalen Infektionen, es bleibt die Annahme, daß der Arzt im Rahmen seiner Profession doch ab und an einen Zusammenhang zwischen Sexualität und Krankheit erkennen und hinnehmen *muß*. Nicht daß er einen solchen verleugnete, man weiß, das Gegenteil ist der Fall. Er ist geneigt, Krankes zu sehen, wo nichts Krankes ist:

«Jeder vierte Allgemeinpraktiker (hält) häufige Masturbation (ab zweimal täglich) von Mädchen für körperlich und 54 Prozent (von 100 befragten Ärzten für Allgemeinmedizin, d. V.) für primär psychisch schädlich. Bei ... Jungen glauben 28 Prozent an körperliche und 46 Prozent an primär psychische Folgen.»[3]

Wenn es nun wirklich so sein sollte, daß Ärzte von der Sexualität schlechthin wenig wissen oder wissen wollen, so läßt sich, ausgehend von der bekannten STD-Rate, pauschal und übertrieben die Wahrscheinlichkeit einer vieltausendfachen Irritation des Arzt-Patient-Verhältnisses annehmen, die sich allenfalls in der abstumpfenden Routine einer dermatologischen Kassenpraxis mit vielen Krankenscheinen auflösen dürfte. Im allgemeinen ist der Arzt auf die Konfrontation mit Krankheiten des Geschlechts ebensowenig vorbereitet, wie ihm im besonderen auch jeder erkennbare Zusammenhang zwischen Sexualität und Krankheit als bemerkenswertes und mindestens im stillen zu kommentierendes Phänomen imponiert. Mit Freud scheint er sich immer wieder sagen zu müssen, daß «vor allem ... doch das Sexuelle das Unanständige (ist)», nicht ahnend, daß sein Zwang der Gegenstand des ironischen Freud-Zitates ist.

«Immer wieder wurde das Versagen der medizinischen Ausbildung, adäquaten Sexualunterricht zu erteilen, hervorgehoben. Empirische Erhebungen beleg(en) die Ängste und Schuldgefühle der Medizinstudenten im eigenen sexuellen Leben und Erleben. Einige Studien zeig(en) auch, wie sehr Medizinstudenten selbst psychotherapeutischer bzw. psychiatrischer Behandlung und Beratung bedürfen. Mehrere Sexualforscher kamen zu dem Ergebnis, daß unter den Medizinstudenten ein Persönlichkeitstyp überwiegt, den sie als ‹überkontrolliert› und ‹sexuell gehemmt› bezeichnen, der autoritätsbedürftig ist, Verstandesangelegenheiten höher als Gefühle bewertet, Sicherheit über Vergnügen und Genauigkeit über Phantasie setzt, der ‹unter der Last eines rigiden Gewissens› seine ‹aggressiven und sexuellen Bedürfnisse› unterdrückt.»[3]

Der Sexualwissenschaftler Prof. Dr. med. Volkmar Sigusch sah 1970 die

«Mediziner ... überwiegend (als) Transmitteure der offiziellen, oppressiven Sexualideologie ... (als) Nachhut einer bürgerlich-kapitalistischen Sexualideologie, die ... nur noch fossil anmutet.»[4]

Sie hätten

«... trotz einiger Liberalisierungstendenzen und trotz – oder gerade wegen – des Betonens von ‹Modernität› und ‹Aufgeschlossenheit› noch immer ein spezifisches Un-Bewußtsein.

... was für den Umgang mit Sexualität in Forschung, Lehre oder Praxis typisch ist: Oppressivität, Unwissenheit und Hilflosigkeit.»[4]

So ist der Arzt am Ende doch ganz ohne Freud, zwischen Degoutieren und Goutieren ein Gratwanderer mit Schlagseite, Träger und Überträger einer lustlosen Last.

AIDS, ohne endgültige Abklärung der tatsächlichen Kausalität, bereits im September 1983 vom Bundesgesundheitsamt neben «sexuell übertragbare(n) Virusinfektionen wie Herpes simplex genitalis und ... Hepatitis B» in die Gruppe der «übrigen STD», d. h. nicht meldepflichtigen Geschlechtskrankheiten eingereiht[2], zeigt dem gemeinen Arzt einen Zusammenhang zwischen Sexualität und Krankheit an, den er, wie gehabt, nicht ungeprüft an der Welt seiner Normen und Werte vorüberziehen lassen kann. Erschwerend und provozierend kommt hinzu, daß ihm unter AIDS nicht nur die Sexualität seines Patienten weiterhin ein Rätsel bleibt, er muß sich außerdem damit abfinden, auch das Bild des unklaren Symptomkomplexes nicht durchschauen zu können. Von doppelter Blindheit geschlagen, ist ihm sein Reden und Machen umnachtet, im Dunkeln.

Fragen muß man sich, ob die Diskussionen und Spekulationen um und über AIDS wirklich nur den fremden Erreger zum Gegenstand haben oder ob nicht immer wieder – eingestanden oder nicht – die Begegnung mit dem monströsen, so gar nicht gewöhnlichen Homosexuellen das eigentliche Thema ist. Es gehört zum Alltag der aufgeklärten Gesellschaft, daß ihre Glieder sich im Zustand eigener Unaufgeklärtheit selten wohl fühlen; sie spüren den Mangel und wollen den Zug der Zeit nicht verpassen. Die Kunst, Harmonie zu schaffen, kann erlernt werden wie die Kunst des Liebens überhaupt, Akademiker im allgemeinen und der gemeine Arzt im besonderen scheinen berufen, ihre Kompetenz um die eines versierten Verfahrens-Ingenieurs für soziale Angelegenheiten zu erweitern, was leider oft nicht mehr ist als die Geburt des guten Willens. Immerhin, letztlich aber kann dieser nur launisch genannt werden, er bleibt ohne Verstand und wankt auf tönernen Füßen dorthin, wo harmonistisches Streben endlich landet: im Graben der Enttäuschung. Man wurde nicht belohnt für seine Mühe, einmal und nie wieder.

Es mag etwas dran sein: Wer als Arzt mit Homosexuellen spricht, muß an AIDS denken; wer das tut, mag die therapeutische Situation wirklich nutzen und im Interesse seines Patienten handeln; wer das tut, sollte aber auch ernsthaft an seinen homosexuellen Patienten denken und tatsächlich über AIDS sprechen.

Der Wind, der um AIDS gemacht wurde, hat die Türen bis dato völlig unbeachteter Laboratorien und Institute aufgestoßen und die Öffentlichkeit eingelassen wie einen Geist, der, als er keine Sensationen fand, sich rasch verzog. Zurück blieb dort gewiß die Frage, ob ihr

Empfinden so gesund wie das des Volkes ist, und nicht zuletzt: Die beste Therapie heißt Prävention.

Wieder alleingelassen vom öffentlichen Auge treffen jetzt Tag für Tag, wenn man so will, zwei Subkulturen aufeinander: die medizinische und die homosexuelle. Sollte sich die Schulmedizin die Ergebnisse sexualwissenschaftlicher Arbeit zunutze gemacht haben, wird sie dieser Konfrontation gelassen entgegensehen und darauf verzichten können, mit eiserner Faust den Panzer der sich ihr anvertrauenden homosexuellen Identität zu knacken. Sie wird vielmehr Hand an sich selber legen und darüber nachdenken, wie sie es vermeiden kann, eigenen Reaktionsbildungen auf den Leim zu gehen. Die kurzlebige Euphorie heftiger Umarmungen mit dem Unbekannten ließe sich umgehen, der Analyse des eigenen Vorurteils folgte das, was Aufklärung meinte.

Quellen und Literatur

1 Statistik der Bundesärztekammer. Deutsches Ärzteblatt No. 17 v. 27. 4. 1984, S. 1345

2 Weise, H. J.: Epidemiologie sexuell übertragbarer Krankheiten in der Bundesrepublik Deutschland einschl. Berlin (West), Bundesgesundhbl. 26 Nr. 9, Sept. 1983: 279–285

3 Pacharzina, K.: Der Arzt und die Sexualität seines Patienten, Ergebnisse einer Studie an 100 Ärzten für Allgemeinmedizin, in: Sigusch, V.: Sexualität und Medizin, Kiepenheuer und Witsch, 1979

4 Sigusch, V.: Medizin und Sexualität – Sieben Thesen zur kritischen Reflexion ihres Verhältnisses. In: Sigusch, V. (Hg.): Ergebnisse zur Sexualmedizin, Wissenschafts-Verlag, Köln 1973, 2. Auflage

AIDS und Publikum – An jeder Straßenecke lockt die Sünde

AIDS fiel wie ein Schuß ins stille Glück. Die alarmierte Öffentlichkeit will beschützt sein und angeleitet, will reglos wie ein nasser Sack in den Armen der Vernunft zurückgetragen werden zum Status quo ante AIDS. Ihrer Angst vor einer scheinbar neuen Krankheit soll sie der Arzt mit der Entschlüsselung des therapeutischen Rätsels entheben, über das Wer, Wo, Wie, Was der Journalist unterrichten. Mit dem Verlassen der Fachöffentlichkeit, der AIDS eine erkennbare Belebung des Wissenschaftsbetriebes einbrachte, erregten die Meldungen der «Homo-», «Lust-» und «Todesseuche» das in rudimentären Marksträngen angelegte Empfinden des schweren Volkskörpers, auf daß er sprach:

«Lieber Dirk! Ich bin seit drei Monaten mit einem Jungen befreundet, den ich wirklich sehr, sehr gern habe. Nun hat er mir gestanden, daß er vor einiger Zeit mal kurzfristig Beziehungen zu einem Jungen hatte. Er selbst sagt aber, daß er nicht homosexuell sei. Ich glaube ihm, und das ist auch nicht das, was mich beunruhigt. Mich beunruhigt vielmehr eine Krankheit, von der man jetzt so schreckliche Sachen hört. Sie heißt AIDS und soll angeblich nur von Homosexuellen übertragen werden. Meine Frage: Stimmt das? Und was ist, wenn ich mit meinem Freund schlafen will, was bisher noch nicht passiert ist. Kann ich mich anstecken? Muß ich aufpassen? Diese Ungewißheit macht mich noch verrückt! Ein Mädchen, 17 Jahre.»[1]

Die moderate Antwort des Papier-Doktors «Dirk» in der «Aktion Liebe Anonym» der Zeitschrift «Popcorn» mag die Verzweiflung auch anderer «Mädchen» mit süßer Wortewatte erstickt haben, wer aber kümmert sich um den zu Recht empörten «Kassenarzt»?

«Aus Furcht vor Übertragung der unheimlichen Immunschwächekrankheit AIDS weisen immer mehr japanische Sex-Etablissements ausländischen Kunden die Tür. Wie die Tageszeitung ‹Mainichi Shimbum› aus dem Tokioter Vergnügungsdistrikt Yoshiwara berichtet, haben einige der beliebten ‹türkischen Bäder›, deren Mädchen nicht nur im gründlichen Abseifen versiert sind, am Eingang Schilder mit der diskriminierenden Aufschrift ‹Nur für Japaner› angebracht.»[2]

Niemand ist sicher. Der «Düsseldorfer Express»:

«Die Mediziner im Bonner Gesundheitsamt waren wie elektrisiert: Bereits der dritte Tote! Der dritte Patient aus der Bundeshauptstadt, der unter großen Qualen an der geheimnisvollen Lustseuche AIDS zugrunde ging. Der erste, der sich ansteckte, war ein ranghoher Polizist. Ein Beamter des Bundeskriminalamtes, der dienstlich die ganze Welt bereiste. ‹Irgendwo da›, erzählt man sich jetzt hinter vorgehaltener Hand, ‹muß er sich infiziert haben.›»[3]

Für 20 «Wochenend» trug Robert N. Tanner seinen «Warnenden Medizinreport» in die Zimmer:

«Diesmal schildert er, wie die Belegschaft eines Betriebes aus Furcht vor der Anstekkung mit AIDS beinahe die Arbeit niederlegte. Eine Indiskretion brachte es an den Tag, daß Abteilungsleiter Robert H. (38) an der schrecklichen Krankheit litt. Die Folge: Alle Mitarbeiter gerieten in Panik – sie hatten Angst, auch schon verseucht zu sein.»

«Aus Angst, sich auch anzustecken, wurde Irmgard K. (48) regelrecht hysterisch: Sie machte das Zimmer ihres erkrankten Mannes zur Isolierstation. Sie sah ihn an, wie man eine gefährliche Schlange betrachtet, angstvoll und auch mit Abscheu.»

«Rita W. (18) lebt in ständiger Todesangst. Ein bisexueller amerikanischer Austauschschüler hatte das Mädchen mit AIDS angesteckt.»

«Noch im Sterben wollte Peter D. (32) nicht glauben, daß er einer Geschlechtskrankheit zum Opfer gefallen war – seine bisexuelle Veranlagung hatte das Verhängnis heraufbeschworen.»[4]

Wenn so die Phantasie erblüht, hat auch der Glaube starke Wurzeln. Donald D. Schroeder «Klar und Wahr», 1983:

«Die Schrecken der AIDS-Epidemie haben der fröhlich-freien Lebensart der Homosexuellen den Wind aus den Segeln genommen ...

Was die Homosexuellen vergessen haben, ist, daß Gott der Schöpfer des menschlichen Lebens und der menschlichen Geschlechtlichkeit ist. Er hat die Ehe eingesetzt und hat Gesetze in Kraft treten lassen, die gesunde und treue Ehe- und Sexualbeziehungen zwischen Mann und Frau regeln. Der Mensch will sich über Gottes Gesetze hinwegsetzen. Das geht aber nicht. Sie lassen nicht mit sich spaßen. Die einzige sichere Lösung für diese oder andere gesellschaftliche Unglücke ist Vorbeugen. Und das heißt, nach Gottes Gesetzen, die er in Kraft gesetzt hat, um ein reines und seuchenfreies Geschlechtsleben führen zu können, zu leben. Haben nun die Sodomiten umsonst gelebt? War ihr Leben nichts wert? Wird es für sie noch Hilfe von Gott geben? Gibt es Hoffnung für alle diejenigen, die heute in ähnliche Sünden verstrickt sind?

Die herrliche Antwort: Ja! Ja, die Sodomiten werden wieder leben – werden auferstehen, in eine Welt hinein, wo kein Satan sie mehr versuchen darf, wo keine sündige Kultur mehr existiert, um sie erneut an jeder Straßenecke zur Sünde zu locken.»[5]

«Gott sei Dank», sagt der Mensch und fragt: «Was kann *ich* tun?» Eine letzte Antwort gibt Robert N. Tanner:

«Diesmal schildert er, wie ein Ehepaar plötzlich Angst bekam, weil zu seinem Freundeskreis einige Homosexuelle gehörten. Für Fred B. und seine Frau Ursula war es ein ziemlicher Schock, als sie hörten, daß AIDS jetzt auch in der Bundesrepublik um sich greift: Denn ihre Freunde waren besonders gefährdet.

Fred sah seine Frau nachdenklich an und stellte sein Glas auf einen kleinen Tisch. ‹Nun paß mal auf, Ursula›, sagte er dann, ‹ich will keinen Streit mit dir, aber eins möchte ich klarstellen. Ich lasse alte Freunde nicht fallen, nur weil irgendeine Krankheit grassiert.›

Lächelnd fragte ihn seine Frau: ‹Soll ich unsere homosexuellen Freunde auch zu unserer Party einladen?› Ihr Mann zögerte ein wenig, aber dann meinte er mit einem verlegenen Lächeln: ‹Natürlich!›»[6]

Man könnte beliebig so weitermachen, mit dem Volkskörper elektrisiert aus der Langeweile aufschrecken, die Ungewißheit junger Mädchen teilen, sich an den Zuständen von Yoshiwara reiben, zuschauen, wie ranghohe Beamte auf ihren Dienstreisen zugrunde gehen und an sündigen Straßenecken riechen, wie irgendein Fred mit einem verlegenen «natürlich» das Parfum einer Harmonie versprüht, die die wahre Welt nicht kennt. Da sitzt er, der Mensch, und nichts störte ihn mehr, wollte ihn irgendeine Vernunft zurücktragen in sein mieses stilles Glück.

Der Feind ist der Forschergeist, der ihm mit irgendeinem therapeutischen Schlüssel den Zugang zur Illusion einer großen Gefahr versperrt, ihn ausschließt von der Begegnung mit dem nicht greifbaren Angreifer und die Chance zur theatralischen Aussöhnung mit dem Schicksal verwehrt.

Alle Macht der Phantasie?

Ja, denn sie will unterhalten werden, die Öffentlichkeit; und dreimal nein, sie liebt ihre Haut und nicht das Hirn. «Das sind die Wichtigsten, die Zeitungen für die Dummen», hatte mir der Schriftsteller F. mit auf den Weg gegeben, und ich glaube, er hatte recht mit seinem faulen Satz, obwohl er mit ihm doch das Falsche meinte. Er sah im Gerede über AIDS den Beginn einer anti-homosexuellen Kampagne, und ich teilte diese Sorge mit ihm und in einem Zeitungskommentar mit:

«Die kurze Phase der Apologetik des Niederen, Häßlichen und Gemeinen, die Aufmerksamkeiten für Randgruppen und Seiltänzer über dem gesellschaftlichen Abgrund finden ihr Ende. Die individuelle Geschlechtsliebe, bis eben noch als außerhalb der Verantwortlichkeit vor der Gesellschaft stehend zugelassen, wird, beschleunigt durch die Multiplikation der Medien, Opfer einer antihumanen Propagierung und damit einer moralischen Bewertung unterzogen, die sie zerbricht. Das kleine private Glück, sei es noch so ‹polymorph pervers›, gerät zwischen die Walzen, die Blätter drucken und Dossiers.»[7]

Aber den bunten Blättern für die Dummen ist diese Kraft nur dann gegeben, wenn sie, fern dem Rausch der Phantasie, Zeilen schlagen für die klar umrissene Gestalt eines politischen Programms. Eingebüßt haben sie ihre Harmlosigkeit dort, wo sie Erkrankte mit deren Namen nennen, öffentlich zeichnen, Grundrechte verletzen.[8–10]

Mehr als der Journalist sieht sich der Arzt dem Publikum verpflichtet, eingesetzt im Dienst der Prävention. Das in der Laienpresse ausgetragene Mutmachen

«mit AIDS Infizierte sollen sich nicht verstecken, ... ruhig weiterhin am öffentlichen Leben teilnehmen und in Cafés gehen»[11]

begleitet dieselbe ärztliche Kollegin im Fachorgan mit dem Angebot, sie würde

«eine Meldepflicht für AIDS bzw. Pneumocystis-Pneumonie und Kaposi-Sarkom vorschlagen».[12]

Ein weiterer Kollege steht nicht nach:

«... sollte der Verordnungsgeber unverzüglich von der Ermächtigung nach §7 Bundesseuchengesetz Gebrauch machen und die Meldepflicht für AIDS (Erkrankung und Krankheitsverdacht) einführen.»[13]

Und ein dritter zeigt, was man darunter zu verstehen hat:

«Das Gesundheitsamt hat über Ansteckungsquelle und Ausbreitung der Krankheit seine Ermittlungen gemäß §31 BSeuchG unabhängig davon durchzuführen, wie es seine Kenntnisse erlangt hat. Kranke, Krankheits- und Ansteckungsverdächtige haben Vorladungen des Gesundheitsamtes Folge zu leisten und erforderliche Untersuchungen zu dulden (§32 BSeuchG). Das Gesundheitsamt stellt die gefährdeten Kontaktpersonen von Kranken und begründet Krankheitsverdächtigen fest. Diese sind ansteckungsverdächtig ... Auch wenn davon auszugehen ist, daß Verbote nicht zur Verhinderung von Intimkontakten führen, soll zumindest die Promiskuität bekämpft werden. Hierbei mag der Hinweis auf den Straftatbestand der grob fahrlässigen Körperverletzung durch die Übertragung der Krankheit hilfreich sein ... Wird eine Erkrankung, ein Krankheits- oder Ansteckungsverdacht festgestellt, können die notwendigen Schutzmaßnahmen angeordnet werden (§34 BSeuchG) ... Zuwiderhandlungen gegen vollziehbare Anordnungen, Duldungspflichten und Vorladungen sind Ordnungswidrigkeiten gemäß §69 BSeuchG.

Zu den notwendigen Schutzmaßnahmen gehört in jedem Fall die *Beobachtung* (§36 BSeuchG) ... Die *Zwangsbehandlung* kommt – auch aus rechtlichen Gründen – nicht in Betracht (§34 Abs. 1 BSeuchG) ... Die *zwangsweise Absonderung* in einem

Krankenhaus wäre nur dann zu erwägen, wenn der Kranke oder Krankheitsverdächtige den Weisungen des Gesundheitsamtes nicht folgt und deshalb Dritte ernsthaft gefährdet. Entsprechende Tatbestände dürften nur selten für das Gesundheitsamt erkennbar und vor dem Amtsrichter zu beweisen sein. In Betracht kommen ggf. kranke oder krankheitsverdächtige hwG treibende Päderasten.»[14]

Der zentrale Konflikt aller *im guten* über AIDS Mitteilenden gleicht einem Balanceakt zwischen Aufklärung und Denunziation, denn der eigentliche Gegenstand, um den es geht, ist nicht das AIDS. AIDS läßt sich in der Vorstellungswelt wie in der realen nicht trennen von der Welt der Homosexuellen, und alle, Arzt, Publikum und Presse, müssen auf diese stieren.

Ihr naives Erstaunen kann nur verstehen, wer, im Bewußtsein der Gewalt des eigenen Vorurteils, begreift, wie kurz der Abstand zwischen fiktivem Arztgeheimnis und konkreter Schlagzeile ist. Die Verschwiegenheit des Arztes, bisweilen dilettantisch, und das professionelle Redenmüssen des Journalisten, per se einander diametral, zerfließen unter AIDS, laufen aufeinander zu und gerinnen zu einer Synthese, die dem Träger der ideellen Tugend bzw. des greifbaren Zwanges fremd ist. Der Arzt soll schweigen und kann es nicht mehr.

Der Journalist muß reden und will es nicht mehr. Die Kapitulation des einen ist die Verweigerung des anderen. Können beide reden *und* verschwiegen sein?

Doch das ist nicht Ihr Problem. Die meisten Leser sind weder das eine noch das andere, und ich beneide sie darum. Denn ich bin beides, Arzt und Journalist, verschwiegener Redner, redender Schweiger. Lebendiger Grundwiderspruch, Grund für lebhaften Widerspruch. Zwischen zwei Stühlen, nicht zu Hause, potentieller Aspirant fürs syndrome d'Alice au pays des merveilles.

Erdrückt und doch gehoben vom Gefühl der Lauterkeit, lavierend um Stille und Gequake, versuche ich, dem Erstaunen seine Unschuld zu nehmen.

Quellen und Literatur

1 Popcorn, 9/83
2 Der Kassenarzt, 48/83
3 Düsseldorfer Express, 3.11.83
4 Wochenend, 13, 23, 31, 34/83
5 Klar und Wahr, eine Zeitschrift zum besseren Verständnis, 9/1983
6 Wochenend, 22/83

7 Konkret, 6/83
8 Bild-Zeitung, Ausgabe Berlin, 22.2.83
9 Main-Echo, 1.9.1983
10 Neue Kronen Zeitung, 10.8.1983
11 Hanauer Anzeiger, 18.8.83
12 Helm, EB u. Stille, W: AIDS. Münch med Wschr 125 (1983) 14: 268/38
13 Albrecht, J: AIDS: Verhütung und Bekämpfung. DMW 1983, 108 Jg., 33: 1255
14 Jantzen, G: Vorschläge zur Verhütung und Bekämpfung von AIDS durch den öffentlichen Gesundheitsdienst. Öff. Gesundh.-Wes. 45 (1983) 544–545

II Interview

«Ich kriege das, was ich verdiene»

Gespräch mit Frank Ripploh

Herr Ripploh, Sie hatten die Idee zu einem Film über AIDS. Warum ließ sich diese Idee nicht realisieren?

Ich wollte ein Feature über AIDS machen und fragte bei sechs, sieben Sendern an. Es sollte aus Interviews mit Ärzten, Betroffenen usw. ein Bild von der Lage entwerfen und nur der Baustein für ein anderes Filmprojekt sein, einen Spielfilm. Eine Love-Story, eine normale Ehe, der Mann ist bisexuell, und plötzlich liegt so eine AIDS-Konfrontation auf dem Tisch, im Wohnzimmer landet eine Zeitbombe, und um das Ehepaar herum bricht alles ab. Die Erfahrungen, die AIDS-Patienten mit ihrer Umwelt machen, wollte ich in einem Melodram zusammenführen und klarmachen. Das fand ich wichtig, weil ich gemerkt habe, daß das Wort AIDS den Leuten sofort die Blässe ins Gesicht treibt. Ich habe bei allen angefragten Redakteuren eine eindeutige Ablehnung gekriegt, teilweise war die Begründung: kein Geld, paßt nicht in unser Programm, wissen nicht wohin damit; aber unterschwellig wurde meistens gesagt, es sind einfach zu wenige, die das betrifft, das ist ein Problem der Minderheiten, das können wir uns im Moment in unserem Sender nicht leisten.

Sehen Sie einen Zusammenhang zwischen der Ablehnung Ihres Exposés und Ihrer Homosexualität?

Ja, da gab's den Ausruf eines Redakteurs: Der Ripploh ist immer so ehrlich, das hat er mit seinem «Taxi zum Klo» gezeigt, und wir können uns vorstellen, wie der so 'ne Subkultur beschreibt. Klar, das war ganz eng damit verbunden. Wenn das jetzt zum Beispiel ein Dr. Soundso machen würde, dann hätte der mehr Chancen als Frank Ripploh, da bin ich mir sicher. Ich würde auch nie eine konventionelle Dokumentation darüber machen, die würde ich schon so machen, daß es unter die Haut geht.

Könnte es nicht sein, daß die Verwertbarkeit von Homosexualität in den Medien zu Ende geht? «Taxi zum Klo» war ein schillernder Film, der war amüsant, hat eine fremde Welt gezeigt, das war eine Reise durch die Subkultur, die man jetzt kennt. Jetzt ist das alles abgehakt, Ledermode, effeminierter Mann, hoch und runter, hin und her, es ist nur noch zum Gähnen. Hinzu kommt, die Leute sind krank und stigmatisiert, von denen wollen wir nichts mehr hören und sehen.

Eben, die Zeit ist aus.

Alles weitere findet im Dunkeln statt, die Angst, die mögliche Verfolgung usw. Die Scheinwerfer, die, ins rechte Licht gerückt, gestreichelt und gehätschelt haben, werden abgeschaltet.

Die werden ausgeschaltet. Es ist wie ein Rückfall in die Kälte. Eine Zeitlang gab es die Chance, daß sich Homosexualität über Mode, Rockmusik, Travestie schillernd zeigen durfte, und das fällt jetzt wieder zurück, weil das stinkt und krank ist, genau. Das ist ganz interessant, mein Verleiher in Amerika sagt mir, daß «Taxi zum Klo» seit AIDS irrsinnig runter geht von den Zuschauerzahlen, weil die Leute einfach das, was zu AIDS führen könnte, den Lebenswandel und die Alltäglichkeit, nicht mehr sehen wollen. Im Moment rennen die alle in einen Film, der heißt «Liquid Sky», Science-fiction, da fällt ein ganz bestimmter Stein vom Merkur runter, und alle, die von dessen Strahlung getroffen werden, sterben im Orgasmus. Der Film ist der Renner, aber die Leute würden nie reinrennen, wenn dieses Steinchen, was von da oben runterpurzelt, AIDS hieße. Die ganze Menschheit stirbt im Orgasmus weg, dieses Agoniestreben. Es ist klar, daß das die Amerikaner ins Kino lockt, aber etwas, was wirklich konkret jeden Tag um sie herum ist, das ist tabu. Das muß erst Geschichte haben, Science-fiction sein oder Verlängerung meiner Phantasie. Aber es darf nie meine Realität sein. In dem Moment, wo es Realität ist, haben sie einfach Angst. Und ich glaube, diese Angst, die ist das Thema. Woher es kommt, wer es ausgebrütet hat und wem man es letztlich in die Schuhe schieben kann, ist so uninteressant, aber das ist die Chance für die Rechten. Dieser Schuldzuspruch, zu sagen: Hier, das sind die Perversen, die waren immer eine Gefahr für die Öffentlichkeit. Entweder haben sie die Kinder verführt oder schwul gemacht oder verweiblicht oder verweichlicht, all das, die bedient man jetzt damit. Und da muß man, müßten die Heterosexuellen genauso, motiviert sein, die sofort wieder ins Startloch zurückzupfeifen. AIDS ist in diesem Klima, wo so eine schwarze Wolke über Deutschland liegt, ein unheimliches Unterdrückungsinstrument. Aufwind für rechte Tendenzen.

Sie haben etwas gegen Zimmermann?

Darüber wollen wir uns ja nicht streiten. Aber ich finde, AIDS und Zimmermann ist dasselbe. Beide haben auch was Gutes.

Zimmermann hat recht und sagt, diese Autorenfilmer wichsen sich da selber einen ab, und kein Mensch will das sehen, wie lange muß man das noch ertragen, diese Filme werden jetzt verboten, wir machen nur noch kommerzielle Filme, die alle interessieren. Die vielen mittelmäßigen Autoren, die vom Besonderen der unverständlichen Aussage gelebt haben, werden dabei sicher geschlachtet und müssen sehen, ob sie nicht wieder einen Nebenjob in der Bank annehmen. Während die ganz unermüdlich radikalen Künstler den letzten Tropfen aus sich auswringen und sich sagen, vielleicht bin ich gar nicht so eine verschlüsselte Kuh und hab die Weisheit mit dem Schaumlöffel gefressen, vielleicht muß ich mein verschlungenes Seelenschicksal vor dem Zuschauer nicht zehnmal durchs Hirn schießen und kann meine Probleme so darstellen, daß sie jeder versteht und sich nicht dabei langweilt. Und so ist es bei AIDS auch. Man muß die Kritik an der eigenen Szene zulassen, da ist viel Scheiße, und da wird viel Scheiße gebaut. Was AIDS aufwirft an Umgangsformen, Drogen- und Risikobereitschaft in der schwulen Szene, zeigt, wie wir miteinander umgehen. Da wird viel Bereitschaft gezüchtet, dadurch, daß man sich miteinander nur noch langweilt und aus Langeweile ins Bett steigt und nicht irgendwie aus: ich möchte dich erfahren.

Verbote helfen da aber nicht weiter, die können das nur noch verschlimmern, so faßt man das Phänomen nicht an der Wurzel. Wenn das Fernsehen sich wirklich als öffentlich-rechtliche Anstalt versteht, müßte es Wissen weitergeben und diskutieren und fragen, wie ist das mit der Schuldzuführung im Zusammenhang mit AIDS. Man muß diese Kritik über sich ergehen lassen und versuchen, alles, was die Subkultur falsch gemacht hat, in kleinen Schritten progressiv zu ändern, von unten anfassen und in der Kneipe mit kleinen Änderungen des Verhaltens anfangen, den Dschungel zu entmüllen. Auf jeden Fall sich erst mal gefallen lassen, was an AIDS und Zimmermann dran ist.

Bevor wir über den Dschungel reden, wie reagiert die Umwelt?

Sämtliche Liberalitäten, die man zwanzig Jahre lang aufgebaut hat, platzen, wenn es hart auf hart geht, wenn es um Leben oder Tod geht, wie eine Seifenblase. Es ist schon interessant zu erleben, wie schnell die Früchte der sogenannten sexuellen Revolution ins Jenseits befördert werden, wie wackelig doch alle Freiheiten sind, die wir uns erkämpft haben.

Nehmen wir das Beispiel Amerika. Kellner werden entlassen, weil die Gerichte durch sie infiziert werden könnten, Leute wollen sich nicht mehr da frisieren lassen, wo schwule Friseure sind, und ihre Kinder sollen nicht mehr von schwulen Lehrern unterrichtet werden, weil die potentiell AIDS haben könnten. Der ganze Sozialbereich ist verunsichert, insofern, als plötzlich die Frage auftritt, wie kriegt man denn so was. Bin ich der nächste?

Kam es in München bereits zu restriktiven Maßnahmen?

Es werden angeblich verstärkt Razzien in Badehäusern gemacht. Verschreckungspolitik, die Beamten zeigen sich jetzt plötzlich.

... und waren jahrelang ausgeblieben?

Ja. Dann muß in speziellen Lederbars alles ausgeleuchtet sein bis auf die Toilette hin, damit sich ja nicht irgendwelche Grüppchen in schummerigen Ecken zusammenstellen können.

Das machen die Wirte nicht von sich aus?

Das ist eine öffentliche Auflage vom Amt. Man spricht auch von verstärkten Razzien in Parks. In Bayern ist das ein grundsätzlicher Rundumschlag. Im Strichermilieu, Stachus, Bahnhof, hagelt es jetzt Hausverbote. Bespitzelung und Polizisten in Zivil, hier in München ist eine unheimliche Sauberwelle. Das Gesundheitsamt versucht über eine politische Entscheidung an Daten ranzukommen, heute sind es die Strichjungen und morgen irgendwelche schwulen Restaurants, die überwacht werden. Das ist ein heißes Eisen.

Schuldzuführung findet nicht nur von außen statt. Homosexuelle sind sofort bereit gewesen, die Ursache für das neue Syndrom bei sich, im eigenen Leben, zu suchen. Sie sprachen vom Dschungel, wie sieht der aus?

Wenn man die Pressemeldungen zusammenfaßt, kommt unter dem Strich raus, daß die meisten der Erfaßten Drogenerfahrung haben, sehr promisk leben, viele Sexualpartner angeben. Ich glaube, daß bei den Gewohnheiten, die sich in der schwulen Subkultur ergeben haben, einfach eine erhöhte Anfälligkeit für dieses Virus dasein muß. Wie Frau L'age sagte, daß der Virus ein gemachtes, vorbereitetes Nest gefunden hat ...

Bett

... um sich da wohl zu fühlen. Ich glaube schon, daß es sicherlich nicht verkehrt ist, sich darüber Gedanken zu machen, ob nicht prozentual ein Großteil, größer als bei Heterosexuellen, eine Disposition oder Bereitschaft für diese Krankheit mitbringt, auf Grund langjähriger abschleifender Erfahrungen. Ich glaube, daß Psychologie und Infektion sicher im Verhältnis miteinander stehen.

Ich glaube ja nicht, daß die schwule Subkultur irgendwie ein unheimlich gesundes Energiebündel darstellt, von vitalen, gesunden, kommunikationsfreudigen Menschen, sondern daß sich da schon eine unheimlich geprügelte Masse trifft und ihre Einsamkeit miteinander teilt. Sicherlich ist die Subkultur für viele ein Ventil für die alltägliche Repression, das heißt, der brave Angestellte, der jeden Tag im Glaskasten in der Sparkasse mit Schlips und Kragen sitzt, ventiliert am Wochenende vielleicht extremer als ein Heterosexueller, der zu irgendeiner Tante fährt und auf dem Friedhof ein Lämpchen anmacht oder so. Die Subkultur der Schwulen hat eine exzentrischere Sensibilität, eine extremere Lustgrenze, eine extremere Intensität und auch extremere Rituale untereinander. Und da das eben alles ex-tre-mer ist, ist eben auch die Anfälligkeit extrem und das Risiko extremer. Darüber kommt man nicht hinweg, über die Zusammenhänge muß man sich Gedanken machen.

Aber ich würde von Schuld nie sprechen, ich finde das langweilig, über Schuld zu sprechen.

Dann lassen Sie uns über Verunsicherung reden.

Ich merke, daß die Leute eine unheimliche Angst kriegen und einige wirklich schon radikale Entscheidungen treffen, auch superhysterische Entscheidungen, nichts mehr zu machen, in keine Sauna mehr zu gehen. Es ist ein unliebsames Thema. Wenn ich es in der Szene laut und naiv anspreche, gibt es erschrockene Gesichter. Das kann man nicht einfach laut in den Mund nehmen, so was gehört sich einfach nur hinter vorgehaltener Hand oder im privaten Kreis, aber nicht in der Bar. Einer sagte, da hast du mir meinen ganzen Samstagabend vermiest, mit deinem Gespräch. Der mußte dann plötzlich nach Hause gehen, der sah nur noch AIDS-Leid um sich rum. Ihm wäre die Lust jetzt vergangen. Ich kann das auch verstehen. Wenn ich in der Kneipe bin, will ich jetzt auch nicht mehr darüber sprechen, es nimmt einem die Unschuld des Ausgehens. Man ist wild auf einen neuen Typen, und man will was erleben oder auch nicht erleben, man will sich einfach mitteilen und Spaß haben, und da kommt einer an und erzählt einem, wie viele neue Tote es hat. Da kann ich verstehen, daß mir das einer verbietet und sagt, halt die Schnauze, ich will das jetzt nicht wissen. Es liegt so ein depressiver Schleier über dem Ganzen, so ganz unschuldig geht man jetzt nicht mehr miteinander um und geschweige denn ins Bett, und es wird sicherlich zu solchen obskuren Erscheinungen kommen wie in den Staaten, daß jeder wieder sein Präservativ in der Westentasche hat und daß man hinterher gleich wieder zum nächsten Waschbecken läuft und sich die Hände wäscht oder gurgelt oder weiß der Kuckuck was, damit man nur die Vorbeuge trifft. Das zerstört natürlich den Spaß an Sexualität, wenn sie immer gekoppelt ist mit: Hab ich auch alle Vorkehrungen getroffen?! Wie die Frau, die ständig die Pille nehmen muß und in Panik ist, weil sie sie einen Tag vergessen hat.

Nehmen wir an, es stimmt die Theorie, die Krankheit sei willkürlich wie ein russisches Roulett: In unserem verdreckten Jahrhundert ist so ein Virus hochgekommen, und in Haiti war eine Woodoo-Gruppe, die sich den ins Blut geschossen hat. Es waren Heteros, und die kriegten nun AIDS. Da aber ganz Haiti verstricht ist und die Burschen sich für fünf Mark auf den Bauch legen, damit sie sich den nächsten Joint kaufen oder die nächste Droge spritzen können, haben sich die Heteros hergegeben, konnten das aber bei Befragen nicht zugeben, weil, wer gibt schon gerne zu, daß er sich für fünf Mark verdealt?!

Nun kommt das durch die Touristik Amerika – Haiti in den schwulen Kanal und geht dort natürlich durch den Trommelrevolver. Schleudert rum und 80 Prozent sind schwul, 20 Prozent normal. Klar, die Presse sagt Schwulenseuche. Die's vielleicht gründlicher gelesen haben, wissen, daß es nicht aus dem schwulen Arsch kommt, sondern ein Zeit-Phänomen ist.

Dafür gibt es keine Beweise.

Ich halte es für ein Zeitphänomen. Für mich ist AIDS überhaupt keine Überraschung. Wenn man es übersetzt, dieses körpereigene Immunmangelsyndrom. In einer Welt von soviel Scheiße und soviel Atom und soviel Müll und soviel Giftgasen, voller Chemie und voller nicht vorhandener Psychologie und voller Plastik kommt es halt zu so einem Zündstoff. Die Frage ist, wie gehen wir damit um. Das ist die gleiche Frage, wie gehen wir mit Krebs um, verdrängen wir ihn? Ich glaube aber nicht, daß es willkürlich irgend jemanden trifft. Es ist die Frage, warum kriege ausgerechnet ich das.

Ich kann auf meine eigenen Erfahrungen zurückgreifen. Als ich vor 15 Jahren mein schwules Coming Out hatte und von Hepatitis, Syphilis und Tripper gar nichts wußte, schon mal gehört, aber nie gedacht, daß ich es kriegen könnte, da hab ich zehn Jahre lang ganz naiv alles das gemacht, was man eigentlich nicht machen sollte, um eine Krankheit zu kriegen – und ich habe sie nicht gekriegt.

Damals war die ‹Unschuld›, von der Sie sprachen, voll erhalten?

Diese Unschuld, diese absolute Vitalität, ich hab das genossen. Genau. In dem Moment, als Bewußtsein darüber existierte, was passieren kann, ging's auch schon los.

Ich kam in eine persönliche Krise, ich glaube, Liebeskrisen sind die beste Voraussetzung für eine Krankheit. Man stürzt furchtbar ab, weil man sich schrecklich verliebt hat oder Beziehungsprobleme en gros kriegt. In dieser Phase, in der ich mich plötzlich mit Promiskuität und mit Treue und mit Verlieben auseinandersetzte, in dieser Verunsicherung kriegte ich dann auch die erste Hepatitis. Da war ich auf einem absoluten seelischen down in meinem Leben. In diesem Moment, als ich wirklich durch die Gegend gekrochen bin und nicht gegangen, hätte ich alles bekommen können. Ich glaube, daß sich das mit AIDS nicht anders verhält. Wenn ich entweder hypochondrisch nur noch mit Sprays rumlaufe und versuche, mich clean zu halten oder jeden Tag Abwehrmittel und Übervitamine nehme, reagiere ich künstlich und übertrieben, gebe ich meinem Körper nicht mehr die Abwehr, die er normalerweise hat. Gefahr Nummer eins ist die Hypochondrie, Gefahr Nummer zwei das moralische Leid. Man glaubt jetzt doch, ein schuldhafter Mensch zu sein, und daran, daß in der Dekadenz unseres Jahrhunderts alles pervers und weiß der Kuckuck was ist.

Wenn die Harmonie des Liebeslebens nicht mehr da ist, sei man anfälliger für Erkrankung? Das ist doch wieder dieselbe technische Erklärung und das An-

bieten einer technischen Lösung für Genese und Prävention: Wer seine Verhältnisse gut organisiert, der kriegt das nicht.

Das ist keine Frage von Organisationstalent, es ist eine Frage von seelischem Gleichgewicht. Das hat was mit Liebe zu tun, und Liebe kann ich nicht organisieren, da kann ich noch soviel Organisationstalent zeigen. Es ist kompliziert, hier genau zu sein, weil das Ganze so einen religiösen Schatten hat, aber ich bestehe schon darauf: Wenn die eigenen Liebesverhältnisse in einem überhaupt nicht mehr stimmen, ist das die größte Gefährdung, krank zu werden.

Für Ihre Hepatitis können Sie das rekonstruieren?

Das sind meine subjektiven Erfahrungen, und darauf kann ich nur aufbauen. Sicher kommen noch andere Sachen hinzu, aber ich glaube, daß daran die Menschheit am meisten krankt. Die kriegen das nicht hin, das ist das größte Kunstwerk.

Die Liebe?

Ja! Das klingt jetzt so, als wenn ich das Wort zum Sonntag spreche, aber ich kann diese Zusammenhänge empfinden.

Der routinierte Künstler bleibt gesund?

Nein, es kommt darauf an, wie er mit sich und seiner Kunst umgeht.

Ich glaube da auf jeden Fall nicht an den Zufall. So ohne weiteres fällt mir nicht aus heiterem Himmel ein Ziegelstein auf den Kopf, wenn ich über die Straße gehe, das muß ich auch anziehen.

Der Täter und der Angreifer haben halt ein abgründiges Liebesverhältnis miteinander.

Da zu forschen bringt viel mehr an den Tag, als zu zählen, mit wie vielen ich gefickt hab. Ich kann mit 1000 Leuten ficken und krieg kein AIDS, und einer, der einmal im Jahr ausbricht aus irgendeinem Streit und sagt, heute will ich's wissen, der kriegt's. Straßenköter sind immer immuner als Edelhunde, die irgendwann mal überzüchtet an den falschen Baum pissen.

Der Lebensstil des Schwulen ist der des Straßenköters?

Nein, generell ist der Schwule nicht so. Es gibt auch so ganz überzüchtete, die breitbeinig zu Hause liegen und nur Mahler hören und so esoterisch sind, daß nur einer laut husten muß, und sie kriegen Tripper. Gut, die 80 Prozent, die in den Großstädten leben, sind sicher sehr promisk. Ich nenn das ‹in Drachenblut baden›, wenn man nix ausläßt im Leben, wenn man das alles mal wissen will, den Zusammenhang zwischen Sexualität und Tod, ob das nur Zärtlichkeit ist oder auch Aggression, Sadomasochismus. Wenn man auf der Suche nach sich selber ist und dabei vieles ausprobiert, wird man sich mit vielen Feinden anlegen, also auch mit vielen Viren anlegen.

Und bestimmte Sachen sind einfach zu früh für die eigene Identität und für die eigene Entwicklung. Mit Drogen überschätzt man sein eigenes Auffassungsvermögen und den eigenen Grad an Verarbeitungsfähigkeit, und so werden oft Entwicklungen überschlagen, die man noch gar nicht gemacht hat. Und ich glaube, in dem Moment, wo ich etwas überschlage, wo ich etwas tue, was ich eigentlich noch gar nicht bin ...

... fällt das Lindenblatt auf Siegfried.

... und da bin ich dann nicht gepanzert, und so was wie AIDS kommt durch. Diese Nächte, in denen das durchkommt, haben eine Geschichte. Die kann man nicht ignorieren.

Es ist nicht so einfach, ich geh aus, mit jemand nach Haus, zack, hab ich's. Das ist komplizierter. Dieser Kompliziertheit nachzugehen, hätte ich als Aufgabe meines Filmes angesehen. All die Imponderabilitäten, Schuldbewußtsein, Schuldgefühle, Liebesharmonie, Einsamkeit, eigene Erziehung, Religiosität bilden als Faktoren die Bereitschaft bzw. die Nichtbereitschaft für so was aus.

Der religiöse Schatten kann einen ja auch behüten, der gläubige Mensch wüßte wenigstens, wen er um Hilfe angehen könnte.

Ich kann das nicht so sehen, ich greife da nicht auf meinen anerzogenen Katholizismus zurück. Kein Beten und keine Kirche. Ich hab, ich bin mittlerweile 34, eine andere Religiosität entwickelt als die, die mir von zu Hause mitgegeben wurde. Dazu hab ich zuviel darüber nachgedacht. Ich bin sicher, daß es den Zufall nicht gibt. Ich kriege, was ich verdiene.

Vielleicht reicht Ihnen der Zufall als Risikofaktor?

Natürlich kann ich es morgen von irgend jemand angewichst bekommen, was ich allerdings einfach nicht glaube.

Aber wenn ich das AIDS vom Schreibtisch aus überdenke ... ich habe schon hysterisch-hypochondrische Züge, weil ich im Sternzeichen Jungfrau bin, und da gibt es, genährt durch solche Zeitungsartikel, wirklich Abende, an denen mich dieses Thema peitscht. Da sage ich mir, nee, heute abend bin ich erkältet und fühl mich sowieso nicht gut. Jetzt geh ich nicht aus und vor allem nicht in die Sauna. Tatsächlich, einmal im Monat, bremst mich das Wissen über AIDS. Aber dann gibt's genauso Abende, an denen ich guter Laune bin und mich so voll und umfassend stark und vital fühle, daß ich losgehen kann und alles, ohne Gurgeln und hinterher zum Wasser, machen kann. Und ich schlaf mit dem Sperma auf dem Bauch ein, und es war wunderschön mit dem Typen. Ich mache mir überhaupt keine Gedanken, ob das irgendwelche Folgen hat, und bin mir sicher, das ist die beste Voraussetzung, daß du's nicht kriegst. Aber wenn der Kontakt nicht so stark ist, sage ich mir, auf den könntest du eigentlich verzichten, was reizt dich eigentlich in dem Moment, ist das nicht nur deine Nervosität und deine Energieunruhe. Dann überprüf ich doch noch mal, ob es wirklich die tollen Augen des anderen sind, ob ich mich wirklich mit dem verbinden will oder ob das ein austauschbarer Typ ist, mit dem ich nur einen Sport betreibe. Wenn ich das Gefühl habe, es ist Sex-aerobic, kann ich jetzt viel eher sagen, forget it.

Dazu sind Sie erst in der Lage, seitdem Sie von AIDS wissen?

In der Lage bin ich durch andere Erfahrungen. Bevor AIDS auf dem Markt war, hatte ich schon ein bissel in mir aufgeräumt, bin nicht mehr so wahnsinnig anfällig auf jeden zu, wo ich dachte, das ist schlichtweg geil.

Das ist für Sie eine positive Veränderung?

Ja, ich filtere viel mehr, ich gucke genauer hin. Ich versuche, eine Sensibilität dafür zu kriegen, was das Adäquate ist. Es gibt aber immer noch Situationen, da ist die körperliche Strahlung einfach so stark und muß befriedigt werden und wird dann auch befriedigt.

Aber durch das AIDS ist es jetzt ein gefährlicherer Dschungel geworden. Plötzlich rennt da so eine Kobra durch die Subkultur, und die hat eben Giftzähne. Vorher waren das alles kleine Tierchen, die man mit Antibiotika verschrecken konnte, jetzt ist die Kobra da, und ich geh vorsichtiger durch den Dschungel, um der nicht auf den Kopf zu treten, weil sie dann beißt. Ein Dschungel war es immer für mich, aber er war harmloser. Jetzt ist das Giftpotential drin, und ich geh mit wacheren Augen, ich hab 'ne Nase dafür, wo Gift ist.

So.

Nein, nein. Ich seh das auch am Gesichtsausdruck, ob das Hexen sind oder nicht. Das konnte ich vor AIDS auch schon. Aber ich seh jetzt viel deutlicher, ob jemand ein Äffchen oder ein Lämmchen ist oder ein Geier, ein Falke, ein Löwe oder ein Tiger. Wenn man dafür eine Nase bekommen hat, ist viel passiert im eigenen Leben.

Im «Taxi zum Klo» gibt es eine Schlüsselszene, die dem Film wohl auch den Namen gab: Der Frank Ripploh hat eine Hepatitis, haut aus dem Krankenhaus ab und fährt mit dem Taxi zur Berliner Siegessäule, um dort zu ficken.

Hat er das gemacht, um zu zeigen, so sind sie, so machen sie es, oder hat er sich gar nicht überlegt, was er da zeigt, die Todschlägermentalität der Kobra, des Äffchens oder wie Sie wollen?

Ich hatte mir gar nicht überlegt, daß das ein ansteckender Akt ist. Das war eine ganz naive Sache. Ich dachte, hochinfektiös ist einer nur, wenn einem das Gelbe ins Gesicht schießt.

So einfach ist es leider nicht, aber noch komplizierter ist es bei AIDS, der Übertragungsmodus ist nach wie vor unklar. Kennen Sie Leute mit Giftzähnen?

Dieser eine Fall, den ich in München kenne, steht unter dem Verdacht, AIDS zu haben. Er geistert aber weiter durch die Subkultur und treibt's mit hundert Leuten. Ich hab den neulich mal so ein bißchen moralisch rangenommen und gesagt, hör mal zu, ich würd das jetzt an deiner Stelle wirklich nicht machen, du weißt doch gar nicht, ob du es hast. Er sagte, mach ich auch gar nicht, aber einen Tag später kam er schon wieder an, ich traf ihn in einer Kneipe, und er sagt, ACH, der da vorne hat mir grad einen geblasen ... ich dachte nur, Gott o Gott, merk dir das Gesicht! Es ist verrückt, wie die Leute das verdrängen. Wie stark Sexualität ist, da gibt es keine Verantwortung mehr, das ist rauschartig, das wird nicht mehr bewußt gesehen, deswegen haben wir ja auch so einen Infektionsherd. Ich glaube nicht, daß alle, die AIDS weitergeben, das im Zustand der Unschuld tun.

Homosexuelle haben immer wieder versucht, sich als homogene Einheit zu fühlen. Jetzt werden sie als eine solche angesprochen. Sie haben Gruppen gebildet und antworten mit Flugblättern. Glauben Sie, daß unter AIDS irgendein Kollektiv etwas bereinigen, klären oder entdramatisieren könnte?

Nein, überhaupt nicht. Ich kann mir vorstellen, daß irgendeine Beratungsgruppe Heterosexueller im Gesundheitsamt den gleichen Menschendienst leisten kann. Das müssen nicht unbedingt Schwule sein.

Es gibt ja für 1000 Pupse 'ne Gruppe. Ich war nie ein Gruppenfreund. Wenn die Gemeinsamkeit nur aus so einem sexuellen Nenner kommt, nur weil ein anderer nun och schwul ist, muß ich mit dem noch lange nix zu tun haben. Das ist blöd, mich so etwas zu fragen. Man kann neben meinem Bett einen Atomreaktor bauen, und da geh ich noch nicht mal in 'ne Atomgruppe.

Nun, «die kleinste gesellschaftliche Einheit ist nicht der Mensch, sondern zwei Menschen». Wäre das eine Hilfe?

Nein, wenn das jetzt nur durch AIDS-Angst hervorgequetscht wird, ist die Bindung nicht ehrlich, dem Gefühl folgend. Eine Beziehung ist ein Kunstwerk, die muß man sich bauen, da kann man nicht nur von Intensitäten leben, man muß auch durch Durststrecken. Die ist wie ein gutes Essen, muß immer wieder neu angerichtet werden. Aber daß man sich aus Angst vor AIDS bindet, das kann nur wie «Wer hat Angst vor Virginia Woolf» werden. Das ist wie zum Standesamt rennen und sagen, bis der Tod uns scheidet. Das würde mir nie passieren.

Als hygienische Maßnahme ein ganz unromantischer Schritt?

Furchtbar, furchtbar. Wie diese zweckorientierten Wohngemeinschaften, die dahinvegetieren.

Der gemeinsame Kühlschrank.

Dann lieber allein und zurückgezogen als in so einer Lüge.

Was denn?

Also ich geb jetzt mal einen ganz vernünftigen Ratschlag aus meiner Lehrerzeit, rein intuitiv, weil ich in den letzten Jahren das Leben mehr mit der Nase abrieche als mit dem Kopf: Die Drogen und das Poppers – ab ins Klo. Mehr hat Tante Ripploh aus dem AIDS-Haushalt nicht zu berichten.

«Dich kann man nicht mehr anfassen»

Gespräch mit Sebastian K. (22)
über die Folgen eines AIDS-Verdachts*

Wann sind Sie zum Arzt gegangen und warum?

Im Sommer 1983 auf Grund der Tatsache, daß ich im letzten Halbjahr 1982 mit einem Homosexuellen geschlafen habe, der jetzt unter AIDS-Verdacht steht. Anfang Juni wurde mir das am Telefon erzählt ...

Er hat Sie angerufen?

Nein, ich habe da angerufen. Er ist fest befreundet, und ich habe mit seinem Freund geredet, und der hat gesagt, es wäre was Schlimmes passiert, sein Freund würde unter AIDS-Verdacht stehen. Da bin ich ziemlich erschrocken und habe gefragt, wie das denn wäre, ich hätte gehört, das sei infektiös, also eine Ansteckungskrankheit. Ob da nicht die Gefahr bestünde, daß ich unter Umständen auch erkrankt wäre.

Der hat dann darüber gewitzelt, ich sollte nicht so übertrieben reagieren, er glaubte nicht, daß ich mir da irgendwie Gedanken machen brauchte.

Beunruhigt war ich nach dem Telefongespräch schon, habe die Sache 14 Tage ruhen lassen, spielte aber die ganze Zeit mit dem Gedanken, mich untersuchen zu lassen, und wollte mich erst erkundigen, ob das einen Sinn hat. Ich wußte zu der Zeit noch nichts Genaueres über die Krankheit. Ich dachte, vielleicht mach ich mich wegen mehr oder weniger nix verrückt. Ich konnte mir nicht vorstellen, daß da eine größere Gefahr bestünde.

Ihr Anruf bei Ihrer Kontaktperson, war der schon aus dem diffusen Gefühl heraus geführt worden, da könnte was vorliegen?

Nein, ich wollte nur mal wieder was hören von dem. Das war schon ziemlich überraschend.

Sie hatten nur einmal Kontakt mit ihm?

Nein, das war schon ein bißchen länger.

* Namens-, Orts- und Zeitangaben wurden verändert.

Sie hatten intimen Verkehr miteinander?

Schon, aber nicht sehr häufig. Wir sind in Urlaub gefahren, aber der ging schnell in die Binsen, weil wir uns gestritten haben. Es war sehr intimer Kontakt.

Wann haben Sie zum erstenmal gehört, daß es AIDS gibt?

Um die Zeit des Anrufs herum, beim Zahnarzt lag der *Stern*, und das Heft hab ich halt gelesen, wie einen *Spiegel*-Artikel, in dem von der Lage in Amerika berichtet wurde. Ich wußte also, was es ist und daß es in Amerika existiert, aber ich dachte mir, das ist doch ziemlich weit weg. Ich dachte gar nicht daran, daß es übergreifen könnte,

Sie haben sich nicht als Risikoperson betrachtet?

Überhaupt nicht, auf Grund meines mehr oder weniger unfreiwilligen Lebensstils. Weil ich schon immer sehr zurückgezogen gelebt habe und im Moment immer noch lebe.

Was beeindruckte Sie an den Artikeln, die Sie gelesen hatten, am meisten?

Ja also, wie der Lebensstil der Homosexuellen beschrieben wurde. So ganz zugehörig fühl ich mich ja nicht, sagen wir so, ich fühle mich schon zugehörig, aber ich bin kein Bestandteil oder kein Mitglied der sogenannten Szene. Ich habe mir gedacht, ganz so hast du dir es nicht vorgestellt, wie es da drin stand.

Das zweite und für mich in dem Moment auch akutere war, daß es in jedem Artikel hieß: die tödliche Krankheit. Es wurde ja als Tatsache geschildert, daß praktisch jeder, der äußere Symptome der Krankheit hat, früher oder später sterben muß.

Sie haben sich zwei Wochen mit der Frage getragen, hat das was mit mir zu tun oder nicht.

Ich dachte damals, das ist ja schon eine recht blöde Situation für dich, weil ich war so drauf und dran, mein Leben zu aktivieren, mein Sexualleben. Da hab ich mir gedacht, du mußt doch wieder vorsichtiger sein, ganz so, wie du dir das vorgestellt hast, läßt sich das gar nicht durchführen. Ich hatte die Hauptinformationen grob überlesen, und es hieß ja immer an erster oder zweiter Stelle, es beträfe promiskuitive Homosexuelle und Leute mit Amylnitritgebrauch, also alles Sachen, die auf mich nicht zutrafen. Ich habe mir gesagt, richtig zur Risikogruppe dazugehören tust du eigentlich nicht, es wäre äußerst unwahrscheinlich. Ich habe das weiter weggeschoben, als es vielleicht berechtigt gewesen wäre, ich wollte es einfach nicht wahrhaben.

Sie sind aber schließlich doch zum Arzt gegangen.

Der eigentliche Anlaß, weshalb ich mich dann doch und ziemlich schnell gemeldet habe, war der, daß ich einen Freund traf, der ziemlich hysterisch reagierte: «Was, du hast mit einem Mann Kontakt gehabt, der AIDS hat?!»

Wie hat Ihr Freund sich genau verhalten?

Er sagte, dich kann man ja nicht mehr anfassen, man weiß nicht, ob du es nicht doch hast, und es ist ja ansteckend, und er würde es nicht so auf die leichte Schulter nehmen.

Es war eher spaßhaft, aber ich bemerkte schon, es betrifft ihn stärker, er denkt drüber nach. Als er das sagte, lachte er zwar, aber ich fühlte mich doch ziemlich getroffen.

Haben Sie noch mit anderen gesprochen?

Nein, vor der Untersuchung war er der einzige.

Seine Reaktion war heftig, und Sie blieben mit der Sache allein.

Ja, das hat mich in dem Moment sehr stark angesteckt. Ich war dann selber ganz aufgewühlt an dem Abend und in der Nacht, es hat in mir gebohrt, ich wollte Gewißheit haben.

Am nächsten Tag habe ich mit der Ärztin telefoniert. Ich war relativ aufgeregt, weil, ich lebe ja nicht offen als Homosexueller, und wenn man sich da jetzt erkundigt, wird ja automatisch klar, daß man homosexuell ist. Das kam bei mir zuvor überhaupt nicht vor, daß ich einem Unbeteiligten oder einer fremden Person das als ganz einfache Tatsache präsentiert hätte. Es weiß eine gute Freundin von mir und meine Schwester.

Sie haben Schwierigkeiten, Ihre Homosexualität zu zeigen?

Seitdem das Thema für mich aufgekommen ist, also Homosexualität, habe ich versucht, mich einigermaßen sachlich zu informieren, war aber ziemlich begierig, nur Positives aufzunehmen. Ich war froh, wenn ich sagen konnte, es gibt ja doch tolle Leute unter den Homosexuellen. Wo Leute auffallend waren und sich tuntenhaft benommen haben, habe ich mir eingeredet, das wären Randerscheinungen. Ich habe das schon bewertet und wollte lieber nur das Gute sehen.

Das Gute wäre das wenig Auffällige?

Ja, das war am Anfang meine Vorstellung. Inzwischen weiß ich, das läßt sich nicht halten, weil es ja doch ein sehr bestimmendes Element ist im Leben.

Was ist das bestimmende Element?

Na ja, Homosexualität. Ich glaube nicht, daß man das so ganz auf den sexuellen Bereich beschränken kann, so war es von mir am Anfang gedacht: sonst leben wie jeder andere auch. Es gibt ja keine Unterschiede, hab ich mir damals eingeredet, auch nicht in der Persönlichkeit, du bist eben nur sexuell anders orientiert. Ich hatte schon Partnerschaftsvorstellungen genau wie Heteros auch und wollte alles möglichst ähnlich machen, nur mit dem einen Unterschied, daß ich statt einer Frau einen Mann hätte. Ich habe bei mir selber sehr darauf geachtet und von Zeit zu Zeit eine kleine Bestandsaufnahme gemacht, ob ich mich selber im Verhalten geändert hätte. Ob das, was von anderen als abwertend schwul bezeichnet wird, ob das bei mir jetzt auch erkennbar wäre.

Jetzt sollten Sie zu jemandem gehen, von dem Sie annahmen, daß er mit AIDS sofort Homosexualität assoziiert.

Es war eine Ärztin. Die hatte in dem Rahmen ja nur mit Homosexuellen zu tun, und ich hatte Angst, daß sie das im Kopf hatte, was man in den Boulevardzeitungen lesen konnte. Über Promiskuität, Szeneschilderungen, wie es in so Lokalen zugeht, wie die Kontaktaufnahme stattfindet, daß sie teilweise schon im Hinterzimmer von der Diskothek miteinander schlafen oder in der Sauna, daß da einer drei Partner am Abend hat oder so.

Ich bin am nächsten Tag in die Abteilung gegangen, und ich muß sagen, das Zusammentreffen war recht angenehm. Sie wollte natürlich auch ein bißchen was über Lebensformen wissen, und so schilderte ich ihr meine Situation. Sie sagte dann, sie nimmt an, mich betrifft's nicht, um mich aber zu beruhigen, könnte sie wenigstens mal das machen, was ohne größeren Aufwand möglich wäre, zur Zeit könne man ohnehin wenig machen.

Was wurde unternommen?

Sie hat gesagt, daß sie zunächst mal vor allen Dingen Wert darauf legen, Zusammenhänge erkennen zu können unter denjenigen, die von der Krankheit betroffen sind. Sie würde mir vorschlagen, daß ich erst einmal einen Fragebogen ausfülle. Den haben wir gleich durchgesprochen, und da ist es mir dann schon ein bißle heiß und kalt den Rücken runtergelaufen: Zahl der Partner, sexuelle Gebräuche oder wie es dann hieß.

Was war Ihnen unangenehm?

Es waren die Sachen, die sich ganz stark auf den Intimbereich bezogen. Wo ich freiwillig wahrscheinlich nur mit ganz wenigen Leuten drüber reden würde. Also das Irgendwohinschreiben mit dem Wissen, das steht jetzt da, das kann jeder lesen, der es zu Gesicht bekommt.

Namentlich?

Ja. Später war der dann durchgestrichen mit schwarzem Stift, und oben standen nur noch die Anfangsbuchstaben. Wenn man es aber gegen das Licht hält, kann man es sofort entziffern. Das war ziemlich fadenscheinig.

Mußten Sie ankreuzen oder selbst ausschreiben?

Ausschreiben. Es stand nur so allgemein da, wie man es so hält mit der Sexualität. Ich hab dann hingeschrieben, gegenseitiges Masturbieren, Oralverkehr ist mir auch noch einigermaßen locker aus der Feder geflossen, und dann also: Analverkehr, ich habe dann das Wort so angeguckt ...

Damals hatte ich aber noch den Eifer, etwas beizutragen mit dem wenigen, was ich tun kann, und wenn ich es mir jetzt so überlege, dann war das erste Zusammentreffen schon so, daß es mich beruhigt hat.

Das Ganze bekam mehr medizinische Aspekte, sie erzählte mir alle news, und ich hatte das Gefühl, man unterhält sich mehr wie die Ärztin mit dem Studenten als mit einem Homosexuellen. Ich hatte damals den Wunsch, anhand einigermaßen fester Fakten das Ganze besser in den Griff zu bekommen.

Es sollte jetzt rational werden.

Ja, nicht so diffus beängstigend, sondern handfeste Daten.

Jetzt sollte die Vernunft die Angst verjagen.

Genau, vordergründig trat der gewünschte Effekt auch ein.

Sie sind beide davon ausgegangen, daß es um eine ernstzunehmende Erkrankung geht?

Ja, das war völlig klar, das ist nicht angezweifelt worden, das Schwert hing über einem.

Ich ging öfters hin. Einmal zur körperlichen Untersuchung, ein anderes Mal zur Bestimmung der Reaktionsfähigkeit des Immunsystems. In der Anfangsphase wurde noch viel rumprobiert, einiges ließ sich nicht verwerten, aber alles in allem sah es so aus, als hätte ich Glück gehabt.

Wir hatten schon abschließend miteinander geredet, als sie mir vorschlug, den T-Zellentest zu machen, um sagen zu können, ich hab's wirklich nicht. In meiner Vorstellung war das so, und ich freute mich auf die Untersuchung, es war spannend, darauf warten zu müssen, irgendwie auch unangenehm, denn ich stand schon unter Druck. Ich habe mir gesagt, dann weißt du es endlich und hast einen Zahlenwert, der dir sagt, es ist alles in Ordnung.

Ich ging dann ins Labor zum T-Zellentest und bin nachmittags zum frühest möglichen Termin zu ihr. Da hatte sie den Wert noch nicht, und ich setzte mich dazu und unterhielt mich mit ihr und einer ihrer Kolleginnen. Einige Zeit später stand sie auf und telefonierte mit dem Labor, das Telefon war draußen. Dann kam sie zurück in ihrer hektischen Art, kam ganz schnell rein, ich war natürlich sehr gespannt und habe sie sofort beobachtet, wie sie reinkam, den Gesichtsausdruck ...

Und dann sofort, noch in der Tür hat sie zu mir gesagt, sie müßte mich enttäuschen, sie hätte doch eine recht negative Nachricht für mich, ich hätte auch 'nen Immundefekt!

Ich war in diesem Moment ganz sprachlos und wußte gar nicht, was ich sagen sollte, ich hatte wirklich nicht damit gerechnet. Ich wollte die Möglichkeit ausschließen, ich war völlig darauf fixiert, von einem Wert im Normbereich zu erfahren, damit die Sache dann abgeschlossen ist. Ich konnte dann gar nicht mehr so richtig klar denken, es brach über mich alles herein, was ich vorher gelesen hatte. Das war unter dem rationalen Gesichtspunkt geschehen, sich Aufklärung über die Krankheit zu verschaffen, und jetzt auf einmal gab es diese Verbindung zu mir.

Jetzt terrorisierten Sie Ihre Informationen?

Ja, es brach alles über mich rein. Ich wollte dann wissen, wie der Wert ist, und dann war er eben genauso, wie er an den Standardbeispielen beschrieben wird. Ich hatte zumindest gehofft, daß er knapp unter der Norm wäre, aber er war eigentlich sehr schlecht.

Erst im nachhinein habe ich herausbekommen, daß dieser Wert gar nicht krankheitsspezifisch ist, daß jede Viruserkrankung ähnliche Veränderungen machen kann. Dieser Wert hat ja nur in einem gewissen Rahmen einen Sinn, man muß ihn mit den absoluten Leukozytenzahlen vergleichen, und das war das Schlimme an der Information, daß man diesen Wert so getrennt besprach.

Sagte man Ihnen, Sie haben AIDS?

Sie hat das Wort AIDS nicht verwendet, aber die Assoziation war bei mir sofort da. Die Information schien hieb- und stichfest, ich konnte das in diesem Moment auch gar nicht anzweifeln. Die Ärzte haben auch einen ziemlich erschrockenen Eindruck gemacht, die hatten vorher sicher auch angenommen, mich würde das nicht betreffen.

Welche Empfehlungen gab man Ihnen jetzt? Man hatte Sie informiert und schien davon auszugehen, es sei AIDS.

Ich hatte schon vorher gefragt, was es für Konsequenzen hat, unter dem Verdacht zu stehen. Man hatte auch gesagt, ein Normwert könne auch nicht die reine Beruhigung sein, weil es bei der ewig langen Inkubationszeit nicht ausgeschlossen sei, daß das nicht irgendwann doch hochkäme.

Zum Abschied sagte sie mir, jetzt könnte ich mir ja dann eine Valium genehmigen, so ungefähr, die würd ich jetzt wahrscheinlich schon brauchen, und dann, sie hofft, daß ich jemand hätt, mit dem ich mich darüber unterhalten kann.

Welche Empfehlungen hätten Sie sich gewünscht?

Für mich ging es um die Frage, ob es Möglichkeiten gibt, Kontakt zu haben, ohne das der andere sich ansteckt. Ich wollte vor allem wissen, wo die Übertragungswege liegen, ob man mit einem Kuß schon jemand infizieren kann. Für mich stand schon fest, daß Kontakte jetzt erst einmal abgebrochen wären. Wäre der Wert normal gewesen, hätte man wieder ein anderes Leben beginnen können. Wie der Wert dann auf dem Papier stand, wurde mir schon klar, daß es sich um eine Angelegenheit handelt, die sich ziemlich lange hinziehen kann.

Man riet Ihnen zu sexueller Enthaltsamkeit?

Nein, direkt hat sie das nicht gesagt. Sie hat es mehr allgemein formuliert, daß man eine unheimlich große Verantwortung hätte, man müßte sich mal überlegen, was das für Konsequenzen haben könnte, wenn man jemanden ansteckt. Vorher war schon geäußert worden, daß sie es doch gut finden würde, daß einer unter Verdacht keinen Kontakt mehr eingeht, das würde sie moralisch schon erwarten.

Gab man Ihnen keine konkreten Hinweise?

Ich bin noch des öfteren hingegangen, und irgendwann sagte die andere Ärztin, sie hätte gelesen, jemand Kompetentes hätte geschrieben, man sollte immer Präservative verwenden. Die Information war für mich wertlos, weil, das war ja ganz klar, das kann in der Partnerschaft funktionieren, da kann man sich sagen, man paßt mehr auf, bis sich so was klärt, aber ich kann ja zu jemand, den ich kennenlerne, nicht sagen, nehmen wir ein Präservativ.

Sie hatten das Gefühl, daß Ihnen hier keiner weiterhelfen kann?

Ja, für mich war das mit dem Gespräch klargeworden, und das hieß für mich, keine Kontakte mehr. Und das war dann auch so für ein halbes Jahr.

Sie sagten gerade, Sie nahmen weitere Termine wahr. Es gab also doch Gründe, die für die Behandelnden sprachen?

Natürlich waren da Momente, da hat man sich bei ihnen wohl gefühlt.

Wann wurde man denn gemütlich?

Dann, wenn man auf die persönliche Ebene kam. Wenn es Nachmittag war und sie einen ziemlich hektischen Tag hinter sich hatte, dann hat sie gern gejammert, und dadurch war halt ein Mensch greifbar und nicht nur so eine Frau in ihrer Arztrolle. Auch über gemeinsame Hobbies haben wir uns unterhalten: die Musik. Manchmal bekam es mütterliche Anklänge, oder sie fragte mich, ob ich denn denke, daß es unter den Medizinern auch so viele Homosexuelle gibt, weil da seien ja Leute, die sehr viel leisten müßten, und wenn sie sich ansah, was für ein Leben die Homosexuellen führten, also ein sehr ausgeprägtes Privatleben und in der Woche immer bis zwei Uhr in den Bars, da könnte sie sich nicht vorstellen, daß die recht vernünftige Berufe hätten oder gar an Karriere dächten. Ich glaube nicht, daß sie allzu viele Vorurteile hatte, aber es schwang bei jedem Satz mit, solang die Homosexuellen sich so verhalten, wie sie sich das denken, sei ihnen nicht zu helfen. Ihr sei es auch lästig, wie die Leute angezogen wären, wenn sie zu ihr kämen, die könnten sich doch ein bißchen versteckter halten, daß das nicht so auffällt, wer da zu ihr kommt. Sie wäre schon dafür, daß die sich ein bißchen mehr anpassen würden, und sie sei auch teilweise recht schockiert von dem, was sie über das Leben Homosexueller gelesen hatte, da sei doch manches ziemlich abstoßend. Wenn ihr jemand persönlich zusagte und wenn der einigermaßen lebte, wie sie sich das vorstellte ...

Das stand ja auch in ‹Ihren Akten› ...

... dann hatte sie gegen den bestimmt nichts.

Wie fühlten Sie sich dabei?

Ich hab ihr sicher auch ganz gut entsprochen, wobei ich meinen eigenen Vorstellungen ja überhaupt nicht entspreche. Ich hätte lieber ein bißchen offener gelebt, aber ich war wohl so, wie sie sich ihren Wunschhomosexuellen vorstellte: angenehmer Umgang, nicht allzu dumm, damit man sich mit ihm unterhalten kann, der sich nicht zu erkennen gibt, sich nett verhält. Die Homosexualität soll halt nicht auffallen.

Hat Sie das nicht geärgert?

Ich hätte nie die Kraft aufgebracht, auch nur die Spur von Aggressivität zu entwickeln. Da gehört ziemlich viel dazu, dabei nicht klein beizugeben. Wenn ich das im nachhinein betrachte, ist auch bei mir eine leichte Tendenz da, mich anzupassen an die Vorstellungen anderer. Und dann mal zu sondieren, was haben die für ein Bild von Homosexuellen. Das kann ich zwar rational ablehnen wie bei der Dr. ... – ich hab schon gemerkt, daß sie eine unheimlich verklemmte Einstellung zur Sexualität überhaupt hat – aber im Reden und Verhalten passe ich mich manchmal schneller an, als ich es will. Ich sehe die Gefahr, daß man zu bereitwillig, nur um jetzt persönlich anerkannt zu werden, praktisch alle anderen oder die sich von einem selber unterscheidenden Homosexuellen opfert, also mit einstimmt in das «Jajaja, das ist ja extrem, das würd ich ja nie machen» und «wenn's die kriegen, dann haben die's auch nicht anders verdient». Als ich mal sagte, ich sei gerade in der und der Disco gewesen, da sagte sie: «Was?! Da gehen Sie hin?!»

Fragte man danach, was sich für Sie mit der Labordiagnose geändert hatte, wollte man wissen, welche Belastungen für Sie entstanden waren?

Nein, ich hatte den Eindruck, die sind gar nicht daran interessiert zu erfahren, was in den Leuten vorgeht. Das hätte bedeutet, sich mit den Leuten auseinanderzusetzen, sie menschlich zu betreuen, und wäre über medizinische Versuche hinausgegangen.

Als es bei mir später aber mit den Laborwerten aufwärts ging, merkte ich, wie sie sich mitgefreut hat. Da war für mich zu erkennen, daß man nicht einfach eine Nummer ist, eine ganz anonyme Person, der man irgend etwas mitteilt, sondern eben schon ein Mensch, der vielleicht Ängste hat. Aber über die Ängste konnte man nicht reden.

Hatten Ihre Ängste etwas mit Ihrer Homosexualität zu tun?

Ja, ich habe von den Ärzten eigentlich immer das Schlimmste angenommen und es mir vorher auch als ganz fürchterlich vorgestellt, wie es sein wird, zur Blutentnahme zu gehen und alle wissen, du bist homosexuell. Ich überlegte mir schon, wie die reagieren könnten, und war angenehm überrascht, wenn sie menschlich reagierten. Ich war praktisch dankbar dafür, daß sich jemand normal verhielt, aber das heißt ja, was man selber für eine verkorkste Einschätzung dieser Frage hat.

Welches Verhalten erschien Ihnen anormal, was störte Sie?

Das fehlende Gespür dafür, wie belastend selbst kleine Sachen für den Betroffenen sein können, wenn sie sich häufen. So mußte ich für die Untersuchungen immer vor Zimmer 17 warten, die anderen Ordonnanzzimmer liegen nebenan, und es kamen öfters mal Ärzte raus, von denen die meisten geguckt haben, wer da im Gang steht. Daß die gucken, finde ich relativ selbstverständlich, aber der Blick war's eben nimmer. Da kam so ein Lächeln, und das war eben sehr abschätzig. Ich habe das schon so empfunden. Teilweise kam auch Laborpersonal vorbei, und die haben einen auch sehr eindringlich gemustert, von oben bis unten und dann wieder so ein leichtes Lächeln. Die Leute wissen, man steht unter AIDS-Verdacht, wenn man vor Nr. 17 wartet. Automatisch trägt man einen sehr persönlichen Bereich mit sich herum, praktisch sein Intimleben, das ist ja sofort verbunden damit.

Haben Sie immer alleine vor Nr. 17 gewartet?

Nein, manchmal waren auch andere da. Es war sofort klar, wer zur Dr. ... geht und wer nicht. Ich hätte die sofort erkannt, auch wenn sie nicht vor der 17 gestanden hätten, man kriegt ja einen Blick dafür. Ich könnte gar nicht genau erklären, woher das kommt, auf jeden Fall waren die nicht auffallend angezogen. Für mich war es ja ein besonderes Problem, weil ich ein paar Medizinstudenten kenne und die Angst hatte, daß von denen mal einer um die Ecke kommt und fragt, was machst denn du da vor dem Zimmer.

Man merkt die Angst auch an den Reaktionen der anderen Betroffenen. Das fand ich ziemlich bedrückend, eigentlich sollte es doch so sein, daß da so etwas wie ein Zusammengehörigkeitsgefühl entsteht, daß man sich mal unterhält, wie man das persönlich empfindet, mich hätte schon interessiert, wie andere damit umgehen. Es gab öfters Gelegenheiten, wo ich wartete und jemand dazukam, aber ich habe mit keinem ein Wort gewechselt, während der ganzen Zeit, außer «Tschüß» und «Hallo». Das war nicht kühl, sondern eine fast ängstliche Atmosphäre. Ich weiß nicht, ob ich das zu stark in andere hineininterpretiere, aber ich habe das fast körperlich gespürt, das Denken bei dem, hoffentlich spricht der mich nicht an. Die haben immer nur mal kurz rübergeguckt.

Daß mir das Warten vor der Nr. 17 zunehmend unangenehmer geworden ist, hat aber bestimmt auch damit zu tun, daß sich die deutlichen Reaktionen des Personals häuften.

... die averbal blieben?

Ja, immer.

Sie haben sehr aufmerksam alles registriert, vieles ging Ihnen zu Recht gegen den Strich. Hatten Sie auch einmal den Eindruck, daß es korrekt zugeht?

Etwas Objektives, was mich zunächst gestört hat bei der Blutentnahme, war, daß auf jedem Zettel dick rot stand INFEKTIÖS. Überall die Aufkleber mit dem roten Kreuz, das stand auch für infektiös. Das war am Anfang schon bedrückend, wenn ich reinkam und die sich Handschuhe überstreiften und dazu zwei oder drei Fingerlinge, da kam ich mir zum erstenmal so richtig verseucht vor. Da dachte ich mir schon, du mußt ein gefährliches Objekt sein, wenn die mit dir so vorsichtig umgehen. Aber dann mußte ich mir rational sagen, es muß ja sein, gegen die Vorsichtsmaßnahmen kann man ja nichts sagen.

Sie gingen weiter in die Klinik, wurde der Wert, auf dem der, wenn auch unausgesprochene, AIDS-Befund basierte, kontinuierlich kontrolliert?

Ständig kann man nicht gerade sagen, aber bei mir schon. Ich hatte in der miesen Situation noch insofern relativ viel Glück, als ich gleich in eine Medikamentengruppe reinkam, in eine Studie, wo man die Termine für die nachfolgenden Untersuchungen automatisch zugeteilt bekam. Die Ärztin erzählte mir, daß sie Schwierigkeiten mit dem Labor hätten, die hätten noch so viele andere Untersuchungen und zuwenig Personal und kämen eben nicht mehr nach. Es gab Krach, sie könnte nicht mehr so viele Leute einteilen, aber sie sagte zu mir, für mich würde das ja nichts ausmachen, weil ich ja in der Studie wäre, aber sie müßte andere Leute sehr oft vertrösten.

Was für eine Studie war das?

Die machte ein anderer Arzt. Ich weiß nicht, ob der sich persönlich damit beschäftigte oder nur eine gute Gelegenheit sah, sich wissenschaftlich zu profilieren. Es ging um ein Medikament, das noch nicht auf dem Markt ist und anhand von Studien nur bei Krebspatienten ausprobiert worden war.

Wie heißt das Präparat?

‹Bestatin›. Ein unspezifisches Immunstimulans, wenig aussagekräftig. In der letzten Zeit hieß es, bei der Studie wäre nichts rausgekommen.

Was hat man von der klinischen Erprobung erwartet, hat man Ihnen mit dem Medikament Mut gemacht?

Die waren sehr vorsichtig mit solchen Äußerungen. Wie es wirkt und was es am Ende bewirkt. Was Genaues wissen wir nicht, aber wir möchten es halt mal ausprobieren, vielleicht ergibt sich dann eine Chance, um Leute zu behandeln. Ein Effekt wurde nicht versprochen.

Wollten Sie nicht wissen, was Sie einnehmen sollten?

Unter anderen Umständen sicher, aber da wäre ich wahrscheinlich auch kritischer gewesen als in diesem Moment. Doch die Standardäußerung war auch, es hätte mehr oder weniger nachgewiesen weiter keine Nebenwirkungen. Ich habe dann nachgelesen und konnte statistisch signifikante Nebenwirkungen auch nicht finden. Aber das

Buch war von Leuten geschrieben, die das Medikament entwickelt hatten, und das war alles sehr hoffnungsvoll durchzogen.

Spürten Sie Nebenwirkungen?

Ich habe mich sehr müde gefühlt die erste Zeit, aber es war wohl auch die Erkrankung, die mir einen psychischen Dämpfer gab. Ich bin sowieso ein Typ, bei dem sich seelische Probleme auf den Körper niederschlagen, ich somatisiere stark. Die Müdigkeit war schon extrem, aber ich muß im nachhinein auch sagen, es hat mir gar nichts ausgemacht, die hätten mir drei oder fünf einigermaßen schwerwiegende Nebenwirkungen sagen können, ich hätte das trotzdem genommen. Es war eine Möglichkeit, irgendwas in Angriff zu nehmen.

Für Sie war es die einzige Möglichkeit, etwas zu tun?

Das war für mich das schlimmste, daß es immer hieß, man muß erst mal abwarten. Nach dem ersten Test hatte ich keinen Folgetermin, mir wurde nicht gesagt, wann der Wert noch mal kontrolliert würde. Erst nach meinem Eintritt in die Studie hatte ich meine geregelte Kontrolle.

Wissen Sie von anderen Patienten, die keine Kontrolltermine bekamen, weil sie nicht in der Studie drin waren?

Ich weiß es von dem . . ., der am Telefon immer geschimpft hat, daß es so lange dauerte, bis man wieder einen Termin kriegt. Der hat dann irgend so eine homöopathische Behandlung eingeschlagen. Die Ärzte müßten schon versuchen, die Leute ein bißchen zu halten. Nach der Konfrontation mit diesem Wert hätte ich es schön gefunden, wenn ich mehr unter die Fittiche genommen worden wäre.

Der fragliche Wert hat sich mittlerweile normalisiert. Welche Ratschläge gab man Ihnen für Ihr Sexualleben?

Mir ist bei den Gesprächen klargeworden, daß ich mich über das Thema mit denen nicht unterhalten brauche, weil es nichts bringt. Ich gehe davon aus, es hatte bei mir doch nichts mit AIDS zu tun, zumindest ist es überstanden. Wenn es eine Infektionskrankheit ist, muß es auch milde Verläufe geben. Auf jeden Fall ist für mich die Frage abgeschlossen, mich selber als Infektionsquelle zu betrachten.

Die Ärzte haben Sie nicht vom Verdacht befreit?

Nein, für mich wäre das schon angenehm gewesen. Die wissen ja, und wir haben uns auch einmal darüber unterhalten, daß in dem halben Jahr für mich keine sexuellen Kontakte stattfanden. Wenn man frei über das Thema reden könnte, wäre für mich klar, daß man die Sprache wieder darauf bringt und klärt, ob man jetzt wieder unbeschwert mit seiner Sexualität umgehen kann, damit ich nicht immer denken muß, es kann was passieren dabei. Wenn ich mich selber ihnen gegenüber vom Krankheitsverdacht freisprechen wollte, hieß es immer, sie könnten mir nichts Genaues sagen, und ich müßte halt immer dran denken, es könnte AIDS sein. Sie könnten auch keinen Freibrief geben. In der Zwischenzeit hatte ich erfahren, daß die AIDS-Diagnose bei meiner Kontaktperson in Frage gestellt wurde, und ich wollte wissen, ob ich, falls man völlig abkäme von seinem Befund, dann auch befreit wäre von dem Verdacht. Darauf bekam ich eine ziemlich ärgerliche Antwort: «Na! Was wollen Sie denn, das ist ja nicht Ihr einziges Risiko!»

Weil – ich habe den Fragebogen ganz gewissenhaft ausgefüllt und unter anderem angegeben, daß ich im Urlaub mit einem Portugiesen geschlafen habe, der vorher in den USA war, mit dem hätte ich ja auch Kontakt gehabt, und das reichte.

Haben Sie außerhalb der Klinik mit jemandem über Ihre Lage gesprochen?

Kaum, ich habe mir überlegt, soll ich das überhaupt jemandem erzählen. Was denken sich die Leute, die denken sich das Schlimmste. Für mich war es klar, daß ich nur mit einem darüber sprechen will, der über mich ohnehin recht gut Bescheid weiß, denn bei jedem anderen, der mich nicht kennt, hätte ich schon angenommen, daß der alles damit in Verbindung bringt, was er drüber gelesen hat, eben Promiskuität und die ganzen Schmankerln aus der Schwulen-Szene, das sogenannte ausschweifende Leben.

Mit wem konnten Sie reden?

Ich habe eine Freundin, und die hatte schon sehr gut darauf reagiert, als ich ihr das von meiner Homosexualität erzählt hatte. Sie wollte mit mir etwas anfangen und bemühte sich um mich, und ich dachte mir, ich will sie nicht hinhalten. Von anderen Erfahrungen her wußte ich, wie es verlaufen kann, wenn man die Leute nur auf Distanz hält und mehr oder weniger allgemeine Antworten gibt, man wäre nicht frei oder könnte irgendwie keine Freundschaften eingehen. Da fühlte ich mich nicht sehr gut, denn es ist schon relativ unehrlich, so mit den

Leuten umzugehen, und weil sie mir als Mensch sehr viel bedeutet, wollte ich es ihr auch sagen.

Daß Sie homosexuell sind?

Ja, sie hätte enttäuscht sein können, aber sie hat es sehr gut aufgenommen und hat sich sogar gefreut, daß ich ihr das sage. Das Verhältnis hat sich danach intensiviert.

Und mit ihr sprachen Sie auch über Ihre angebliche Erkrankung?

Ich konnte ihr alles erzählen, konnte ihr auch sagen, wenn es mir schlechter ging. Ich habe gemerkt, sie beschäftigt sich damit. Es war für sie nicht unheimlich bedrückend zu erfahren, daß ich das hätte, es war eine angenehme Mischung. Sie konnte sich distanziert verhalten, sie ist da nicht abgerutscht, hat nicht mit mir zusammen geheult, das habe ich sowieso nicht gemacht, aber es gibt ja Leute, die reagieren noch hysterischer als man selber. Sie hat mich in den Ängsten nie bestätigt und selber nie die Sprache gebracht auf Sterblichkeitsraten oder ähnliches. Im nachhinein sagte sie, es sei für sie schon ziemlich belastend gewesen, sich klarzumachen, daß ich sterben könnte, daß ich in zwei, drei Jahren nicht mehr da wäre.

Was in Ihnen vorging, sollte Ihre Freundin nicht wissen?

Immer wenn es persönlich für mich schwieriger wird, ziehe ich mich auf mich selbst zurück und versuche, so gut es geht, das mit mir selber abzumachen. Ich habe von ihr dann auch erfahren, der Druck, unter dem ich gestanden hätte, sei nach außen gar nicht so spürbar gewesen, und sie sagte, sie müßte mich dafür bewundern, wie ich damit fertig geworden wäre. Nur war das eben meine äußere Fassade. Ich habe mir auch gedacht, je mehr du dich nach außen hineinsteigerst, desto bestimmender wird es für dich. Ruhe kann man sich da nicht verordnen, man kann sich schon reinsteigern, wenn man nicht aufpaßt.

Wie versuchten Sie, den äußeren Rahmen zu stabilisieren?

Die geregelte Lebensweise ist in diesem Moment eine mechanische Stütze, aber alles verliert total an Bedeutung. Es kam vor, daß ich mir nachts so lange Gedanken gemacht hatte, daß ich morgens verschlief, aber es war mir egal, zu spät zu kommen. Oder wenn ich früher im Studium etwas nicht verstanden hatte, waren das kleine Katastrophen für mich, und ich dachte, ich verlier ein Semester oder alles. Damals fühlte ich mich schnell als Versager, so was verliert total an Bedeutung. Was ich weiter tat, war relativ abgetrennt von meiner Person und dem, was mich beschäftigte. Am Anfang war es so, daß ich häufig deprimiert war, ich machte mir oft Gedanken über den Tod. Ich mußte mich ja immer als unter AIDS-Verdacht Stehender oder sogar als mit AIDS Infizierter betrachten. Diese langen Wochen bis zur Besserung des Wertes waren schon eine sehr besondere Zeit für mich, und die hat sich auch ausgewirkt. Solche Sachen wie Geschlechtskrankheiten wären für mich früher Katastrophen gewesen, eine Syphilis zu haben und dann zum Arzt gehen zu müssen und zu sagen, ich hab da mit einem Mann geschlafen, der hat Syphilis und hat mich da angesteckt...

Bei den meisten Leuten hat das ja was Anrüchiges, und auch wenn ich versuche, mich davon zu distanzieren, so hatten Geschlechtskrankheiten doch einen besonderen Stellenwert für mich, aber heute würden die mir nur noch relativ wenig ausmachen.

Das hört sich so an, als hielten Sie diese lockerere Einstellung für einen Fortschritt.

Ganz bestimmt, denn heute kann ich vieles leichter nehmen. Ich bin nicht stolz auf mich, aber ich bin froh darüber, wie ich die Zeit überstanden habe. Ich habe mich in der Situation in eine für mich gute Richtung weiterentwickelt. Sonderlich angenehm ist es nicht, sich in dem Alter mit der Frage des Todes zu beschäftigen, nicht auf der theoretischen Ebene, sondern in der Hinsicht, daß es einen in absehbarer Zeit treffen könnte. Das ist schon eine Gelegenheit, persönlich zu reifen.

Nun standen Sie Ihrer Homosexualität vor der AIDS-Diagnose nicht gelassen gegenüber, und als Sie Ihr coming out versuchten, kamen Sie sofort in die Nähe von AIDS. Fühlten Sie sich bestraft für Ihren Schritt nach vorne?

Im nachhinein, wenn ich darüber nachdenke, wird mir schon klar, daß ich eine starke Verbindung gesehen habe zwischen der Homosexualität und AIDS. Das eine war die Voraussetzung des anderen. Es hieß ja auch immer wieder, 75 Prozent der Betroffenen seien homosexuell, wobei die Promiskuität als entscheidender Risikofaktor hinzukam.

Ich dachte mir schon, warum gerade ich. Hast nix vom Homosexuellersein, traust dich nicht so richtig damit umzugehen, der Spaß ist ziemlich beschränkt, und dann trifft's dich so. Wenn ich ein sehr ausschweifendes Leben geführt hätte, hätte ich mir vielleicht sagen müssen, Betriebsrisiko – es hat sich gelohnt. Aber ich glaube, wie ich da rangegangen bin, ist schon außergewöhnlich zaghaft. Da können mich manche Leute nicht verstehen und ich mich manchmal auch nicht. Wenn ich mir überlege, wie andere Leute teilweise leben ... Ich muß sagen, manche Sachen, die da laufen, lehne ich moralisch schon ab.

Was lehnen Sie ab?

Alles, was in sehr starke Promiskuität ausartet, wo der menschliche Bezug überhaupt nicht mehr vorhanden ist.

Wobei ich inzwischen allerdings die Erfahrung gemacht habe, was ich früher nie dachte, daß auch mal eine gemeinsame Nacht ganz schön sein kann, auch wenn sonst nix stattfindet. So was hätte ich mir früher nicht zugestanden. Dabei hätte immer eine tolle Freundschaft rausschauen müssen.

Solange sich die Partner noch irgendwie als Menschen gegenübertreten, habe ich eigentlich nichts gegen die Promiskuität, auch wenn es dann ein kleines bißchen in SM-Richtung geht, die Richtung, das Phänomen lehne ich an und für sich schon ab, aber ich lehne nicht die Leute ab. Ich muß sagen, das klingt ein bißchen hochnäsig, mir tun die Leute eher leid, die eine solche Art von Umgang miteinander brauchen. Auch Klappensex ist so was, was mich, sagen wir mal, in meinem ästhetischen Bewußtsein abstößt.

Sie sind in der Klinik auf Leute getroffen, die meinten, Homosexualität kommentieren zu müssen. Sahen Sie darin eine Bedrohung?

Es besteht eben die Gefahr, daß den Leuten von außen Maßstäbe aufgedrückt werden. Ich finde es gut, wenn man sich selber den einen oder anderen Maßstab setzt, den hat wohl jeder, und an dem mißt man sich. Wenn man etwas macht, was gar nicht zu einem paßt, dann fühlt man sich ziemlich dreckig. Ganz ohne kann man auf dem Gebiet der Sexualität sicher auch nicht leben. Wenn sich jemand zum Beispiel ausgelebt hat, wenn der sich dann sagt, jetzt ist mir eine Zweierbeziehung wichtiger, ich will etwas entwickeln, dann find ich das ganz toll. Für mich wäre das ein Zeichen von persönlicher Entwicklung.

Aber für viele Leute ist die Hinwendung zur Zweierbeziehung mehr eine moralische Forderung, man verzichtet auf was, was einem schon Spaß machen würde und Spaß gemacht hat, aber es ist irgendwie nicht mehr zu verantworten. Das läuft natürlich auf Reglementierung hinaus.

Ich finde es eigenartig, daß bei manchen Leuten die Tendenz entsteht, sich selber für die Vergangenheit zu verurteilen und zu sagen, ja, was wir gemacht haben, war nicht gut, jetzt sehen wir, was draus geworden ist. Manche Leute haben sicher ziemlich in den Tag hineingelebt und sich vor sich selber nie Rechenschaft abgelegt, ich meine, das muß man nicht dauernd machen, aber irgendwie sollte man schon mit seinem Lebensstil einverstanden sein. Es ist unheimlich schade, daß jetzt von außen der Druck kommt zu überprüfen, was man in der Vergangenheit gemacht hat, und daß es nicht mehr gibt, die sagen, im großen und ganzen war das doch ganz gut, es war doch eigentlich ein schönes Leben.

Das wäre ein innerer Zwang, welche Gefahr sehen Sie von außen?

Es spielen natürlich auch andere Sachen mit hinein. Die gesamte politische Situation bei uns. Vor allem in der Zeit, als ich selber betroffen war und die Welle richtig hochschwappte und Leute hysterisch wurden, die man vernünftigerweise nicht als gefährdet bezeichnen konnte, hatte ich große Angst, daß es in ein stark repressives Klima umschlägt, daß die gesamten klimatischen Veränderungen der letzten Jahre abrupt zurückgenommen würden. Die Homosexuellen haben sich ja immer alles erkämpft, ihre Freiräume, sie haben ja nichts zugestanden bekommen, und wenn sie jetzt alles, was von außen kommt, übernehmen, wäre das für mich das Eingeständnis einer Niederlage.

Sie wollten den befreienden Schritt tun und Ihre Homosexualität leben. Für einige Zeit sah es für Sie aus, als seien Sie damit auf den Tod zugegangen. Darf ich fragen, wie Sie sich Ihr weiteres Sexualleben vorstellen?

In welchem Rahmen ich Sexualität in Zukunft erleben werde? Die Verbindung zwischen Sexualität und Tod war für mich bereits früher vorhanden. Es gibt den Film *Im Reich der Sinne*, einer meiner Lieblingsfilme, den habe ich mir schon viermal angesehen, er ist mir sehr nahegegangen.

Was fasziniert Sie an diesem Oshima-Stück?

Das Leidenschaftliche. Mein Problem ist eben, daß der Kopf oft ziemlich im Weg ist bei der Sexualität, und ich bewundere immer Leute, die spontaner sein können. Wie unbeschwert andere damit umgehen können, hat mich stark beeindruckt.

Bald ist ein großes Gut zerronnen …

... es rauscht im Lebensstrom hinab. So warnt der alte Haltefest in Goethes Faust und rät: Zwar Nehmen ist recht gut, doch besser ist's Behalten.

Einen ähnlichen Rat hat Mephisto zur Hand, in der «Historia von D. Johann Fausten»: Hast du was, so behalt, Unglück kommt bald.

Der Rat ist recht gut, doch besser ist's Befolgen; sonst geht es einem wie jenen, die Mephisto verhöhnte:

Rat denkt ein jeglicher genug bei sich zu haben; Geld fühlt er eher, wenn's ihm fehlt.

Aber es war ein Film.

Angeblich war die Geschichte aus der Realität gegriffen, ob sie wirklich so ablief?

Es gab Sachen, die sind anderen vielleicht gar nicht so aufgefallen, die fand ich schön: Einmal hat die Frau ihre Menstruation gehabt und wollte sich zurückziehen, aber er sagte, das macht ihm doch gar nichts aus und hat mit ihr geschlafen. Hat den Finger in die Vagina reingesteckt und mal dran geschleckt. Wenn ich das früher gehört hätte, hätte mich das abgestoßen. Ich bin schon eher ein Sauberkeitsfanatiker, ich verwende auch den medizinisch sauberen Ausdruck Analverkehr. Für mich war Sexualität am Anfang etwas Schmutziges, und das war das Schöne an dem Film, daß alles so selbstverständlich vonstatten ging. Für mich war das eine Form von natürlicher oder animalischer Einstellung zur Sexualität, daß man nicht weiter nachdenkt und daß sich da nicht alle Reinlichkeitserziehungsmaßnahmen wieder auswirken.

... wie die Maßnahmen zur Erhaltung der Gesundheit. Denken Sie weiter an AIDS?

Natürlich, und das schlägt schon auf die Libido. AIDS steht immer noch im Raum und die Angst, daß ich das wieder kriegen könnte. Wenn man daran denkt, mit jemandem zu schlafen, dann denkt man an AIDS. Man würde gerne Anstalten unternehmen, jemanden kennenzulernen, mit dem man vielleicht auch ins Bett geht, aber man bremst sich schon vorher.

Bei mir ist es inzwischen allerdings auf eine Art zu einer solchen Situation gekommen, die ich für mich recht positiv sehe, weil irgendwelche Vorsichtsmaßnahmen überhaupt keine Rolle gespielt haben. Es war sehr spontan, was bei mir vorher nie der Fall war, es hat immer länger gedauert, bis ich anfing, mich freizuschwimmen. Den hab ich in der Discothek kennengelernt, und wir sind zusammen heim und haben zusammen geschlafen, und damit war die Sache erledigt. Ich rede nicht gerne darüber. Aber das Zusammensein mit ihm hat mir Spaß gemacht, ich dachte auch gar nicht an die Krankheit und machte mir danach auch keine Schuldgefühle.

Die Ärzte hatten mir gesagt, sie würden keinen Kontakt mehr mit Amerikanern eingehen, und der war nun ein schwarzer Amerikaner, von dem ich dann mitbekam, daß er sehr promiskuitiv lebt. Das wäre also der ideale Risikopartner. Mich wundert das selber ein bißchen.

«Man braucht doch die Gründe»

Gespräch mit Rudi W. (40),
dessen Freund an AIDS starb*

Ich kannte den Hans schon 17 Jahre. Ich hatte mit ihm nie ein Liebesverhältnis. Wir haben eigentlich nur ein Fickverhältnis gehabt, ein Verhältnis auf sexueller Basis. Wenn wir Lust hatten, sind wir zusammen weggegangen, und wenn der andere mal keinen Bock hatte, es wäre uns nie der Gedanke gekommen, eifersüchtig zu sein. Wenn ich so darüber nachdenke – es ist komisch: Ich hätte nie gedacht, daß mir ein Mensch so fehlen würde. Er hat ungemein viel Eindrücke hinterlassen. Ich hab wahnsinnig viel von ihm gelernt. Wir haben gemeinsame Linien gehabt. Die Oper. Er war, ach, ein Phänomen in Sachen Oper. Da war ich ein Waisenkind dagegen, und ich muß sagen, wir haben uns toll ergänzt. Wir hatten immer ein Gesprächsthema, es wurde nie langweilig, und ich finde, das hat ungemein viel ausgemacht. Die 17 Jahre.

Sie sagen, Ihr Freund fehlt Ihnen. Was liebten Sie an ihm?

Seine Ehrlichkeit. Wir konnten uns was sagen. Wir konnten uns unsere Meinung sagen, und das fand ich so großartig. Politisch zum Beispiel waren wir ganz anderer Meinung, und trotzdem haben wir toll politisiert, wir haben uns bald geschlagen, aber wir hatten keine Haßgefühle. Ich hab im Leben einfach noch nie so eine Ehrlichkeit gespürt. Eine Ehrlichkeit in dem Sinne, daß er mir sagen konnte, was ich mal falsch gemacht habe, oder daß ich ihm sagen konnte, hör mal, das gefällt mir nicht an dir, könnt man das nicht anders machen. 'ne ehrliche Meinung gibt's so wenig, gerade unter Homosexuellen. Das war so großartig beim Hans, und das ist es, was ich auch wahnsinnig vermisse.

Wie sah Ihre gemeinsame Sexualität aus, warum war sie für Sie so wichtig?

Wir haben den Sex ja 17 Jahre lang gesteigert. Wir fingen beim einfachen Ficken an. Ich muß ehrlich sagen, ich bin ein Typ: Ich fick ganz gern. Das ist also meine ganze Richtung. Früher stand ich auf Tucken. Tucken haben mich wahnsinnig fasziniert, der Mann als feminines We-

* Namens-, Orts- und Zeitangaben wurden verändert.

sen! Vielleicht hab ich in ihm in gewisser Weise eine Frau gesehen. Er war schon immer ein sehr femininer Typ, ist früher im Fummel rumgerannt, als ich ihn kennenlernte. Und damals war sein After schon ziemlich ausgeweitet.

Ich hab schon immer viel mit den Händen gemacht, und, ich kann es mir nicht anders erklären, ich hab dann so probiert, und es hat mich angeregt, wenn ich jemand den Finger in den Arsch gesteckt hab. Und so haben wir das dann auch gemacht, bei jedem Treffen immer ein bißchen mehr. Manchmal waren mehrere Wochen dazwischen, aber irgendwann haben wir angefangen zu fisten. Zu einem Zeitpunkt, wo kein Mensch in Deutschland oder Amerika geahnt hat, daß man auch die Faust in den Arsch stecken kann. Das ist irgendwie auf unserem Mist gewachsen.

Der Hans war nicht der Typ, der mich sexuell besonders angeregt hätte. Er war ein Sexobjekt, mit dem ich was machen konnte. Aber trotzdem ging der Sex immer nur von ihm aus, er hat alles programmiert, und das mußte ich dann vollführen. Ich war im Grunde wie so 'ne Marionette. Wir ham ja von Anfang an wirklichen Sex gemacht, keine Wichsereien, sondern speziell auf masochistische und sadistische Art. Hans war ja ein großer Masochist. Trotzdem hat er ungemein viel Leute tyrannisiert, er hat viele Leute ausgenutzt, und er hat mich wie einen Spielball benutzt. Von Anfang an wurde nur Sex gemacht, wenn er wollte, das war mal Voraussetzung. Es ging nur von ihm aus. Mir ist erst nach einiger Zeit ein Licht aufgegangen, und ich habe mir gedacht, mich stört's nicht, ich brech mir keinen Zacken aus der Krone. Er wurde gerne ausgepeitscht, er mußte unter jemandem stehen, er mußte irgendwie drangsaliert werden, aber es ging alles nur nach seinem Kopf. Er hat alles inszeniert, und ich mußte das nachmachen. Da lief dann alles. Eigentlich erst zuletzt, im letzten Jahr, bekamen wir Krach. Er sagte, weißt du, es ist komisch, das stört mich, es kommt immer alles von mir, du läßt dir nichts einfallen.

Das hört sich an, als hätten Sie sich gelangweilt miteinander.

Das merken doch auch die Leute im normalen Leben: alles wird langweilig mit der Dauer. Wenn man da nicht irgendwie eine Abwechslung schafft und immer wieder was Neues bringt, nur 'ne Kleinigkeit, dann wird alles langweilig. Auch selbst für den Partner. Wir Homosexuellen haben den Vorteil, weil wir immer wieder den neuen Partner haben. Ich hab den größten Vorteil, weil ich sehr viel Verkehr hab mit vielen Leuten, da kann ich mein Programm ständig runterlaufen lassen. In gewisser Weise bin ich zwar einseitig, aber für den andern ist es immer wieder neu. Aber wenn ich das immer wiederhole, dann ist das auch langweilig, für mich. Meine Theorie, die ich schon seit einigen Jahren gewonnen oder erkannt habe: Es muß immer eine Steigerung geben, gerade für den Sex. Egal was kommt, immer 'ne Steigerung, immer ein bißchen mehr, und irgendwann hört's einfach mal auf. Dann hört's wirklich mal auf, dann muß man wieder von vorn anfangen. Das hab ich durch die ganzen Jahre ja gespürt.

Was haben Sie gegen die Langeweile getan?

Die kam besonders in den siebziger Jahren, '72, '73. Wir hatten einen Kreis hier in . . ., der Hans, ich und einige andere, und irgendwann kam einer aus Köln und sagte, es geht jetzt alles von der Lederszene aus, und die war ja interessanter in Amerika, und man könnte doch mal dahin reisen. Das war ja zu der Zeit noch ziemlich teuer, aber wie die Tunten halt sind, ham wir gesagt, machen wir, klar. Die Faszination war der freie, eigentlich der schöne Mann drüben. Der interessante Mann.

Und den gab's dort?

Ja, den gab's. Den gutaussehenden Mann. Richtig bullige Typen. Der vollkommen ohne Konvention, der also frei gelebt hat.

Was heißt der freilebende Mann? Frei, weil er vielleicht alleine lebte?

Daß er doch irgendwie getan hat, worauf er Lust hatte.

Hat er das wirklich getan, oder haben Sie nur phantasiert, daß er das tut?

Man hat sich's vielleicht auch nur eingebildet.

Sie haben gehofft, da kann man machen, was man will, da kennt Sie niemand?

Das ist natürlich die Voraussetzung gewesen. Aber es stimmt, daß da wirklich einer lebt, der so frei und großzügig . . . ich hab den eigentlich doch nie kennengelernt.

Trotzdem gab es das Neue, das Tolle, man konnte sich ausleben, man konnte in die Sauna gehen, man konnte in die Lokale gehen, man konnte egal mit wem weggehen. Konnte es, man war frei. Also man war selbst frei. Und man hat sich dem Wunsch, den man schon lange gehegt hat, jetzt mal wirklich frei zu sein und tun und lassen zu können, was man will, voll hingegeben. Und der ging ja, die Zeit, solang man drüben war, in Erfüllung. Man konnte fast jeden bekommen, weil, sie waren schon interessiert an den Deutschen, aber im Grunde haben sie fast genauso gelebt wie wir. Wenn man die mit ihren Familien kennengelernt hat, das waren Leute so wie wir. Wir hatten uns die Veränderung nur eingebildet. Elf Jahre geh ich jetzt nach Amerika, ich hatte nette Typen, aber ehrlich gesagt, ich hab wirklich nix dazugelernt.

Sie haben bald angefangen, Drogen zu nehmen?

Ja, die letzten zehn Jahre hatte ich mit dem Hans nur noch Sex mit der Droge.

Ging es Ihnen darum, das Bewußtsein zu dämpfen?

Nein, zu steigern. Du wirst so klar. Du kriegst Gedanken, wo du sagst, ach, warum hab ich die sonst nicht. Du wirst so, ich will nicht sagen clever, du wirst so aufgeweckt, das ist schon phantastisch.

Sie sprechen von Kokain?

Ja. Aber ich finde, für den Sex ist das nicht ratsam. Man wird so wahnsinnig klar, vielleicht wär's doch ganz gut, die wenigsten Leute arbeiten beim Sex ja mit dem Kopf. Meskalin ist sehr gut für den Sex.

Wie kam diese Fixierung auf Drogen zustande?

Er sah darin das Nonplusultra. Man konnte mit ihm wirklich mehr anstellen und längeren Sex machen, ja meistens oft sieben bis acht Stunden, ganz streng hintereinander, nur ganz wenige Pausen. Mit Meskalin konnte er mehr ertragen und natürlich die Phantasie, das ist doch toll, wenn man die Phantasie trainiert. Und die kann man mit der Droge natürlich leicht trainieren. Ich hab die ganzen Jahre vorher mehr mit dem Schwanz gefickt als mit dem Geist. Und eigentlich erst in den letzten Jahren, da hat der Hans gesagt, konzentrier dich auf den Geist, fick doch mal mit dem Verstand. So blöd es klingt, es stimmt wirklich. Ich bin jetzt soweit, daß ich mich wahnsinnig hochjubeln kann, ohne Drogen. Das sind zwar immer nur Sekunden, aber ich finde, es ist toll.

Erst im letzten Jahr ...

kurz vor seinem Tod ...

... haben wir weniger Drogen genommen und haben mit weniger

Drogen tolle Phantasien gestaltet. Ham also das Letzte aus uns rausgeholt. Und selbst mit immer weniger Poppers.

Die letzten zwei Jahre wurde es immer schwieriger, daß er abspritzen konnte, er hat's dann lieber seingelassen. Er hat dann gesagt, nee, das interessiert mich nicht. Obwohl, wir haben jedesmal. Und ich merkte dann, daß, wenn ich ihn hochgejubelt habe, das hab ich manchmal mit so kleinen Dingen erreicht, und wenn er dann toll abgespritzt hat, und dann merkte ich, daß er immer doll nach Luft geschnappt hat.

Dann kam immer die Atemnot. Da hat er HUAHUA sich gleich ans Fenster gestellt und gestöhnt, ich brauch Luft, ich brauch Luft. Wer hätte aber bei den Popperschwaden nicht nach Luft geschnappt?! Da hab ich gesagt, hör mal, geh doch zum Arzt, irgendwas stimmt doch da nicht. Ja, sagt er, ich war schon beim Arzt, und der hat gesagt, da ist nix, ja, da ham Se sich mal verschluckt. Aber mir hätte das viel früher auffallen müssen.

Was anderes, was dazukam, erst in den letzten vier Jahren sprach er mich drauf an: er braucht Kortison. Er hatte eine Allergie an den Füßen, die hätte er durch den Psychologen mit Gesprächen vielleicht wegbekommen können, aber er hatte kein Geld, den Psychologen zu bezahlen. Und diese Allergie war nur mit Kortison zu bekämpfen.

Wie lange nahm er Kortison?

Über zwanzig Jahre. Und es wurde immer schlimmer. Der Hans war ein ganz weißer Typ, der nie braun wird. Wenn wir unterwegs waren, der konnte nie in der Sonne sein, der war sofort krebsrot. Trotzdem ging er bald immer ins Sonnenstudio und kam dann braunverbrannt, also er wurde sehr braun und er sah so toll aus, ich hab gesagt, das ist so phantastisch, wie du aussiehst. Da sagte er: Aber es hat einen Nachteil. Ich hab diese Allergie auf dem ganzen Körper bis ins Gesicht.

Sein Arzt hat sich geweigert, ihm weiter Kortison zu verschreiben. Einmal hab ich's gesehen, da sind so komische rote Flecken aufgetreten, dann hat er die Tropfen genommen und die Creme verstärkt, irgendwie kam er weiter dran, dann war's sofort weg. Zwei Monate vor seinem Tod bekam er Husten. Bald lag er im Krankenhaus. Nach sechs Wochen ist er gestorben. Die Abwehrkräfte bei ihm waren da ja schon null und nichtig gewesen, und er hatte eine Lungenfibrose. Der Professor hat der Mutter gesagt, er wär ein Leben lang ein Krüppel gewesen, er hätte hier in den Breiten gar nicht mehr leben können. Er wär nie mehr hundertprozentig geworden.

Sie haben noch andere Freunde, die an AIDS erkrankt sind?

Ich kenn den Strohm, der hatte vor einem halben Jahr ein Verhältnis mit einem jungen Mann aus ..., der jetzt in der Klinik liegt und AIDS hat. Damals erzählte mir der Strohm, du kennst doch den Kleinen, der hat immer im ... rumgestanden. Der liegt im Krankenhaus und hat AIDS. Ich fühl mich nicht so besonders wohl, ich will mich auch mal untersuchen lassen. Nach 14 Tagen treffe ich ihn noch mal, und er sagt, es ist toll, ich hab nix. Ich weiß zwar nicht, was es ist, ich bin zwar immer noch müde ... Vier Wochen später seh ich ihn noch mal, und ich hab meinen Augen nicht getraut: ein stabiler Typ wie ich, gut gebaut – so schmal. Ich sag, was ist denn mit dir los, geht's dir nicht gut. Er hatte plötzlich Durchfall und Fieber bekommen. Er sagte, ich geh jetzt zweimal die Woche in die Klinik, ich hab einen Pilz im Mund und im After. Wenn ich was esse, das ist Mord. Wenn ich aufs Klo gehe, das ist noch schlimmer. Die Pillen, die ich kriege, die lassen mich die Schmerzen quasi ertragen, aber ich weiß nicht, wie lange der Körper das noch mitmacht. Ich hab mich mit ihm noch sehr lange unterhalten, er war sogar in 'ner Bar, einmal ist er aus einer rausgeflogen, weil die 's wußten. Er wollte wissen, ob ich ihm Drogen besorgen kann. Ich hab gesagt, du kannst deine Probleme unmöglich mit der Droge lösen, das ist so witzlos und so wahnsinnig wie nur was. Ja, aber trotzdem, ich fühl mich so allein, ich hab auf Sex sowieso keine Lust, vollkommen null und nichtig. Ich brauch nicht mal mehr zu wichsen.

Er macht jetzt natürlich alle möglichen Leute dafür verantwortlich, nur nicht sich selbst. Ich hab gesagt, hör mal, gut, du kannst nix dafür, aber du darfst auch nicht die anderen Leute dafür verantwortlich machen, das kannst du ja auch nicht.

Sie meinen, er soll die Rechnung für sein Leben selber bezahlen?

Das ist ein bißchen zu kraß, aber das ist natürlich ein Leben, das wir Homosexuelle leben, ist ja schon ein anderes Leben, wie Otto Normalverbraucher lebt. Das ist schon ein Risiko. Mit dem Risiko muß man leben. Wenn man über die Straße geht, daß man überfahren wird.

Soll sich ein AIDS-Kranker aus der Öffentlichkeit zurückziehen?

Ich hab ihn auch gefragt, was hat der Arzt zu dir gesagt, was du jetzt machen sollst. Irgendwie ist das doch ein Risiko, selbst daß du jetzt heute abend hier in der Bar bist. Ich will dir das nicht zum Vorwurf machen. Der Arzt hätte gesagt, das ist seine Entscheidung, das muß er vor seinem Gewissen verantworten. Ich hab den Strohm jetzt gerade wieder getroffen, und der sagt, ich habe vollkommen keine Bedürfnisse mehr auf Sex. Das ist vollkommen tot bei mir, dieses Problem.

Gesetzt den Fall, ich hätte AIDS, ich würde mich auch zurückziehen. Ich glaube nicht, daß ich mir das Leben nehmen würde, aber ich würde mich zurückziehen.

Sie waren 17 Jahre mit Ihrem Freund zusammen. Haben Sie keine Angst, Sie könnten sich vielleicht angesteckt haben?

Ich könnte es mir im Moment nicht vorstellen, daß man mir sagen würde, ich hätte AIDS. Ich könnte mir nicht vorstellen, wie ich genau reagieren würde. Ich denke auch manchmal, du müßtest dich mehr zurücknehmen. Mich würde reizen, mal zu 'ner Wahrsagerin zu gehen. Ich hatte einen wahnsinnigen Bammel davor, zum Arzt zu gehen. Ich mußte also schon mit mir kämpfen. Aber meine Dings hat gesiegt, ja, meine Charakterstärke, die ich sonst wenig besitze, das mußt du jetzt machen ohne Rücksicht darauf, daß sie eventuell feststellen, du hast AIDS.

Man macht Witze drüber, obwohl es doch so schlimm ist im Grunde genommen. Man sollte sich wirklich mehr damit befassen. Ich tu's auch nicht. Warum, weiß ich nicht. Aber selbst wenn ich die Treppe rauflaufe und außer Atem komme, denke ich dran. Im Unterbewußtsein beschäftigt man sich damit, nur nicht nach außen.

Sie haben sich untersuchen lassen?

Ja, die Spannung vor der Untersuchung war ungemein groß. Ich war wahnsinnig nervös. Aber sämtliche Tests, die ich habe, Lunge, Leber, Blut, sind alle in Ordnung. Aber, o Gott, ist da nicht doch was? Ich hoffe, daß sie bald was dagegen finden. Die Medizin ist soweit fortgeschritten, ich hoffe, daß sie sich wirklich bemühen.

Haben Sie das Gefühl, die Ärzte haben die Sache in der Hand?

Nein. Zum Beispiel die eine Ärztin ist ja auch ein bißchen zu jung. Na ja, das Fragebogenausfüllen kann ja jeder Schuljunge machen, da brauchst du keine ärztliche Qualifikation für. Daß ich 14mal 'nen Tripper hatte oder so. Entweder hab ich sie zu sehr geschockt, ich fand, sie war dem Gespräch mit mir einfach nicht gewachsen. Ich hab nicht das Gefühl gehabt, daß sie Ahnung über was gehabt hat.

Sie meinen, sie hatte von Homosexuellen keine Ahnung?

Ja, vollkommen null. Ich spreche sehr gerne mit einer Frau, und ich hab sehr gerne mit ihr gesprochen. Ich hasse Lügen. Ich verabscheue so was, und ich habe keine Scham davor. Weil das ja ein Problem ist, sollte man mit Ehrlichkeit drangehen. Sie machte einfach nur den Fragebogen stur runter. Wieviel Syphilis, wie oft, keine Erklärung, keine Frage nebenbei, oder weswegen, warum, wieso. Sie hat aus dem Gespräch nix gemacht.

Was hätte sie denn aus dem Gespräch machen sollen?

Sie hätte mehr forschen können. Sie hätte sich mehr informieren können.

Was sollte sie fragen?

Ja, gerade als ich ihr sagte, ich hätte doch mehrere, öfters Bekanntschaften, daß sie nicht irgendwie dadrauf gekommen ist.

Weshalb Sie das Bedürfnis haben?

Ja.

Warum glauben Sie, daß eine solche Frage die AIDS-Forschung voranbrächte?

Ich glaube, daß wir es zu sehr übertrieben haben. Und jetzt, ich finde, es ist wichtig, man muß doch auf den Grund gehen. Ich finde, daß man alles irgendwie aushorchen muß. Wieso, weshalb, warum? Man weiß ja nicht, wieso es kommt und wo es entsteht, man muß doch alles irgendwie in Betracht ziehen.

Meinen Sie, allein das Bedürfnis nach vielen Partnern könnte schon ein Krankheitsfaktor sein?

Ja, das könnte ich mir schon vorstellen. Man braucht doch die Gründe. Könnte es nicht sein, daß man durch das freiere Leben doch körperlich mehr, auch seelisch, im Stress ist, mehr aufnahmebereit ist für gewisse Dinge, für schädliche Dinge?

Also, je mehr Freiheit, desto größer die Gefahr?

Ja, das stimmt. Das geht doch alles auf die Religion zurück. In der schlechten Zeit, in der Not, in der Kriegszeit, hat die Kirche den größten Zulauf. Solange man frei war, hat man sie nicht gebraucht.

Wie kommen Sie jetzt auf die Kirche?

Die Kirche ist doch die Institution, die immer sagt: Das darfst du nicht. Da fangen die Probleme der Homosexualität an. Selbst der Papst sagt jetzt, Homosexualität ist abartig, ist Sünde, hat jetzt diese Polakken-Paula gesagt. Aber die Institution Kirche sind ja die Menschen, ist ja der eigentliche Mensch, und das Christliche ist bei uns Homosexuellen, glaube ich, sehr ausgeprägt. Da ist so eine große Frömmigkeit, die soll das andere dann alles ausgleichen.

«Hier steht's ganz genau, Sie haben AIDS»

Gespräch mit Ottmar M. (42),
der seit einem halben Jahr
mit der AIDS-Diagnose lebt*

Ich hatte mit einem Typen in New York Kontakt gehabt. In der Sauna kennengelernt, dann im YMCA wiedergetroffen. Er war so 'ne Mixtur, halb Mexikaner, halb Amerikaner, und es war recht amüsant, das muß ich schon sagen.

So après sprach man dann, woher man kommt, meist ist es ja après, und ich sagte Germany und so, und er, ach, ich hab da einen Bekannten in Berlin. Die Wahrscheinlichkeit, daß ich den kenn, war ja gering, aber er erwähnte den Vornamen, und ich erwähnte den Familiennamen, Hellmut J., wir kannten den also beide.

Vor anderthalb Jahren etwa sagt mir dieser Hellmut aus Berlin, damals war mir der Begriff AIDS noch unbekannt gewesen, du, dem Ami geht's sehr schlecht, der hat Hautkrebs, auch von Kaposi war damals noch nicht die Rede gewesen. Und nach einiger Zeit hieß es eben, daß er AIDS hätte.

* Namens-, Orts- und Zeitangaben wurden verändert.

Woher wußten Sie, was AIDS ist?

In einigen Bars hingen bereits Informationen aus, in denen man zwar nicht mit Einzelheiten, aber doch mit der Grundstruktur konfrontiert wurde.

Ich nehme an, das war gegen Ende 1982. Dachten Sie damals schon an eine mögliche Eigengefährdung?

Es war eine meiner Befürchtungen, daß die Sache in New York eine Quelle sein könnte.

Aber ich glaube, ich war sowieso prädestiniert dafür. Ich fragte meinen Hautarzt, wo ich Dauerkunde war, doch der wußte nichts und sagte auch nichts. Irgendwo muß ich dann gelesen haben, daß zur klassischen Vorgeschichte Syphilis und Hepatitis zählen, und da ich das alles in schöner Reihenfolge durchgemacht hatte und sich zusätzlich unzählige Fälle von Tripper anschlossen, war mir schon bewußt, daß ich praktisch ein Musterkandidat dafür bin, da mein Abwehrsystem geschädigt sein mußte. Seit der Hepatitis, die hatte ich 1978, bekam ich unzählige Male den Tripper. Von diesem Zeitpunkt an hatte ich, wo ich hingriff, muß ich schon sagen, oder wo ich hinschaute beinah, den Tripper, en masse. Es war entsetzlich gewesen, das ging über Jahre hinweg, und es war ein deutlicher Hinweis, daß das Immunsystem geschädigt sein mußte. Ich hatte vorher auch nicht wesentlich abstinenter gelebt und hatte nichts gehabt. Als ich nun davon las, bekam ich schon Angst.

Hat diese Angst Ihr Leben beeinflußt?

Gut, man verdrängt so ein bißchen, und im Frühjahr '83 bin ich wieder in die USA. Ich war zuerst 'ne Woche in New York, war dort schon mit 'nem Tripper angekommen, aus Deutschland importiert. Den hatte ich trotz schwerer Bombardements nicht losgekriegt und war dann doch sehr sauer, als ich drüben ankam und nichts machen konnte. New York war für mich ja immer *die Stadt* gewesen. Ich lief in die berühmte free clinic dort, hatte schon eine halbe Apotheke mitgebracht, das Penicillin hatte bereits versagt – ein Zeichen, daß alles sehr in Unordnung geraten war.

Stanilo haben Sie nicht genommen?

Das *Stanilo* wirkte schon seit zwei Jahren nicht mehr bei mir. Ich war dann schon ziemlich abgefuckt, muß ich sagen.

Ich meine, wenn man's dreißigmal im Jahr hat, und das kam bei mir vor, dann ist das kein Wunder. Ich hab teilweise Phasen gehabt, da hatte ich einmal Sex, und dann war's wieder für fünf, sechs Wochen aus, weil der Tripper nicht wegging. Es war schon zum Abgewöhnen gewesen. Das ist der Vorteil jetzt, da kann ich mir immerhin diese Dinger sparen.

Ich bin dann noch nach San Francisco, hatte aber keine große Lust mehr, wegzugehen. Ich hab mich nicht mehr so ganz wohl gefühlt, der Appetit ließ nach, ich war physisch nicht mehr voll da, konnte kaum mehr Fleisch oder irgendwas essen, hab mich teilweise geekelt. Ich meine, das war wahrscheinlich ein Vorbote gewesen, ohne daß ich es wußte. Ich bekam so ein komisches Gefühl und wurde es nicht mehr los.

Auf dem Weg von San Francisco nach Mexiko las ich dann einen großen AIDS-Artikel in *Newsweek*, der praktisch das Pendant zum *Spiegel*-Artikel war, der ja erst später kam. Dort war die klassische Form aufgeschrieben, mit Hepatitis, Syphilis usw., und mir war eigentlich instinktiv klar, wenn ich's noch nicht hab, kriegen werd ich's auf alle Fälle. Daß ich mich nicht so hundertprozentig wohl fühlte, führte ich aber mehr auf die Hitze zurück, doch die Angst war schon da. Was mich nicht hinderte, auf einem kleinen Abstecher nach Houston noch mal Sex zu haben. Irgendwo hab ich dann aber eine psychologische Barriere errichtet, die Angst wurde immer größer, und auf meinem Rückweg über New York hab ich auch nichts mehr gemacht.

Ich konnte mir's wirklich ausmalen, wie's kommt, ich bin halt im negativen ein ziemlich großer Realist, was ich sonst, glaube ich, nicht so sehr bin. Ich bin eher stärker im Hinnehmen von negativen Gegebenheiten.

Ich kam dann aus dem Urlaub zurück. An meinem Arm war so ein kleines Brandmal, es war wohl eine Zigarette abgebröckelt, aber das sah so komisch violett aus, und eines Morgens schau ich das so beim Frühstück an und denk mir, Menschenskind, violett, kleiner Fleck: Kann der sich vergrößern? Das war in der gleichen Woche, als ich den *Spiegel*-Artikel gelesen hatte.

Und zur selben Zeit kam ein Besuch, ein sehr guter, sehr intimer alter Freund, und ich dachte, o. k., ich kann dem ja nicht bewußt etwas anhängen ...

Bin an dem Tag also sofort losgerast zum Hautarzt, der sagte, Gott, wegen des kleinen Dings, und bin trotzdem Mittag noch in die Klinik und hab nach dem Dr. . . . gesucht. Ich hab den auch in so einem Seitenkomplex gefunden, und der war ganz perplex, daß da noch einer um halb ein Uhr nachmittags rumlief, wieso kommen Sie jetzt mittags reingeschneit?

Er war sehr höflich gewesen, und ich hab ihm das gezeigt, ich sagte, ich krieg heute Besuch, und wenn ich wüßte, daß da ein Verdacht besteht, dann müßt ich mir den Sex natürlich ersparen, was mir in dem Fall sehr, sehr schwerfiele. Er sagte, das ist doch harmlos und so. Ham Sie sonst irgendwie Anzeichen, Symptome, die einen Rückschluß erlauben? Ich sage, na ja, Gott, eine gewisse Appetitlosigkeit seit längerem.

Das kann aber auch was anderes sein. Wenn Sie sicher sein wollen, kommen Sie doch am nächsten Montag, da machen wir dann die Blutabnahme und den Stempeltest.

Inzwischen war dies kleine Mal verschwunden.

Wir machten den Stempeltest, der ging nicht auf, und das war ja schon ein Vorzeichen. Wir mußten also den zweiten machen, das war eine große Blutentnahme, die erfolgte zwei Wochen später.

Unter welchen Umständen erfuhren Sie das Untersuchungsergebnis?

Zwischen Tür und Angel. Das war makaber. Ich hatte noch einen Untersuchungstermin gehabt, es war ein total verregneter Tag. Der wird mir ewig in Erinnerung bleiben. Es war im Sommer. Bei meinem Wagen war die Lichtmaschine ausgefallen, also ich hatte Ärger, es regnete, Scheibenwischer, nichts funktionierte, und so hab ich dann zwischendurch von einer Tankstelle aus angerufen, ob er denn das Ergebnis schon hätte. Und er hatte schon: Es tut mir leid, Ihre Befürchtungen haben sich bestätigt. Na ja, dann wußt ich's.

Was sagte er noch?

In dem Moment gar nix. Wir haben für den nächsten Tag einen neuen Termin ausgemacht, ich bin hin, aber allzuviel zu sagen war eigentlich nicht. Die Tatsache war mir bewußt, daß im Moment noch nichts gefunden ist, womit man helfen kann. Er hat mich eben nur beruhigt, es sei so eine Vorstufe, und ich hätte ja weiter keine Symptome.

Sagte der Arzt, es sei definitiv AIDS?

Nein, aber ich hätte diese Vorstufe.

War das für Sie nicht dasselbe?

Ja. Aber er war schon sehr rücksichtsvoll und sehr nett gewesen, indem er es runtergespielt hat. Aber mir war durchaus bewußt, daß es AIDS war, auch wenn's nur eine Vorstufe war. Ich habe meine Schlüsse selbst gezogen. Zu dieser Zeit war ja nicht mehr bekannt gewesen, als daß der Zeitpunkt vom Ausbruch bis zum tödlichen Ende, weiß Gott, vage zwischen einem halben Jahr und zweieinhalb Jahren lag. Weit fortgeschritten war bei mir ja nicht der Fall, und ich dachte, voilà, du bist noch mehr oder weniger frisch und munter und hast vielleicht noch eine längere Wartefrist vor dir.

Sie hatten mit diesem Arzt in Zukunft wiederholt zu tun. Welche Begegnungen sind Ihnen in Erinnerung geblieben?

Er ist noch sehr jung, er dürfte Anfang Dreißig sein, und bei einem unserer Gespräche sagte ich: Darf ich eine indiskrete Frage stellen? Sie haben jetzt jeden Tag damit zu tun. Ich vertraue Ihnen auch so einiges an. Wie empfinden Sie das eigentlich? Sie sind wahrscheinlich damit auch erst konfrontiert, seit Sie an der Sache arbeiten. Eine ganz ehrliche Frage nach Ihrem tiefst innersten Empfinden, stößt Sie manches nicht doch ab?

Sie fragten nach seiner Bewertung des Homosexuellen?

Ja, ich sagte, Sie kriegen sehr viel mit, sehr viel auch an Details, es muß für Sie doch eine sehr exotische Welt sein. Gibt es da nicht Dinge, die in Ihnen eine gewisse Abscheu erwecken? Er sagte, wenn ich ehrlich bin, war diese Welt noch vor einem Jahr etwas völlig Undenkbares gewesen, etwas nicht Existierendes, etwas, was er sich nicht vorstellen konnte. Das Faktum selbst war ihm nicht neu, er hatte in seinem Bekanntenkreis auch ein paar Homosexuelle, aber wie sich in der Tiefe die Riten dieser Welt gestalteten, war ihm absolut fremd.

Ich hatte ihm klargemacht, daß ich ein unwahrscheinlich promiskes Dasein geführt hatte, und es war interessant, daß er mich fragte, wie haben Sie das seelisch verkraftet?

Die Erkrankung oder den häufigen Partnerwechsel?

Nein, den Partnerwechsel. Er hat versucht, das Vorleben zu ergründen, und in einer stillen Stunde haben wir uns dann mal über diesen ganzen psychologischen Hintergrund des für ihn als Phänomen erscheinenden Lebens unterhalten. Das blieb für ihn aber absolut unverständlich, wie man derart promisk ... Er sagte, ja, aber da müßte doch auch mal irgendwo ein seelischer Anhaltspunkt sein!

Er meinte, eine Bindung?

Eine gewisse Bindung, ja. Es müßte doch zumindest über eine Nacht hinausgehen.

Ist es Ihnen schwergefallen, Ihr Leben offenzulegen?

Ich hab das schon früher sehr sachlich gesehen: Wenn man häufig Kontakt hat, muß man auch seine Scheu ablegen. Ich hatte das fast schon professionell betrachtet. Im Prinzip hat man sich von irgendeiner Nutte im Bahnhofsviertel nicht wesentlich unterschieden, und man mußte daher auch die entsprechenden Vorsichts- und Kontrollmaßnahmen treffen. Denen hab ich mich auch unterzogen, ich hab das schon sehr realistisch gesehen und keine falsche Scheu an den Tag gelegt.

Einem Arzt gegenüberzusitzen, der selber schwul ist, ist natürlich einfacher als einem heterosexuellen.

Weshalb?

Das kann man vielleicht auch nicht verallgemeinern, aber man ist ja doch noch in einer sehr konservativen Welt. Einmal, ich hatte einen Analtripper gehabt, war ich bei einem Arzt gewesen, dem man wirklich ansehen konnte, wie angewidert er die ganze Sache betrachtete. Der hatte schon die Contenance gewahrt, aber da waren es dann schon die Töne gewesen. Man sah, hier ist wirklich Abscheu, das ist für den ein Stück Dreck.

Und der homosexuelle Arzt?

Der hat einem das Ganze natürlich sehr erleichtert, indem er einem absolut das Gefühl dieser Schuldfreiheit beließ. Ich bin immer zu demselben schwulen Hautarzt gegangen. Was mich am Anfang ein bißchen störte, war, daß da die ganzen Mädchen rumlaufen und Bescheid wissen. Wenn ich anrief und nach der Tripperkultur fragte, sagten die, alles o. k., *hinten auch*. Dieses Aussprechen war doch komisch gewesen. Es war ganz logisch gewesen, daß die alle Bescheid wußten, aber das Aussprechen hat mir schon einen leichten Schluckauf verursacht. Und einmal, ich saß zur rektalen Untersuchung auf dem Stuhl, kam eines der Mädchen rein. Sie hat sich nicht diskret zurückgezogen, sondern sah mir ins Gesicht. Da bin ich, glaube ich, doch etwas errötet. Aber jetzt wissen sie alle Bescheid, und es ist wurscht, ob sie mich dabei auch mal sehen.

Aber diese Gelassenheit mußten Sie lernen?

Ja. Die hat sich eigentlich so in den späten Siebzigern entwickelt, das machten sicher auch diese oftmaligen Erkrankungen. Dieses sich vollkommen Öffnen mag auch beigetragen haben zu einer inneren Öffnung, zu einer letzten Öffnung. Ich mein, ich war dann schon sehr locker gewesen. Es mag sogar auf das Sexualverhalten einen Einfluß gehabt haben. Ich war unwahrscheinlich offen, ich kannte keine Tabus, ich hab mich absolut positiv dazu bekannt, ich hab's als wunderschön empfunden, aber das ist eine innere Freiheit, die man erst nach längerer Zeit erwerben kann.

Sie sprechen von einem «sich Öffnen», von einer Lockerung des Sexualverhaltens. Wie sah die Zeit aus, in der Sie das vollzogen?

Ich bin am Land groß geworden in einer sehr konservativen Umgebung. Ich habe dann, in den fünfziger und sechziger Jahren, in Nürnberg gelebt, wo es auch nicht gerade aufgeschlossen zuging. Ich hatte nur in Wünschen gelebt. Meine Homosexualität wollte ich mir lange nicht eingestehen, obwohl ich es absolut wußte. Es war ein blödsinniges Versteckspiel vor sich selbst gewesen, es war absurd, rückblickend gesehen.

Ich war ein late-comer, würde ich sagen. Ich bin 42 und hatte mein erstes Erlebnis mit 26. Bis dahin hab ich Onanie betrieben. Ich war generell spät gereift, hatte nie Kontakt gehabt, obwohl diese Jahre von Zwanzig aufwärts eigentlich die besten Jahre waren, wo man noch relativ potent ist.

Ich lag immer im Schwimmbad rum, ich hab mir die Augen ausgeguckt. Ich glaub, die sind schon über den Boden gekrochen, ohne daß ich je ... ich meine, ich habe teilweise Höllenqualen gelitten, aber es war nur manches Mal gerade ein Flirten gewesen, und sofort hat mich die Angst gepackt und weggetrieben.

Der erste richtige Sexualkontakt war im Urlaub gewesen, auf einer griechischen Insel, es war also schon fast klassisch zu nennen. Ich wohnte in einem guesthouse, man hat die Zimmer bettenweise vermietet, und als ich eines Morgens munter wurde, lag gegenüber, fast entblößt, so ein lateinischer Typ. Ich bin halb verrückt geworden, als er auf mich zukam und fragte: ‹What do you like most?› Und ich sagte: ‹Nothing, I don't know, never did it before.› Ich war wie die Salzsäule, aber das muß den gereizt haben, und es hat mir Spaß gemacht. Ich hab es bei Gott nicht zu erkennen gegeben, und dann ist es eben passiert.

Ich bin dann aber effektiv vor mir erschrocken, wenn man denkt, 26 Jahre alt! Ich habe mich geniert, ich kam mir wie ein Ausgestoßener vor.

Dort war aber niemand, der Sie kannte oder Ihre Begegnung mitbekam?

Ich hab mich vor mir geniert, ich wußte es, und das war entsetzlich genug. Das hat dann so eine Art seelische Gegenbewegung bei mir ausgelöst. Ich bin vor mir erschrocken.

Man hätte bei mir nie auch nur von einer gewissen Bisexualität reden können, aber ich fühlte in diesem Moment einen Schubs, mich dem Weiblichen zuzuwenden. Ich hab dann mit einer Kollegin, die ich schon kannte, Ehebruch begangen, was für sie äußerst unbefriedigend gewesen sein muß. Es war eine völlige Vergewaltigung meiner selbst, ich hatte mir natürlich einen Mann im Bett vorgestellt. Ich mochte sie, ich fand sie sympathisch, wir hatten gemeinsame Interessen, waren gemeinsam unterwegs, aber nichtsdestotrotz, mich hat nie ein weiblicher Körper gereizt. Dieses Spiel wiederholte sich mit einer anderen Frau, ich wollte mir halt beweisen, ein normaler Mann zu sein, was natürlich recht absurd war. Es blieb zu guter Letzt ja doch völlig unbefriedigend.

Wie ging es weiter, Sie haben bisher mehr von Zwang berichtet als von innerer Freiheit.

Nach zwei Jahren kam ich in das gelobte München. Ein halbes Jahr verging, und ich ging in die Parks, wobei mir die Knie zitterten, aber dort sind die Hemmschwellen relativ niedrig angesetzt. Die Barriere war schon bis auf ein Minimum gesenkt worden, aber es hat doch relativ lange gedauert, bis ich mich wirklich befreien konnte. Alles blieb erst mal auf der anonymen Basis. Früher bin ich oft in den Park gegangen, was ich in den letzten Jahren kaum mehr gemacht habe, ich wollte dann auch mit den Augen genießen.

Ich wurde ein fester, integraler Bestandteil des Barlebens. Ich verbrachte bald einen großen Teil meiner Freizeit dort, ging zwei-, drei-, viermal die Woche hin. Das war der Anfang meiner Emanzipationsphase.

In der deutschen homosexuellen Subkultur muß Ihnen etwas gefehlt haben, Sie wandten sich wiederholt nach Amerika.

Gut, wenn schon die Seelenoffenlegung erfolgt, muß ich das, glaube ich, schon noch einfügen: Ich bin ein sehr visueller Typ. Ich hatte mich bereits früher unwahrscheinlich gerne an diversen Magazinen delektiert, das waren amerikanische Heftchen, die es in den sechziger Jahren gab. Die waren rein für 'ne schwule Klientel, die hatten dadrin zwar immer noch so ein Stückchen angehabt, meistens Bodybuilder, aber es war sehr schön gewesen. Wobei mein Geschmack sehr ausgeprägt auf sportlichen, hypermaskulinen Männern liegt. Das könnten selbst hypertrophe Typen sein, wo jeder sagt, das ist aber scheußlich.

Jedenfalls hab ich mir diese Journale damals in Nürnberg kiloweise gekauft. Die waren damals noch sehr teuer, und ich war noch extrem schüchtern. Ich konnte nie was kaufen, wenn sonst ein anderer Käufer dabeistand, da wär ich puterrot geworden. Da stand ich dann oft zwei Stunden vor dem Kiosk rum, um immer den richtigen Zeitpunkt abzuwarten, daß von der, von der und von der Seite kein Käufer kam, und erst dann stürzte ich hin, um zu kaufen, was oft im letzten Moment vereitelt wurde. Jedenfalls hatte ich mich an den Heftchen berauscht, und ich glaube, diese Jahre hatte ich eigentlich in der Onanie gemeinsam mit diesen Vorbildern überstanden.

Dadurch, daß diese ganzen Publikationen von drüben kamen und der Amerikaner überhaupt ein bißchen sportlicher ist und in seiner ganzen Mixtur, in der Vielfältigkeit vom Körperlichen her, in meinen Augen sehr attraktiv war, war natürlich dieser Reiz des Unbekannten da.

Beim erstenmal USA, 1972, war ich zwar in einigen Bars, aber eigentlich nur wie einer vom Land, der in die Großstadt kommt und sich die Etablissements anschaut, ohne davon Gebrauch zu machen.

Das zweite Mal war ich dann 1977 dagewesen. Da machte ich einen roundtrip und ließ mich völlig dareinfallen. Das hat mich wahnsinnig fasziniert. '77, ein Jahr, bevor ich die Hepatitis hatte, hab ich das genossen, mit Aug und Ohr und mit allen meinen Sinnen. Das war wunderschön gewesen, muß ich sagen.

Nach Fire Island kam ich im Sommer, es war ein gerade ausgehendes Wochenende, alles fuhr schon zurück, aber allein das zu sehen: Es war eine wahnsinnige Hitze, und der Amerikaner lief da nun knappest bekleidet rum, da waren da so was von traumhaft schönen Männern, wie ich sie wirklich in natura vorher noch nie gesehen hatte. Es war ein

Paradies, und ich hab mich dann hemmungslos hingegeben. In Andeutungen war es schon vorher vorhanden gewesen, aber es begannen mich dann auch Praktiken zu reizen, die, auch in dieser Welt, nicht unbedingt zum Üblichen zählen. Ich ging in die Bars, auch in einige ganz wüste, wo es wirklich keinerlei Tabu mehr gab.

Mineshaft.

Mineshaft. Und ich habe es genossen. Ich habe es wirklich bewußt genossen ohne Einschränkung und ohne irgendwelche Hemmungen. Hemmungen, die dann später schon aufgetaucht sind. Also ich hab mich hineingestürzt, ich hab drinnen gebadet, ich bin versunken, ich bin wieder aufgetaucht. Es war ein Traum, ein Trip der Sinne.

Es ist eine schlichte Assoziation, aber haben Sie auch Drogen genommen?

Ich hab dann später trips genommen, was sicherlich auch dazu geführt hat, daß der Organismus ausgepowert wurde. In den letzten Jahren hatte ich dann schon des öfteren da meine Zuflucht. Vielleicht, je mehr die Realität zu wünschen übrig ließ.

Sie meinen, die Realität Ihrer Sexualität?

Ja, wie es so ist, man will immer wieder Steigerungsmöglichkeiten, auch was die Praktiken betrifft. Ich hab dann wirklich für meine Begriffe die äußerste Grenze ausgelotet, und dieses Amerika, gerade New York, blieb immer so ein Mekka für mich. In die Saunen zu gehen, das war also so was von wunderschön, ein hemmungsloses sich Verlieren, das auch zu einer Festigung des schwulen Ego beigetragen hat.

Es ging dann so weiter, ich hab exzessiv gelebt, es wurde immer exzessiver, meine Phantasie war immer weiter angereichert worden.

Was heißt exzessiv?

Was die Sexualpraktiken betraf. Mit Gruppen, und dann meist mit Partnern etwas rauchen, was natürlich den Horizont auch noch weiter ...

Marihuana ist doch eher harmlos.

Ich hab's für mich nicht als ganz harmlos empfunden. Ich hatte so eine komische Atrophie in den Beinen, und da hab ich während der Zeit schon gespürt, daß es nicht sehr gut war.

Poppers?

Ja, auch Poppers. Das hatte ich seit mindestens 10–12 Jahren genommen.

Und Sie hatten das Gefühl, daß diese Drogen Sie schwächten?

Zumindest diesen Körperteil, der schon angegriffen war. Ich wußte, daß es für meinen Organismus nicht gut ist, aber der positive Effekt, der Rauschzustand, hat alles wieder wettgemacht.

Der hat auch gelockt?

Der hat gelockt. Sehr. Doch.

Aber der Rausch sollte auch ein Defizit ausgleichen, was vermißten Sie?

Es war mir bewußt gewesen, daß ich ziemlich an die Grenzen gestoßen war, und dieses Bewußtsein, gemischt mit der Tatsache, daß es mir nach soundsoviel Jahren nie gelungen war, aber auch nur einigermaßen eine Beziehung, auch wenn sie kurzfristig gewesen wäre, aufzubauen, die ein bißchen mehr beinhaltet hätte als rein die sexuelle Komponente, hat ein gewisses Gefühlsdefizit bewußt gemacht.

In den letzten Jahren war es, glaube ich, ein bewußt sich Hineinstürzen in immer größere Rauschzustände, wie auch immer sie gestaltet waren. Immer mehr Reizmittel zu nehmen, um dieses Defizit zu übertünchen, und es kam dann auch, altersmäßig bedingt, ich hatte die Vierzig schon überschritten, das Gefühl dazu, es kommt nichts Wirkliches mehr.

Was meinen Sie damit?

Ich meine diesen instinktiven Traum, den ja wohl jeder etwas träumt, lang- oder kurzfristig: Irgendwo ist einmal ein Mensch da ... Es muß nicht eine Dauerbeziehung sein, Sympathie und Nähe dokumentiert sich für mich nicht im Zusammenleben, sondern einfach das Gefühl, hier ist eine Zugehörigkeit. Diesen Traum hatte ich in den letzten Jahren abgeschrieben. Deswegen war es auch ein mehr oder weniger bewußtes Hineinstürzen. Dieses Gefühl eines Defizits war dann schon stärker spürbar geworden, ohne Sentimentalität, daß dieses Leben allein gelebt und – mein Leben hat nicht irgendwelche Höhepunkte oder sonstiges aufzuweisen. Es gibt auch nicht sehr viel Befriedigung aus beruflichen Erfolgen. Ein Nullachtfünfzehn-Durchschnittsleben.

Sie haben zu Beginn unseres Gespräches von Ihrer letzten Reise in die USA erzählt. Zu diesem Zeitpunkt sind Sie nicht mehr auf die Angebote des subkulturellen Marktes eingegangen?

Es ist komisch. Das letzte Mal war die Faszination schon gestorben, war ziemlich tot. Ich hab alles mit anderen Augen gesehen, obwohl ich von meiner Erkrankung noch nichts wußte. Ich bin zwar noch einmal in einer hemmungslosen Gier in irgendso einen Puff gegangen, aber ich war grenzenlos enttäuscht, mir kam's nur noch dreckig vor, mich hat das Verhalten der Leute nur noch abgestoßen und im großen nur mehr gelangweilt. Da standen nur noch Popanze rum, die sich und der Umgebung eine Rolle vorspielten, das war mir nie so extrem bewußt geworden. Ich hab's jahrelang genauso gemacht, jetzt fand ich's erschreckend langweilig. Früher in den Staaten kamen sie mir wirklich noch als ganze Kerle vor, jetzt war alles so verkrampft, es erschien mir wie eine Tanzveranstaltung zwischen Achtzehnjährigen in den späten Fünfzigern, nur mit 'ner anderen Montur. Es war ein Absurditätenkabinett, der dominierende Mann, der war es ja, den ich suchte, darf nicht durch ein paar Floskeln in sich zusammensinken. Wenn man die ansprach, die waren nur der Schatten ihrer selbst.

Ich bin ziemlich enttäuscht weggegangen, sehr ernüchtert. Ich dachte, mein Gott, war es das gewesen, um das sich jahrelang dein Sinnen und Trachten gedreht hat, nur das? Wenn ich ehrlich bin, wahrscheinlich war es nur das.

Früher hätten Sie sich vorstellen können, dort zu leben?

Es waren immer Ausflüge, zum Glück. Da zu leben wäre ich wahrscheinlich zum Untergang verurteilt gewesen. Ich hätte dort sowieso nur leben können, wenn es eine gesicherte sogenannte bürgerliche Existenz gegeben hätte, aber ich glaube, ich hätte nicht die Stärke gehabt, dem Ganzen zu widerstehen. Ich wär da abgefuckt, wahrscheinlich wär ich da verkommen. Nun ja, das schaffen wir auch in Deutschland. Allerdings nicht so ganz lustvoll, jedenfalls in der letzten Phase.

Die Desillusionierung setzte aber schon vor der AIDS-Welle ein?

Es ist ja ein Unterschied, wenn man einmal im Monat weggeht oder drei-, viermal die Woche. Wenn man mehrmals jemand abschleppt, dann auch mit ziemlich viel Hang zum Kompromiß. Ich bin aber trotzdem sehr gut zurechtgekommen, und ich hatte, Bekannte sagen, eine fast kaltschnäuzige Art entwickelt. Ich hatte keinen Sinn mehr für dieses Drumrumreden und dieses Kaschieren. Ich hab mich zu meinen Praktiken bekannt, was ich als Emanzipationsprozeß nach langen, langen Jahren gesehen habe, so daß ich völlig frei war, sowohl im Sex wie auch in der Anbahnungsphase. Ich war schon wirklich realistischer als realistisch, vielleicht war diese Sachlichkeit auch nur ein Schutzschild.

Sie glauben seit einem halben Jahr, Träger einer infektiösen Krankheit zu sein. Gehen Sie weiterhin in die Szene?

Ich war, seit ich es weiß, zweimal weg. Beim erstenmal hatte ich regelrecht Schiß gehabt. Es war einen Monat nach Verdachtsdiagnose, Symptome hatte ich noch keine weiteren, ich fühlte mich mehr oder weniger pudelwohl. Ich sagte mir, man sollte sich mal sehn lassen, sonst ist man sowieso schnell abgestempelt und hat dann wahrscheinlich Schwierigkeiten. Im Krankenhaus lag ich mit einem Typ zusammen, der mir erzählt hatte, man habe ihn aus einer Bar fast rausgeschmissen. Er hatte auch sonst üble Erfahrungen in der Szene gemacht, man hatte ihn angepöbelt, er sollte besser verschwinden, er hätte hier nix mehr zu suchen, was ich erschütternd fand.

Eine Welt, die in sich geschlossen ist, sollte, wenn schon nicht mit Solidarität, es zumindest mit Schweigen übergehen. Aus einer derart beschissenen Angst so zu reagieren, fand ich das Letzte. Das bewog mich also, mal wieder hinzugehen, und ich stand dann ziemlich unsicher vor meinem alten Stammlokal und hatte so was Ähnliches wie Schwellenangst. Die betraf auch mein Inneres; wenn ich jemand getroffen hätte, den ich sympathisch fand, käme ich ja in einen Gewissenskonflikt.

Ich bin dann mit einem komischen mulmigen Gefühl da rein und hatte das Glück, einen alten Bekannten zu treffen. Ich war froh über den Ansprechpartner, während ich sonst auf große Gespräche keinen Wert gelegt hatte. Sonst hatte ich mich allein hingestellt und meine Augen wandern lassen. Es war für mich ein Markt gewesen, wo ich die Relation zwischen Aufwand und Ertrag immer ziemlich günstig halten wollte. Diesmal war ich froh über den Gesprächspartner, ich fühlte mich unwohl und wie ein Aussätziger.

Das zweite Mal, ein paar Wochen später, bin ich in die ... zum Tanzen. Ich wollte Emotionen abbauen, ich hatte etwas geraucht, ich hatte auch Poppers dabei gehabt, total irre, weil man den Körper damit ja auch wieder schwächt. Gerade in so einem heißen geschlossenen Raum.

Es war kurz bevor ich ins Krankenhaus bin. Ich gab mich der Musik hin, schaute so rum und dachte, na, allzuviel hast du nicht versäumt, hat sich nichts verändert, das meiste rennt eh nur rum, ist eh langweilig. Und ich hab mich dann so ein bißchen an der Musik entzündet und kam dann aber in eine Situation, die ungut war. Ich trippelte so für mich dahin, tanzte und war so richtig auf Touren gekommen, als da plötzlich ein Typ auf der Tanzfläche erschien, der sehr sehr gut aussah. Nackter Oberkörper, nicht das Nonplusultra, aber im Normalfall hätte ich mit ihm die Nacht verbracht.

Ich versuchte, ihn nicht weiter zur Kenntnis zu nehmen, spürte auch dieses ewige Poppers, und ob der offensichtlich nicht mehr allzu stark vorhandenen Energien machte sich in meinen Tanzbewegungen ein gewisser Verschleiß bemerkbar. Der Typ tanzte neben mir und dann im gleichen Rhythmus auf mich zu und sagte, Mensch Junge, du solltest jetzt aufhören, ich glaub, du bist jetzt ganz schön drauf. Du solltest mal 'ne Pause machen, wo ich ihm zustimmen mußte. Ich war sehr drauf gewesen und schon an der Grenze meiner physischen Kräfte.

Er wollte dann, daß ich mich zu ihm setze. Er hatte einen unwahrscheinlich schönen Oberkörper, er hat mich wahnsinnig gereizt, aber es hämmerte da drinnen, auch in diesem Tran. Ich war noch nicht ganz so abgewrackt wie heute, und irgendwie konnte ich mich dann doch nicht zurückhalten, den Körper zumindest abzutasten. Ich hab dann so ein bißchen an seinen Titten rumgespielt. Seinen Körper allein zu spüren hat mir ein wunderschönes Gefühl vermittelt.

Ich sagte, du, ich würde wahnsinnig gerne mit dir ins Bett gehen. Ich glaube, wir hätten auch sehr viel Spaß, aber aus gewissen Gründen geht es nicht. Er wollte dann so ein bißchen bohren, aber ich sagte, bitte, frag nicht, sei so nett. Es geht nicht. Es hat nichts mit deiner Person zu tun, ich würde es liebend gerne tun, nichts lieber als das, aber es darf nicht sein.

Im nachhinein hatte ich schon Schwierigkeiten, das zu verdauen. Ich meine, die Fronten waren klar, ich wußte, daß ich die Grenze nicht überschreiten darf und kann.

Sie meinen die Grenze zwischen Verantwortung und Verantwortungslosigkeit?

Wenn ich den Schritt machen würde, dann wär meine Lebensbasis so ziemlich zerbrochen. Ich glaube, das würde ich seelisch nicht verkraften.

Was wäre das Zersetzende dabei?

Ich käme mir als präsumtiver Mörder vor. Ich riskierte auch, daß jemand diese Krankheit übernimmt. Bewußt jemandem den Tod weiterzureichen, ich glaube, dann könnte ich nicht mehr existieren. Dann würde ich eine Höllenfahrt antreten, die mir grauenhaft wäre, weil ich dann einfach in einer völlig ausweglosen inneren Situation wäre, die ich absolut nicht verkraften könnte. Ich würde mich total aufgeben.

Wenn ich Sie falsch interpretiere, müssen Sie mich korrigieren, aber das heißt ja auch, daß diese zunächst beschriebene Distanz zu den Partnern nicht so unendlich groß sein kann, weil dieses Gefühl der Verantwortung wahrgenommen wird.

Ja gut, aber das ist ja ein menschliches Naturgesetz, das ich durchbrechen würde. Das hat, glaube ich, mit Nähe nichts zu tun. Ich wollte niemanden bewußt zumindest der großen Gefahr des Todes aussetzen, da muß nicht viel Nähe sein. Ich hätte eher das Gefühl, bewußt zum Mörder zu werden. Das würde ich nicht verkraften, ich könnte dann nicht weiterleben.

Ihr Gesundheitszustand hat sich in den letzten Monaten zunehmend verschlechtert. Haben Sie mit anderen über Ihre Lage gesprochen?

Es ist so, daß man glaubt, es loswerden zu müssen. Aber im Prinzip, was bringt's?! Ich belaste bloß die Leute damit. Ich hab so einen alten Kumpel, mit dem ich selten Kontakt hab, und der hatte für mich schon immer die Funktion einer Schuttabladestation. Im positiven wie im negativen. Der hört sich das geduldig an, aber eigentlich will's doch keiner hören, die eigene Angst wird nur verstärkt.

Vorige Woche hatte ich eine gewisse Barriere durchstoßen, ich hatte diesen Fieberschub, das ging bis 41. Zwischendurch hab ich gearbeitet oder so getan als ob, das ist ja kein Sozialunternehmen, wo ich arbeite. Ich konnte nix mehr essen, es ging nix mehr rein, kam alles hoch. Ich habe das im Leben nie gekannt, konnte nicht mal fernsehen oder Zeitung lesen, ein Zustand der Apathie, wo mir alles Widerwillen verursachte, selbst Bilder. An diesem Freitag hatte ich den Rubikon überschritten, und erst abends hatte ich mich einigermaßen gefangen. Wenn es am nächsten Tag so weitergegangen wäre, da hätte ich zumindest mit jemand reden wollen, nicht unbedingt darüber, aber auch nicht ausklammern müssen. Das Bedürfnis war schon gewachsen.

Mit Unbetroffenen kann ich nicht reden, und für die Betroffenen ist das ein schmerzlicher Prozeß. Mit dem G. hatte ich noch relativ spät Kontakt. Ich sagte ihm, er soll vorsichtshalber in die Uni gehen, er hat es nicht getan. Er ist einer der wenigen, mit denen ich immer wieder sporadisch Kontakt hatte. Ich meine, wenn man jemanden relativ gut kennt, das wäre mir ein entsetzlicher Gedanke, das weitergegeben zu haben.

Haben Sie Kontakt zu einer der sogenannten Selbsthilfegruppen?

Nein, als ich erfuhr, daß ich AIDS habe, hatte ich gefragt, ob es so was gäbe, und der Arzt nannte mir einen Namen, aber ich habe davon keinen Gebrauch gemacht. Es würde ohnehin nur ein gegenseitiges Sich-Bemitleiden. Ich habe außerdem immer allein gelebt und war immer ein Einzelgänger, also will ich dann auch meine letzte Periode allein durchstehen.

An wen hätten Sie sich gerne gewendet?

Es gibt zwei, drei Menschen in meinem Leben, die mir nahestehen, die ich schon seit langem, langem kenne, wo es eine tiefergehende Beziehung ist und ich das schon gerne geregelt hätte. Bei einzelnen war ich mal nah dran, das zu tun. Ich habe eine sehr gute alte Bekannte, das heißt, eine junge Frau, die mal ein bißchen in mich verliebt war, vor 15, 17 Jahren. Es ist abgeflacht, ich seh sie noch einmal im Jahr, aber es ist immer noch eine gewisse innere Nähe da, und ich hätte schon gerne gehabt, daß Klarheit herrscht.

Sie weiß nicht, daß Sie homosexuell sind?

Nein, aber sie fühlt es. Sie ist viel zu gescheit, um es zu ignorieren. Wir waren einmal in einem Gespräch, das sich in ganz ruhigen Bahnen bewegte, wo man sich aufeinander zubewegte, wo wir *so* nahe waren, wo ich eigentlich erwartet habe, jetzt kommt diese Frage. Ich wollte diese goldene Brücke bauen, aber ich habe gewartet, daß diese Frage kommt, ich hätte sie mit ja beantwortet, aber die Frage unterblieb.

Sie sagte, dein Leben im Elternhaus war doch immer von Frauen dominiert, das war ja ein deutlicher Hinweis, aber irgendwo ist da eine Scheu, gerade von seiten der Frauen. Weil sie das nur mit Schmutz verbinden, können sie den Schritt nicht machen und verdrängen es. Das tat mir manches Mal leid.

Jetzt fände ich es überflüssig, weil es eh zu spät ist, aber als ein Zeichen der Offenheit und der Verbundenheit wäre es mir lieber gewesen.

Und im Betrieb, wenn es mir in letzter Zeit ziemlich dreckig ging, da kam halt: Mensch, bleib zu Hause, wechsel den Arzt. Ein älterer Kollege steht mir ziemlich nahe, und er kam gerade jetzt sehr freundlich auf mich zu, ich hatte das Gefühl, ich nutze seine Gutmütigkeit nur aus, ich nutz sie nicht aus, aber ich zieh seine Fürsorge auf mich. Eine Frage könnte das alles abblocken, zwei Sätze würden das ganze ändern.

Ihr Kollege macht sich Sorgen um Sie, weiß aber nichts von Ihrer Homosexualität?

Mein privates und mein berufliches Leben, meine erste und meine zweite Welt waren völlig getrennt voneinander. Es weiß bis heute niemand aus meiner sogenannten offiziellen Welt von mir, daß ich schwul bin. Im Sommer hat mein Kollege schon mal gefragt, Mensch, hast du niemanden. Sag ich, du, ich bleib allein. Und warum bleibst du nicht in Nürnberg, ich bin eigentlich ein Nürnberg-Fan, also ich wär prädestiniert, dort zu leben. Warum lebst du hier, sag ich, es gibt hier eine gewisse Freiheit, und es gibt ein Faktum in meinem Leben, der eines gewissen Freiraumes bedarf.

Ich kann es ihm nicht sagen. Ich fühle mich auf der anderen Seite schäbig in der Situation und versuch immer, das Gespräch abzukappen. Ich sehe seine Fürsorge, aber ich möchte jetzt diesen Schein aufrechterhalten, es zahlt sich ja nun wirklich nicht mehr aus, ich nehme an, daß ich noch ein Jahr oder weiß Gott irgendwas habe.

Es war vor kurzem mal eine Situation, da hätte ich es beinahe gesagt, was wahrscheinlich entsetzlich gewesen wäre, weil der Mann nun sehr konservativ denkt, fühlt! Konservativ fühlt! Er ist ein absolut intellektueller Kopf, bei ihm bin ich überzeugt, er würde arbeiten, er würde versuchen, es zu verstehen, aber es wäre für ihn eine derart schmutzbefrachtete, unverständliche Welt, daß er Schwierigkeiten hätte, sie mit mir wieder in Einklang zu bringen.

Ein einziger Mensch aus meiner Umgebung weiß es, und das ist meine Schwester, die sagte mal beim Tanzen, von Frauen hältst du wohl nicht allzuviel? Sag ich, du, stell deine Frage konkret, die du stellen willst. Ich hab erwartet, daß du sie eines Tages stellen wirst, und nun stell sie. Es war in einer sehr gelockerten Stimmung, und da sagte sie, du stehst Frauen nicht sehr nahe? Sag ich, doch, ich mag sie, aber du willst wohl fragen, ob ich schwul bin oder nicht. Ja, ich bin's! Fragte sie, deine Reisen haben wohl auch ein bißchen damit zu tun?

Sag ich, ja, für mich ist New York das, was für die Heteros Bangkok ist. Für sie war die seelische Komponente wichtiger, sie fragte, wie kommst du damit zurecht?

Sag ich, du, ich leb allein, ich genieße es, ich bin ziemlich vorurteilsfrei, ich bin offen, aufgeschlossen, hab keine Probleme weiter, und seelische Bindungen gibt's für mich kaum. Ich lebe als Wolf unter Wölfen.

Sagt sie, das ist ja entsetzlich.

Weiß sie von Ihrer Erkrankung?

Nein, das möchte ich unbedingt vermeiden, sie lebt auf einem kleinen Landstädtchen. Noch ist in Deutschland nicht das ausgebrochen, was in Amerika teilweise schon der Fall ist. Diese richtige Phobie. Die kann ja hier kommen, die wird auch kommen.

Hat sich eine solche Entwicklung schon angekündigt?

Als ich jetzt vier Wochen wegen einer Gürtelrose im Krankenhaus lag, gab es einen sehr symptomatischen Vorfall, ich hatte ein komisches Erlebnis mit einem Krankenpfleger. Ich konnte raus, ich hatte auch den Arzt gefragt, ich durfte draußen einkaufen, und eines Tages kam ich zurück auf die Station. In dem Moment kam der Krankenwärter, plärrte, brüllte mich an, was ich mir rausnehmen würde. Sie wissen genau, was Sie haben, Sie dürfen nicht raus.

Ich sage, ich hab die Erlaubnis.

Er brüllt weiter, Sie wissen ganz genau, was Sie haben, lief rein in so ein Kabüffchen, so ein Glasbüro, holte meine Akte, schleifte sie raus, es war zufällig niemand am Gang, und brüllte dann ganz laut: HIER STEHT'S GANZ GENAU. SIE HAM AIDS! Und als solcher sind Sie jetzt hier in der Isolierstation und dürfen die nicht verlassen. Wenn das noch mal vorkommt, geh ich persönlich zum Gesundheitsamt und zeig Sie an!

Wie hat das andere Pflegepersonal reagiert?

Ich habe sonst keinerlei negative Erfahrungen gemacht. Die sagten mir, wir haben ja soviel gesehen, um Gottes willen, reagierten meist mit Lachen, auch die Jüngeren, es waren meistens Koreanerinnen, die waren sehr sehr nett, wie gesagt. Eine besonders, weil die sich auch für den psychologischen Hintergrund interessierte. Wir hatten mal am Gang ein Gespräch, und sie war sehr neugierig, und ich fragte, ich weiß nicht, wie weit Sie belastbar sind, och Gott, sagte sie, nichts

Menschliches ist mir fremd, das interessiert mich, das ist mir ein vollkommen unbekanntes Territorium.

Was wollte sie denn wissen?

Ja, wie sich das so vollzieht. Wie nähert man sich an, wie kommt man an andere.

Es gab dann auch mal ein Gespräch mit dem Dr. ..., dem Stationsarzt, das ist ein etwas rundlicher, entsprechend gutmütiger Typ, relativ jung, und der fragte, ohne in die Tiefe zu gehen, haben Sie denn eine große Fluktuation in Ihrer Bekanntschaft? Ich weiß nicht, ob es Selbstmitleid war, das mir das diktierte, aber ich sagte, das ist die gerechte Strafe für meinen Lebenswandel. Und da sagte er, Mann Gottes, das ist doch kein Standpunkt! Er war sehr nett gewesen.

Bereuen Sie Ihr Sexualleben?

Selbst für mich hat's irgendwo angefangen, eine neue Gewichtung herbeizuführen. Ich hab Momente, wo ich sage, ja, ach Gott, das hättste dir eigentlich sparen können, oder wo rein emotional in mir selbst eine gewisse Selbstverachtung, zumindest eine negative Bewertung meines Schwulseins mit dazukommt. Ich versuche es natürlich mit der Logik anzugehen und wegzustoßen, aber tief drinnen gibt es schon Momente, gerade wenn es mir dreckig geht, wo ich mir sage, Menschenskind, es geht dir dreckig, das kann aber jedem passieren. Aber dir geht's ja dreckig, weil du's selbst verursacht hast.

Sie denken, Sie haben Ihren Körper überstrapaziert?

Ja, ich glaube aber, daß ich heute nicht anders reagieren würde, wenn ich wieder die Gelegenheit hätte. Also ich würde keine Konsequenzen daraus ziehen, aber ich sehe ein, daß es schon ein Gegen-die-Natur-Leben war.

Ich konnte mir auch nie vorstellen, alt zu werden. Es ist vielleicht unreif, aber ich konnte mir nie vorstellen, als Sechzigjähriger allein rumzutrotten.

Gerade wenn es so Rauschzustände waren, die durchaus wunderschön waren, aber ich entwickelte dann Phantasien, und ich mochte auch Partner, die solche Phantasien weitersponnen, es klingt etwas dramatisch, aber oft wohnte dem ganzen ein spürbarer Selbstzerstörungstrieb inne. Ich glaube, in diesem exzessiven Vorgehen lag ein Zerstörenwollen, und es war nicht einmal unbewußt. Das haben vielleicht viele Menschen, das mag sich in vielen Variationen ausdrücken, aber es hat mich oft erschreckt. Gerade unter der Einwirkung von Drogen, es kann ja nur etwas hochgespült werden, was irgendwo drinnen steckt, eine perverse Sehnsucht.

Gibt es denn so etwas wie ‹Raubbau an der Gesundheit› durch Sexualität?

Ja. Gewisse sexuelle Verhaltensweisen sind doch auch bei weitest, sehr legerer Auslegung schon ein bißchen sehr ... Ich meine, fistfukking ist ja schon ... Da mag man großzügig denken, ich hab's genossen, das muß ich zugeben. Aber das liegt ja schon über dem Horizont der absoluten Majorität. Es hat schon was Unmenschliches an sich, dieses Nonplusultra an sich durchdringen lassen, was natürlich einen wahnsinnigen psychischen Reiz hat, dieses völlige Abhängigsein, dieses völlige Besitztwerden, was zwar nur in den seltensten Fällen geklappt hat, was aber faszinierend war. Das Ausloten der äußeren Grenzen – wir werden sehen. Immerhin kann ich mit der Gewißheit in die Grube fahren, ich habe mir nicht allzuviel entgehen lassen.

Denken Sie an den Tod?

An diesem Wochenende, als das Fieber wieder so hochgegangen war, spürte ich, daß die Grenze der Vorstufe überschritten ist, und da kam zum erstenmal die Konfrontation mit dem Tod. Ich wußte ja die ganze Zeit, daß die Nähe da ist, aber es gab immer noch die Illusion des Wegschiebens, es kam nie bis zum Kern. Einmal, ganz am Anfang, ein Bruchteil von Sekunden, das war wie ein Messer, das man reinjagt. Nur für Sekunden, dann war's wieder weg. Es war mir bewußt, aber es war nicht durch alle natürlichen Mauern, die da im Innern offenbar aufgebaut sind, vorgedrungen. Doch vorige Woche bröckelte das alles so weg, und es wurde mir klar, daß es wahrscheinlich mehr als ein Jahr nicht geben wird. Ich habe es dann akzeptiert, aber bis es soweit war, es war ein schmerzlicher Prozeß. Dieses Sich-über-alle-Hindernisse-Wegarbeiten, dieses Akzeptieren des nicht auszuschließenden baldigen Endes, dieses absolut Schluß, dieses endgültige Aus, dieses hier, es gibt kein Weiter mehr, das kann man ja nur sehr schwer selber fassen.

Am Anfang hab ich noch kurz gedacht, damit rechnen mußt du, aber du hast so viele Reserven und kannst dich vielleicht über die nächsten Jahre hinwegretten, bis dann hat die Forschung eventuell ein Ergebnis gebracht.

Diese Konfrontation mit dem Ungewissen. Ich lebe damit und hab mich inzwischen damit mehr oder weniger abgefunden. Heute zum Beispiel, wo es mir wieder besser geht, ist es mir theoretisch zwar bewußt, aber da ist wieder so eine imaginäre Schutzmauer, die sich um die Seele legt, wenn man das Wort Seele nehmen soll.

Machten Sie sich schon vor Ihrer Erkrankung Gedanken über das Sterben?

Ich hatte mir nie auszumalen versucht, wie man reagieren würde, wenn man dies hier erfahren würde.

Vor einem Jahr etwa gab es eine Fernsehsendung über Krebskranke, die schon seit Jahren an Krebs litten. Die meisten wußten das seit zwei, drei Jahren. Es wurde gezeigt, wie sie das verkraftet hatten, wie sich ihr Leben verändert hatte. Die Leute haben neue Kraft bezogen, hatten eine völlig neue Sicht ihres Daseins, erlebten jeden Tag bewußt. Sie lebten unwahrscheinlich aktiv, waren positiv eingestellt, konnten sich an jeder Blume freuen. Da fragte ich mich natürlich schon, wie würdest du reagieren. Ich fand aber eigentlich keine Antwort.

Vor kurzem las ich über Todesforschung in der Zeitung. Mehrere Ärzte beschrieben den Zustand, als dieses Faktum Tod bewußt wurde, als Eruption aus dem tiefsten Urgrund der Seele. Manche entwickelten eine konstruktive Lebenseinstellung, vielleicht so ein letztes Aufbäumen. Eine Bereicherung, eine Intensivierung des restlichen verbleibenden Lebens.

Sind die Eindrücke wirklich andere, haben sich auch für Sie die Wertigkeiten verschoben?

Ich für mich konnte diese Phase noch nicht konstatieren. Im Gegenteil, es macht sich eine Art Lethargie bemerkbar. Ich muß mich zusammenreißen, wenn ich morgens aufstehe und sage, was soll's, ist ja eh nur noch auf Zeit. Ich muß dagegen ankämpfen. Diese Lethargie könnte dem physischen und psychischen Zustand gefährlich werden. Ich glaube, ein Sichgehenlassen macht schon krank.

Sie sind katholisch erzogen worden. Haben Sie noch eine Bindung an den Glauben?

Ich bin kein Atheist, ich gehe nach wie vor davon aus, daß es einen Schöpfer geben muß, aber sonst? Ich komme in die Mitternachtsmesse, weil es üblich ist und weil ich es als Verinnerlichung empfinde, vielleicht auch wegen des schönen Bildes rundherum, aber ich bin kein gläubiger Mensch.

Daß ich einem Schöpfer irgendwo gegenüber verantwortlich bin? Ja. Ich kann aber mit einer Wertung gut und böse nichts anfangen. Ein entsetzlicher Gedanke ist mir letzte Woche durch den Kopf gegangen: Abzufahren in alle Ewigkeiten, in eine transzendentale Welt, um wie auch immer, weiß Gott, eine Ewigkeit lang beglückt zu werden oder eine Ewigkeit lang zu leiden, das wäre eine derart grauenhafte Vorstellung, daß es nur ein Gott des Hasses sein könnte, der diese Welt geschaffen hat. Das ist mein Religionsverständnis, und ich glaube, daß es mein Leben, mein Sichöffnen, beeinflußt hat.

Dachten Sie in der Zeit intensiver Sexualität an die Religion?

Schuldgefühle? Nein, komischerweise nicht. Das Gefühl, das man als gläubiger Mensch haben sollte, sich zu versündigen?

Es erscheint mir heute, rückblickend, schon so, daß das, was ich so angestellt habe und meinem Körper zugemutet habe, ein gewisses Sichversündigen war.

«Sicher ist, daß viele Karrieren auf AIDS gebaut sind»

Gespräch mit dem
Internisten und Psychiater Dr. med. Hans Jäger
über Schulmedizin und AIDS

Herr Jäger, Sie arbeiteten im vergangenen Jahr im Sloan-Kettering-Cancer-Center in New York mit AIDS-Patienten. Unterschieden sich diese Patienten von anderen Krebspatienten?

Ich arbeitete in der Psychiatrieabteilung, und schon wenige Tage, nachdem ich angefangen hatte, kam es innerhalb der Abteilung zu Diskussionen, wie mit bestimmten Problemen dieser Patienten umzugehen sei. Ganz offenbar war das ein Zeichen dafür, daß der Umgang mit schwerkranken Homosexuellen in der Klinik ein Novum darstellte, auch für diese große Institution.

Eine Krankenschwester, die jetzt ausschließlich in der dermatologischen Abteilung mit Kaposi-Sarkom-Patienten umgeht und die vorher fast nur mit Leukämie-Patienten gearbeitet hatte, meinte: «Die Leukämie-Patienten sind fast immer die nice-guys gewesen, die netten Leute in der Familie, wo man sich fragt, warum gerade der?! Warum wird gerade der mit Leukämie bestraft, der doch immer so nett gewesen ist und anderen geholfen hat, ein sehr altruistischer Mensch war und eigentlich von allen im Krankenhaus und in der Familie geliebt und entsprechend unterstützt wird. Ganz anders im Bereich der Kaposi-Sarkom-Patienten, die ganz wenig altruistisch sind, die oft sehr stark fordernd auftreten. Die, wenn sie zu spät kommen, das als ihre eigene individuelle Freiheit interpretieren, wenn sie aber länger warten müssen, es als Zumutung der Institution sehen.» Für diese Krankenschwester standen praktische Schwierigkeiten im Ablauf im Vordergrund. Die Krankenschwestern und auch die Ärzte stehen manchmal auf dem Standpunkt, wir sind hier das Mekka, und wenn jemand kommt, dann hat er sich nach uns zu richten.

Man kennzeichnet in Amerika Patienten, die als schwierig empfunden werden, häufig als borderline-Patienten, wobei dieser Begriff nicht so sehr den Übergang zwischen Neurose und Psychose meint, sondern eher einen Persönlichkeitstyp, der zum Beispiel splitting macht, das heißt, der ganz klar entscheidet, das sind die guten Leute und das sind die bösen, der diese beiden Fraktionen gegeneinander ausspielt, sich nie an irgendwelche Daten oder Vereinbarungen hält und alles aus sich selbst heraus tut. Solche Patienten sind ja sehr unbeliebt im Medizin-System.

Ist im massiven Auftreten von Homosexuellen, von denen man annimmt, sie seien promisk, auffällig und jetzt auch noch infektiös erkrankt, eine zusätzliche Provokation zu sehen?

Ich glaube, das ist ganz wichtig. Diese Anhäufung von Stigmata im Rahmen einer Patientengruppe, wie Sie es in keiner anderen Gruppe von Malignompatienten finden, ist sehr selten. Hinzu kommt die Angst, sich anstecken zu können, was zumindest in der Anfangsphase der Betreuung schwierig war. In den großen Institutionen in New York hat man aber gelernt, mit diesen Problemen besser umzugehen, auch einen Lebensstil, den man vorher vielleicht nicht gekannt hat und der einem sehr exotisch oder farbig vorkam, zu akzeptieren, und es ist so etwas eingetreten wie eine Gewöhnung an das Anormale, was es aus der Sicht der Ärzte und Schwestern vielleicht war.

Gibt es keine Konfrontation zwischen Schulmedizin und homosexueller Subkultur?

Ein Stadium der Konfrontation habe ich in den USA und auch in Deutschland miterlebt, und dann, ganz erstaunlich, das miteinander Arbeiten an den notwendigen Zielen.

Ich war in Berlin auf einem großen Hearing mit fünf- oder sechshundert Leuten, und dort kam es zu einer wunderbaren Synthese und Kooperation zwischen der gay community und den ernstzunehmenden Koryphäen auf dem Gebiet. Beide Seiten waren in der Lage klarzumachen, daß sie ein Stück weit gelernt hatten und von den vereinfachenden Anschuldigungen beider Seiten, von der schwulen Szene her die Anschuldigung, wir sind hier die Meerschweinchen und die Karnickel, und ihr macht mit uns eure Experimente und Karrieren, und von der anderen Seite der sicher zum Teil berechtigte oder unberechtigte Vorwurf der Verdrängung, ihr wollt das einfach nicht sehen, ihr wollt die Augen nicht aufmachen, ihr müßt euren Lebensstil ändern, das ist eine Erkrankung der Homosexuellen, zu einer Zusammenarbeit fanden, die jetzt in Berlin ganz gut ist.

Das Mißtrauen aber ist geblieben, und der Versuch der Kooperation steht auf wackligen Beinen.

Ich glaube, Sie haben recht. Die Wackeligkeit ist für meine Begriffe weniger in der Konfrontation zu sehen als in einer fast zu engen Umarmung.

In New York z. B. werden Bijan Safai und Jon Gold als Überväter akzeptiert, die wissen, wo es langgeht und was ja und nein ist. In einer ähnlichen Umarmungsstrategie wurden vielleicht auch Ärzte in Berlin zu Übervätern der dortigen Szene, was zunächst gut ist, um ein Stück miteinander weiterzukommen, was aber zu Enttäuschung führen muß, da auch diese Überväter natürlich nicht Heilung bringen, sondern zunächst allein berechtigtes Vertrauen vermitteln und angstmindernd wirken. Als ich einen Patienten in New York fragte, was hilft denn am meisten gegen die Angst, sagte er, wenn ich Jon Gold anrufe und der mir sagt, das ist nicht so schlimm, das wird schon wieder. Also die Wichtigkeit des erstbehandelnden oder hauptbehandelnden Arztes und dessen, was er sagt für die Angstminderung. Da kann kein Psychiater mithalten. Gold ist der stellvertretende Leiter der Infektionsabteilung im Sloan-Kettering-Cancer-Center. Er wird in der Abteilung schon als Vater der Schwulen bezeichnet, ohne daß er selbst schwul wäre. Wenn er abends am Schreibtisch sitzt, dann rufen in einer halben Stunde drei Betroffene an und fragen, was jetzt ist. Er wimmelt sie nicht ab, er nimmt sich die Zeit und ist für die Schwulen eine idealisierte Vaterfigur geworden. Wie überhaupt große Namen bei dieser Erkrankung, da sie so unbekannt ist, eine Rolle spielen als Orientierungspunkt. Wenn z. B. Gold das und das sagt, gilt es als Wahrheit, wobei man nicht mehr bereit ist, analytisch zu fragen, ist es auch so, hilft das weiter.

Von seiten der Patienten läßt sich der Wunsch nach Harmonie möglicherweise mit der Suche nach einer Identifikationsfigur im anderen Lager erklären. Wo liegen die Motive der Ärzte für den geräuschlosen Umgang mit den Patienten? Im Pflegebereich kam es ja schon zu direkten Auseinandersetzungen.

Das Arzt-Patient-Verhältnis unterscheidet sich vom Pfleger/Schwestern-Patient-Verhältnis. Ärzte, die mit AIDS-Patienten umgehen oder sie behandeln, können häufig ihre eigene Karriere darauf aufbauen. Dieser Vorwurf aus dem Lager der Homosexuellen ist sicher berechtigt, aber ich sehe das nicht nur als Vorwurf, sondern auch als Chance: wenn jemand eifrig forscht, kommen auch Ergebnisse heraus. Aber ganz sicher dabei ist, daß viele Karrieren im Augenblick in den USA und hier, ich will und kann mich da gar nicht ausnehmen, zumindest zum Teil auf AIDS gebaut sind. Ein gutes Arzt-Patient-Verhältnis ist ganz wichtig, um eben mehr Patienten zu bekommen und zu halten.

Im Pflegebereich ist das anders. Einmal sind die sehr viel häufiger und intensiver mit dem Patienten zusammen, die Ärzte sehen den Patienten mal zehn Minuten am Tag, die Schwestern und Pfleger aber sind beim Schwerkranken andauernd da, und außerdem können Angehörige der Pflegeberufe im allgemeinen ihre berufliche Karriere nicht auf einer Erkrankung wie AIDS aufbauen, so daß es sich für sie auch gar nicht lohnen würde, ein freundliches Bein vorzusetzen, obwohl das Vorurteil stärker ist. In New York sind schon ganz schlimme Sachen passiert, lovers wurden zum Beispiel nicht reingelassen, auf solcher Ebene fand Diskriminierung statt. Es gibt sicher auch ganz tolle Pfleger, aber eben auch solche, die aus ihrem Herzen keine Mördergrube machen. Wobei manche Ärzte sich momentan vielleicht ein bißchen verbiegen, einfach um diese Patienten zu halten und mehr zu bekommen. Ich sehe eigentlich mehr die Tendenz, Patienten an sich zu binden, auch wenn die eigene Kompetenz nicht mehr ausreicht, um sie zu behandeln, als sie nicht zu behandeln, weil es eben so interessante sind.

Es gibt die provokante Behauptung, die Dermatologen z. B. versuchten AIDS-Therapie und Diagnostik an sich zu reißen.

Die These gilt nicht nur für AIDS. Man kann sagen, Krebs ernährt mehr Menschen, als er tötet. Und das läßt sich in zugespitzter Form auf AIDS übertragen. Ich meine, das Paradigma einer neuen Erkrankung, wie es AIDS jetzt ist, ist einfach so hochinteressant, daß jemand, der offene Sinne hat, nicht umhin kommt, sich für das Problem zu interessieren.

Sie sagten zu Beginn, der Umgang mit Homosexuellen sei für die Kliniker ungewohnt gewesen. Wie versuchte man das Befremden aufzuheben?

Für uns nichthomosexuelle Ärzte war es ein Lernprozeß zu sehen, daß hier die Einbeziehung homosexueller Ärzte durchaus ihren Platz hat. Man kann nicht sagen, na ja, ist ja wurscht, wer das macht. Ich habe das Gefühl, daß eine ganze Menge an Fortschritt oder an Aktivität nicht nur von den schwulen Laienorganisationen gekommen ist, sondern auch von den schwulen Ärzten und Ärzteorganisationen. Das ist nicht zufällig, und ich denke, daß wir das positiv und integrativ verwerten sollten. Auch da wieder natürlich zunächst der Verdacht, sollen schwule Psychiater diese Patienten behandeln, als würden die jetzt miteinander irgendwelche Dinge tun, die normalerweise im Psychiater-Patient-Verhältnis nicht stattfinden sollten.

Aber es blieb immer ein Problem. Zum Beispiel kam ein ganz weiser Mensch aus Yale daher, ein Professor der Biologie, der in New York einige Forschungssemester machen wollte. Er sagte klar, daß er schwul sei. Sein Freund, auch Professor in Yale, war an AIDS gestorben, und er wollte nun epidemiologisch forschen. Er brachte eine Menge an Erfahrungen mit, sowohl von der Zoologie, was wissenschaftliches Arbeiten angeht, als auch von der schwulen Seite, was Kenntnisse betrifft, die wir uns als nichtschwule Ärzte immer erst aneignen mußten. Aber das schulmedizinische System im Sloan Kettering konnte diesen Ansatz, der eigentlich ein guter und organischer war, nicht integrieren. Er ist abgeschmettert worden, ist aufgelaufen mit seiner Offenheit.

Sie sprachen von homosexuellen Ärzteorganisationen. Diese erscheinen mir nicht als Fortschritt im Sinne von gay pride, *in ihnen liegt auch die defensive Haltung, sich verteidigen zu müssen innerhalb der Institution Krankenhaus, gibt man sich zu erkennen oder nicht.*

Die meisten geben sich nicht zu erkennen. Ein Patient von mir, bisexuell, Vater von vier Kindern, Leiter eines großen Labors in New York, den ich im Rahmen meines Studienprojektes ansprach, ich wußte gar nicht, daß der Kollege ist, sagte, ja, er wolle sowieso zum Psychiater, und es sprudelte aus ihm heraus eine Menge an Konfliktstoff. Es wäre ganz unmöglich, daß so ein Mensch an seiner Arbeitsstelle ganz offen sagt, daß er schwul ist, und ich kann auch im Gegensatz zu vielen schwulen Organisationen nicht empfehlen, das coming out in jeder Form ganz offen darzustellen. Ich habe nie versucht, mit ihm therapeutisch das annähernd zu erreichen.

Was rät der Arzt seinem Patienten, wenn er ihn unter AIDS-Verdacht sieht?

Da wird viel falsch gemacht. Ich glaube, daß daher auch über die Sexualität von Erkrankten gesprochen werden muß. Es sind ja nicht alle schwerkrank oder kurz vorm Sterben, viele kommen ambulant, und das Leben geht irgendwie weiter. Der Vorschlag oder der Ratschlag, wobei die zweite Silbe des Wortes ganz wichtig ist, also der Begriff *Schlag*, sich sexuell total zu enthalten, ist ein ganz schlechter. Es wäre auch nicht sinnvoll, das durchzuhalten oder durchzuführen, und er erinnert mich an eine Kinderärztin, die bei einem Kind, das einmal einen Krampfanfall hatte mit vier Jahren vor dem Fernseher, sagte: Nie im Leben darf dieser Mensch wieder fernsehen. Wie soll man mit vier Jahren sich für sein weiteres Leben Fernsehen verbieten, so kritisch man zum Fernsehen eingestellt sein mag. Die Kollegin war nun ganz besonders kritisch zum Fernsehen eingestellt, und es lag auch ganz nahe, daß sie dem Kind Fernsehen verbat.

Wenn jemand homosexuelle Aktivitäten nicht richtig versteht, kann er natürlich leicht sagen, was braucht man das überhaupt?! Und es fällt ihm auch leicht, das zu verbieten. Ich denke aber, daß man hilfreicher ist mit einer differenzierteren Sicht der Dinge, und da gibt es ja mittlerweile Schwule wie den Michael Callen, der ein Buch geschrieben hat, «How to have sex in an epidemic», in dem er ganz praktische Ratschläge gibt, wie man denn nun doch sexuell miteinander umgehen kann.

Wobei das eigentlich ein sekundäres Problem ist. Das erste Problem ist ja die Zärtlichkeit. Ich glaube, daß der Verlust von Zärtlichkeit oder das Weiterführen von Zärtlichkeit bei solch einer Erkrankung letztlich das Entscheidende ist. Die Patienten haben mir gesagt, sie möchten von ihrem Freund umarmt werden, Umarmen ist oft viel wichtiger als alles andere, kann man ja auch, dabei steckt man sich nicht an.

Das undifferenzierte Predigen von sexueller Enthaltsamkeit ist ganz unsinnig, weil es nicht durchgehalten wird und auch keine Hilfe darstellt.

Wie beurteilen Sie persönlich die homosexuelle Szene, gut oder schlecht?

So würde ich das nicht sagen. Das wäre ja so, als sagte ich, woodoo oder das Leben an sich seien schlecht. Das entzieht sich meinen Kriterien für gut oder schlecht. Das ist einfach so.

«Hinter dem akademischen Interesse steckt ein persönliches»

Gespräch mit der Ärztin Sabine A.
über ihren Eintritt in ein medizinisches
AIDS-Forschungsprojekt

Die Erkrankung fing schon an mich zu interessieren, als ich vom Kreis der Erkrankten noch gar nichts wußte. Im Autoradio hörte ich, es sei eine neue rätselhafte Erkrankung aufgetaucht, die sich durch Lymphknotenschwellung bemerkbar macht, und ich hatte gerade um diese Zeit rätselhafte Lymphknotenschwellungen an meinem Hals festgestellt. Ich war sofort bereit, mir diese Krankheit überzustülpen, bis ich erst Tage später auf einen Zeitungsartikel stieß, in dem es hieß, es seien hauptsächlich Schwule und Bluter betroffen. So mußte ich feststellen, daß es mich wohl doch nichts angeht, da aber keiner wußte, was hinter der ganzen Sache steckt, war ich mir nicht so ganz sicher, ob ich nicht doch erkranken könnte.

Zunächst ging es für dich allein um die Möglichkeit, selber zu erkranken, es war ein rein persönliches Problem?

Ja, das war sicher das erste, was mich an der Krankheit interessiert hat. Und erst neulich, als es in einem Artikel hieß, bei 6 Prozent der Erkrankten träfe keiner der bekannten Risikofaktoren zu, dachte ich sofort, aha, du kannst es haben.

Was hat dich neben einer vermeintlich persönlichen Gefährdung an AIDS fasziniert?

Ich las sehr viel über AIDS und eines Tages ein Interview mit Martin Dannecker, in dem ausführlich über die Sexualpraktiken von Homosexuellen gesprochen wurde, denen man die Erkrankung ja hauptsächlich zuordnete.

Was denkt man denn in so einem Moment, eigentlich wollte man sich über eine Erkrankung belesen und wird plötzlich konfrontiert mit Sexuellem?

... mit einer Form von Sexualität, die einem selbst schon sehr fremd ist. Und zwar meine ich damit nicht die Homosexualität, sondern ich meine diese spezielle Spielart, die ja eigentlich auch nicht auf Homosexuelle beschränkt sein müßte.

Das verstehe ich nicht.

Was für mich neu war, war unabhängig von AIDS die Beschreibung der homosexuellen Sexualpraktiken, dieses fistfucking, davon wußte ich nichts. Da merkte ich, das weckt eigene Phantasien und Spekulationen, und wenn man sich dann die Leute vorstellt ...

Als du davon hörtest, setzte ein thematischer Wechsel ein, plötzlich ging es nicht mehr um die Frage AIDS – woher, wohin, auch nicht mehr so sehr um die mögliche Affinität zu deiner Person, jetzt ging es um die Homosexualität, es wurde von Praktiken geredet, die man bislang vielleicht gar nicht registriert hatte. Sabine, ich habe schon mal gefragt, was ging dir da durch den Kopf?

Was da jetzt neu war, was dazukam, waren sexuelle Phantasien. Man denkt sich die Leute und fragt sich, wieso machen die das so. Ich versuchte, mir die Leute vorzustellen und dachte, dazu gehört ein gutes Stück masochistischer Grundstruktur.

Das ist aber schon mehr eine klinische Betrachtung.

Ja, ich fing sofort an, mich zu distanzieren, und hielt mich selbst aus diesen Phantasien total raus. Wenn ich mich herausnehme, kann ich es mir aus dieser Sicherheitsdistanz dann auch besser anschauen. Und diese Sicherheitsdistanz ist für mich sehr wichtig, die hat mir zum Beispiel bei meinem vorausgegangenen Krebsprojekt gefehlt.

Wie sah denn dieses alte Projekt aus, zu dem dir bald der Abstand fehlte?

Das ist ein Projekt, das seit fünf Jahren besteht. Es sind hauptsächlich Mediziner, eine Psychologin, die mit relativ jungen Krebspatienten, das heißt nicht älter als 45 maximal, meist jünger als 40, Gespräche führt zu seelischen Problemen, die im Rahmen der Erkrankung auftreten, oder weiter gefaßt, zu psychosozialen Problemen. Es war für mich dabei belastend, daß das Leute aus einer zum Teil ähnlichen Altersgruppe sind, Leute, wo man im Gespräch regelmäßig immer wieder dasitzt und denkt: ja, wo unterscheide ich mich denn von dem? Die Angst, wenn ich so bin wie der, dann kann ich ja auch Krebs kriegen. Also einfach nicht mehr diese Schranke haben, wo man sagt, o. k., der hat Krebs, Pech, schlimm für ihn, aber mir kann das nicht passieren.

Fällt dir ein Beispiel ein?

Ich kann mich erinnern an das Gespräch mit einem arbeitslosen Lehrer, der mir sehr sympathisch war. Der erzählte von seinen Kindheitskonflikten, und ich fand in diesen meine eigenen wieder. Das hat mich unerhört bedroht. Als ich hinterher protokollierte, fiel mir auf, daß ich im Gespräch thematisch immer dann abgebogen war, wenn eine zu große Nähe zu mir oder zu meiner eigenen Geschichte entstanden war. Schließlich habe ich das Projekt ganz abgebrochen.

... und willst jetzt eine Doktorarbeit über AIDS annehmen.

Per Zufall sprach ich mit meinem Schwager über die Frage meiner Dissertation, und der erzählte mir dann von seinem AIDS-Forschungsprojekt, das er starten will. Er bot mir hierzu ein Thema an, es traf sich also günstig. Ich suchte ein Thema, und hier war eine Krankheit, die mich die ganze Zeit bereits interessierte.

Und die Sicherheitsschranke?

Ich hatte das Gefühl, die ist da. Da bin ich wieder mal relativ sicher, daß das eine Erkrankung ist, die ich nicht so leicht bekommen habe ...

kann ...

Nicht bekommen kann und nicht bekommen habe, trotz meiner Dinger da am Hals.

Man geht aber von der Infektiosität aus. Hast du dich nicht gleich gefragt, wie gehe ich später mit diesen Leuten um, wenn sie als meine Patienten auftauchen, oder gab es dazu noch keine Phantasie?

Nein, in dem Moment noch überhaupt nicht. Es war einfach Neugierde. Einmal sicherlich eine medizinische Neugierde, weil mir das AIDS von einem meiner Lieblingsgebiete, nämlich Hämatologie, schon sehr nah schien, aber zum andern auch ganz einfach persönliche Neugierde.

Nun, das Forschungsprojekt läuft noch nicht, du sagst aber, du beschäftigst dich weiter mit dem Thema. Wie kann man diese Arbeit produktiv ausrichten, wenn doch die meisten Fachartikel sich im Kreise drehen? Kann das primäre Interesse wirklich ein wissenschaftliches sein, solange man gar keine Informationen hat, mit denen sich arbeiten ließe?

Ich könnte auch jetzt, ehrlich gesagt, nicht beantworten, ob mein Interesse in der Zwischenzeit mehr wissenschaftlicher oder privater Natur war. Ein wichtiger Punkt war aber schon die Frage der Therapierbarkeit, und ich las die meisten Artikel daraufhin quer, steht da was Neues, steht da etwas über den genauen Erreger, zeigt einer einen Therapieweg.

Da scheint wieder der Gedanke zu sein, bin ich selber erkrankt, kann ich erkranken. Und schnell nachschauen, ob sich nicht wieder etwas findet, was dich selber weiter entfernt.

Ja sicher. Das ist ja der Punkt. Sobald in einem Artikel gesagt wird, manche Leute holten es sich auf unerklärliche Weise, werde ich wieder nachdenklich. Eine andere Sache ist die, daß ich vor dieser Erkrankung mir auch schon andere tödliche Krankheiten eingebildet hatte, die in der Zeit, wo sie auftauchten, immer eine bestimmte Bedeutung hatten und sicher auch über dieses Medizinstudenten-Syndrom hinausgehen. Die kriegen sowieso immer alle schrecklichen Erkrankungen, die sie sich einbilden. Das ist sicher darüber hinaus mein ganz persönlicher Ausdruck für auftauchende Konflikte oder Ängste, die sich dann in der Angst vor einer tödlichen Krankheit zu erkennen geben.

Du machst eine Psychoanalyse.

In der Analyse konnte ich mich mit diesen Ängsten auseinandersetzen, so daß ich dem AIDS doch mit einer gewissen Distanz gegenüberstehen kann. Eine Phantasie persönlicher Betroffenheit ist aber sicherlich nicht ganz weg.

Und es war interessant, vor ein paar Wochen hatte ich wieder ein Gespräch mit meinem Schwager, der mir sagte, daß er jetzt mit Blutproben von AIDS-Kranken arbeiten will, aber nur er und der Leiter der Tierversuchsanlage für die Handhabung des Serums in Frage kämen. Sie werden da keinen anderen dranlassen, aus Infektionsgefahr. Und hier wurde mir zum erstenmal klar, wie groß die Angst ist, überall und nicht nur bei mir.

Du warst auch dankbar, daß es schon so geplant wurde?

Ja, dafür war ich dankbar.

Und meine Schwester, die dabeisaß, zum erstenmal habe ich das bei ihr erlebt, ist ausgerastet und sagte zu meinem Schwager: «Mußt du das jetzt auch noch? Mußt du dich damit auch noch befassen, kannst du dieses Gebiet jetzt nicht anderen überlassen?!» Sie hatte also ganz klar Angst, er könnte sich dabei anstecken. Es ist also nicht nur mein Problem, es spukt den meisten im Kopf herum.

Bislang wurde man ja für den geringen Ertrag wissenschaftlicher Arbeit dadurch entschädigt, daß man entdecken konnte, auf einem anderen Gebiet. Nicht im Labor, sondern in der schwulen Psyche, wo man, wenn man wollte, ein Hintertürchen nach dem andern öffnen konnte. Aber bald mußte man auch hier sehen, diese Welt ist vielleicht anders, doch genauso trist und farblos wie die eigene Sexualität.

Ja, ganz bestimmt spielt das eine Rolle. Hinter dem akademischen Anteil des Interesses steckt ein ganz persönlicher Teil. Was das nun im einzelnen ist, ob das die Neugier an allem ausgefallenen, exotisch erscheinenden ist, mangels eigener Exotik – das muß man gerade bei den Medizinern sicher auch dazurechnen, durch die Bank weg sind da ja sehr viele farblose Leute zu finden –, oder ob es prinzipiell die Tatsache ist, daß das sehr viel mit Sex überhaupt zu tun hat und eine natürliche Neugier dafür dahintersteckt. Oder eben die Kombination von beidem: die exotische Sexualität.

Ich habe gerade überlegt, wie es wäre, wenn nicht hauptsächlich Schwule betroffen wären, wenn es sozusagen eine heterosexuelle

Exotik gäbe, ob dann das Interesse auch so groß wäre oder größer oder nicht so groß?

Also wo sich der Heterosexuelle denken kann, hoppla, was da noch alles möglich ist?

Ja.

Wo man dem Patienten wieder gerne zuhört. Mal nicht die Frage des rutschenden Stützstrumpfes, die Beichte eines heißen Wochenendes. So selbstlos ist der Arzt ja auch nicht, auch er will unterhalten werden. Er hat ja auch schon immer von seinen Patienten profitiert.

In jeder Hinsicht! Manchmal hat er auch das Gefühl, er kann noch etwas dazulernen. Mir fallen dabei die Demonstrationen in der Dermatologie ein, wo es um Geschlechtskrankheiten ging. Das war ja fast immer die Präsentation heterosexueller Fallgeschichten, und die wurden immer mit großem Glitzern in den Augen vorgetragen und vorgeführt. Man wollte immer sagen, wie und auf welch interessante Art und Weise es zum Primäraffekt gekommen war, die Geschichte interessierte jeden.

Deshalb ging man in die Vorlesung, die Bilder und klinischen Beschreibungen waren im Lehrbuch oft viel besser. Das Perfide war, die Sache wurde gern in Gegenwart des Patienten verhandelt, der saß dann mit seinem Ausschlag oder sonstwas mitten im Hörsaal.

Da wurden dann auch viele Proteste laut. Egal wie man reagiert, ob man mit großen Ohren dasitzt und sich die schönen Geschichten anhört oder ob man lieber vorher die Ohren zumacht, weil es einen zu sehr interessiert und weil man es sich selbst nicht gönnt, aber nicht eingesteht, und dann lieber lauthals auf die Barrikaden geht ...

Auf jeden Fall hat man in diesem Job die Gelegenheit, viel Intimes zu erfahren, worüber sich mit Kollegen auch plappern läßt.

Das AIDS ist ja so toll, weil wir nicht nur langweilige Fieberkurven haben, täglich latent ist die Homosexualität dabei, man kann das Thema lustvoll unterdrücken oder lustvoll weiterspinnen, in jedem Fall aber ist es lustvoll.

Professionell hattest du mit Schwulen noch nicht zu tun?

Nein, es sei denn, daß jemand mit einer Hepatitis dalag, aber nicht systematisch.

Wie war das denn, wenn man wußte, der hat seine Hepatitis durch Geschlechtsverkehr? War das was anderes als die Hepatitis eines Fixers, eines Muschelessers?

Das ist sehr schwer zu sagen. Da muß ich auch trennen zwischen mir und den Leuten auf Station. Trennen aus dem Grund, weil ich im Freundeskreis einige Schwule habe und jahrelang sehr gut befreundet war mit einem Pärchen und es insofern für mich nichts Besonderes ist. Homosexualität ist für mich irgendwo selbstverständlich, und ich denke, Scheiße, Hepatitis.

Aber ich merke auf Station und eher auf seiten des Pflegepersonals – die äußern sich vielleicht auch offener als Kollegen – die Spekulationen und die Verwunderung: «Also der, das hätte ich nicht gedacht» und «dem sieht man's ja nicht an».

Gibt es auch direkte Konflikte mit homosexuellen Patienten, oder fallen solche Äußerungen hinter der Tür?

Das war eigentlich immer hinter der Tür, wo ich's mitbekam.

Die Begegnung mit sexuellen Minderheiten ist etwas Besonderes im Klinikalltag?

Ja, ganz sicher. Ein Beispiel, es gehört nicht direkt hinein, es fällt mir aber im Zusammenhang ein und zeigt, wo die Probleme liegen: Ich studierte damals noch und machte Nachtwachen bei einer transsexuellen Patientin, die sich zum Mann umwandeln ließ. Diese Frau war äußerst schlecht gelitten.

Sie befand sich bereits mitten im Operationszyklus female-to-male, und als ich sie kennenlernte, war der erste operative Versuch, einen Penis zu formen, schiefgegangen.

Du sagst sie *?*

Du siehst, für mich ist *sie* eine Frau geblieben, ich merke es auch jetzt, wo ich von ihr rede. Es war ein allgemeines Problem auf Station, man wollte nicht akzeptieren, daß sich jemand da operieren läßt, und man legte *sie*, die sich als Mann fühlte, oder *ihn*, der körperlich noch eine Frau war, nicht mit einem anderen Mann zusammen, sondern mit einer Frau.

Sie war eine unbequeme Person und kannte sich als ausgebildete Krankenschwester, die *sie* war, gut aus und konnte an Punkten, wo *sie* das Gefühl hatte, hier stimmt etwas nicht, monieren. Außerdem war *sie* von ihrer Art und Ausdrucksweise her sehr in ein männliches Klischee gerutscht, gebrauchte viele Kraftausdrücke, *sie* hatte etwas Burschikoses.

Du hast Reibereien erlebt. Hat sich jemand vom Personal in den Operationswunsch eingemischt?

Nein, nein. Niemals an der Sache selbst, immer über irgendwelche anderen Themen versuchte man, in ihre Nähe zu kommen. Keiner hat sich getraut zu fragen oder *sie* darauf anzusprechen. Hinter der Tür aber sagte jeder «das versteh ich nicht» und «wie kann die nur» und «warum» und «weshalb». Zum Teil etwas fundierter, auf der Ebene, «das löst doch ihre Probleme nicht».

Was dachte man denn, was die Probleme der Patientin seien?

Es ging das Gerücht, *sie* hätte eine Freundin, die *sie* verlassen habe, worin ihr Motiv für die Operation liege. Mitten im Operationszyklus habe diese Freundin *sie* für einen Mann verlassen. Diese Geschichte, wahr oder unwahr, wurde jedem, der es hören wollte oder nicht, mitgeteilt.

Von ihr selbst?

Nein, vom Pflegepersonal. Man sagte, «jetzt guck dir das an, wofür macht die das denn überhaupt noch?!». Häme wäre zuviel gesagt, aber es war so ein Stück, «da sieht se mal, was se davon hat».

Nach der Operation vergaß man dann, die Klemmen der Drainage zu lösen, was eine folgenschwere Fehlleistung war, nichts Bewußtes, aber als ich das bemerkte, bekam ich eine unheimliche Wut über so ein Versehen.

Du meinst, es war nicht umsonst bei ihr passiert. Wie erklärst du dir deine Empörung darüber?

Zufall war das nicht. Ich hatte mir über diese Frau Gedanken gemacht und wurde mir dabei meiner eigenen Schwierigkeiten, die ich mit ihr hatte, ziemlich bewußt. Ich mochte *sie* und mochte *sie* nicht und fand es vielleicht doch unmöglich, daß *sie* sich umoperieren ließ. Nicht umsonst ist *sie* für mich immer noch eine Sie und kein Er. Ich habe das nicht akzeptieren können, aber ich glaube, weil ich mir meiner Schwierigkeit bewußt war, konnte ich mit ihr sehr wachsam umgehen. Wenn man merkt, man steht jemandem nicht negativ und nicht positiv gegenüber, man ist hin- und hergerissen, dann wird man besonders sorgsam, um dem keine Ungerechtigkeit widerfahren zu lassen. Auf die anderen hatte ich eine richtige Wut.

Du beschreibst ein Gefühl der Solidarität. Wie kommt das zustande, warum will man selbst es sein, der das wiedergutmacht, was die anderen vielleicht falsch gemacht haben? Gibt es hinter dem professionellen Auftrag, dem Patienten helfen zu müssen, auch ein spürbares eigenes Interesse an Harmonie?

Natürlich, man will sich wohl fühlen.

Inwieweit fühlt man sich als gerade losgelassener Mediziner kompetent, solche Konflikte an der Seite des Patienten durchzustehen? Die Ausbildung hat das ja kaum geleistet.

Wenn ich an die Kollegen im Praktischen Jahr denke, muß ich annehmen, daß die meisten derer, sie sind heute auch schon Ärzte, nicht in der Lage sind oder nicht bereit dazu sind, einen solchen Konflikt im Interesse des Patienten zu klären oder sich diesem überhaupt auszusetzen.

Das auffällige, grelle Porzellan wird zerschlagen werden?

Nach wie vor. Da bin ich sicher. Bei einigen weiß ich aber auch, die bemühen sich zumindest. Ich glaube aber, daß allen, egal wem, und ich denke dabei auch an mich, egal wie geschult oder trainiert durch Balintgruppen, Analyse oder guten Willen man auch ist, eine unheimliche Unsicherheit bleiben wird.

Hier schließt sich wieder unsere Schleife bei den AIDS-Patienten von heute oder morgen. Die «Therapeuten» sind dieselben geblieben, sie halten auffälliges Verhalten anderer nicht aus, sie reagieren kaum gelassen und häufig gereizt. Das mag übertrieben sein, man spürt aber ihren Konflikt, sich zwischen Gut und Böse entscheiden zu müssen.

Wobei noch hinzukommt, daß du nicht alleine damit umgehen kannst, du bist eingebunden in das Team der Kollegen. Ich war damals eingebunden in das Team des Pflegepersonals, habe da selber mitgearbeitet und war insofern in meiner Begegnung mit der transsexuellen Frau nicht frei, sondern hatte im Rücken die Forderung der Kolleginnen, die mir dieses und jenes Bild versucht haben zu vermitteln und sagten: «Du, paß auf» und «soundso eine ist das», die mir ganz viele Geschichten erzählten mit der Forderung, «Du mußt dasselbe Urteil fällen wie wir.»

In diesem Fall, unausgesprochen, «der zeigen wir's».

Genau, und dagegen habe ich mich von vornherein gesträubt. Das war ein Zeichen des Protestes, ich wollte mich nicht einbinden lassen und konnte mich so viel leichter auf die Seite der Frau stellen, trotz eigener Schwierigkeiten und obwohl ich mich oft über sie ärgern mußte. Ich versuchte mich über meine Aggression gegen das, was die Frau da macht, hinwegzusetzen und neben den Kollegen, die den aggressiven Teil verkörperten, den positiven zugewandten Part zu übernehmen.

Das ist ein Punkt, der im Umgang mit den AIDS-Kranken bestimmt genauso schwierig ist, daß du dem nicht allein gegenüberstehst und nur mit deinen eigenen Vorurteilen klarkommen mußt, sondern eingebunden bist ins soziale Umfeld ...

... ins Kollektiv, das auf seinen Initiationsriten besteht und jeden schneidet, der nicht mitmacht.

Das Kollektiv, das meistens unausgesprochen die Forderung stellt, du hast die so und so zu behandeln, wobei man garantiert Schwierigkeiten bekommt, als Arzt oder als Schwester, wenn man sich sichtbar anders verhält, zum Beispiel zugibt, ähnliche Phantasien oder ähnliche sexuelle Wünsche selber zu haben.

Meinst du, das wäre nötig, daß man vor anderen das eigene Leben ausrollt wie einen Teppich? Den kann man begaffen, auf dem läßt sich aber auch herumtrampeln.

Nein, aber angenommen, jemand verhält sich nicht unauffällig und sagt, ich hab zwar nicht AIDS, aber ansonsten leb ich viele Dinge, die der Herr Müller lebt, eigentlich auch. Ich glaube auch, daß man in dem Moment wahnsinnige Schwierigkeiten bekommt. Egal ob du sagst, ich leb die auch, oder ob du nur sagst, ich kann mich damit anfreunden, das ist dann relativ wurscht.

Du meinst also, man sollte sich demselben Vorurteil lieber nicht aussetzen?

Ja, damit wäre sicher keinem geholfen.

Man sollte aber doch eingreifen. Wir haben gesagt, eruptive Ausbrüche haben keinen Sinn, man hat sich nicht die Brust aufzureißen. Wie kann man die Intervention weniger emotional als professionell gestalten?

Das ist effektiv nur durch die eigene Erfahrung zu erlernen. Du mußt

Erfahrungen damit sammeln, wo du bestimmte Dinge anderen nicht lassen kannst, wo du dich reinhängst, und du mußt die Gründe erfahren, warum du dich gerade da so engagieren mußt. Sei es aggressiv oder zugewandt, es zeugt letztlich von der eigenen Betroffenheit.

Man sollte lernen, mit der eigenen Reaktionsbildung wachsam umzugehen?
Wachsam im Sinne von: man merkt's.

«Ich lasse mich nicht untersuchen»

Gespräch mit Franz C. (24)*

Franz, hat AIDS Ihr Leben verändert?
Erlauben Sie mir zunächst eine Gegenfrage. Warum wollen Sie das wissen?

Gut, ich gebe zu, meine Frage ist indiskret. Ich setze einfach eine Nähe zwischen Ihnen und AIDS voraus. Ich weiß, Sie sind homosexuell.
Das bin ich, und das kann ich auch sagen, aber das ist nicht das Problem. Wer hat ein Recht darauf zu erfahren, was AIDS mit mir gemacht hat oder wie ich mit AIDS umgehe? Das müssen Sie mir erklären.

Zunächst niemand außer Ihnen selbst. Ein Recht Dritter auf Informationen zu Ihrer Befindlichkeit kann ich auch nicht erkennen. Es ist wohl allein die Neugier, die einen legitimiert zu fragen.
Das ist mir zu wenig.

Die Gier Neues zu erfahren ist vielleicht das entscheidende Moment dafür, daß AIDS in der Öffentlichkeit auf so großes Interesse gestoßen ist. Diese Gier will befriedigt werden, weshalb man in der Wahl seiner Mittel nicht zimperlich ist. Man wird distanzlos und mischt sich in das Leben anderer Leute ein. Man bohrt

* Namens-, Orts- und Zeitangaben wurden verändert.

mit seinen Fragen solange, bis man glaubt, ein individuelles Schicksal offengelegt zu haben. Die Motive für dieses Penetrieren sind sicher vielschichtig.

Und sollten nicht unterschlagen werden.

Sie meinen, der Hinz müßte erst mal sagen, warum gerade er Interviews über AIDS macht. Dazu kann man vordergründig sagen, es gibt einen Auftrag, ein Verlag ruft an und man sagt Ja oder Nein. Man kann aber auch Hintergründiges antworten, also Auskünfte über die Motive jenseits der Profession geben, sich selber kunstgerecht öffentlich zerlegen. Das mag amüsant sein, aber ich ziehe das Tranchieren dem Tranchiertwerden vor.

Damit sind wir wieder bei Ihnen. Ich habe Ihnen ja auch zugesagt, daß Ihre Anonymität nicht aufgehoben, Ihr Name nicht hektographiert wird.

Ich kann mir vorstellen, eine Betrachtung des Phänomens aus Ihrer Perspektive, wenn es Subjektivität denn geben sollte, wäre ganz hilfreich. Ich frage ja auch noch andere sogenannte Betroffene neben Ihnen und erhoffe mir davon eine Beschreibung dessen, was AIDS über seine somatischen Folgen hinaus an Reaktionen provoziert hat.

Was heißt somatische Folgen, ich bin nicht krank! Das hoffe ich jedenfalls. Das heißt, ich habe mich nicht untersuchen lassen, und ich werde mich einer Untersuchung auch nicht unterziehen.

Warum nicht?

Ich kann nicht sagen, daß ich Angst davor hätte. Ich weiß ja, die Ergebnisse sind in jedem Fall zweifelhaft. Ist der Befund negativ, d. h. o.k., dann kann mir keiner sagen, ob er das in zwei Monaten auch noch ist. Ist er positiv, besteht also ein Krankheitsverdacht, kann mir auch keiner sagen, ob der pathologische Wert bleibt oder wieder ins Normalmaß zurückkehrt. Es ist die absolute Ungewißheit, die einen erwartet, so oder so. Das Resultat reißt einen in jedem Fall hin und her. Wie es weitergeht, bleibt auch im Dunkeln, wenn man zum Arzt geht.

Sie haben sich also entschieden, auf keinen Fall eine Untersuchung zuzulassen. Bleibt nicht doch eine Unsicherheit?

Was heißt entschieden?! Von einer Freiheit zur Entscheidung kann hier kaum die Rede sein. Natürlich würde ich sofort zu einer Untersuchung gehen, die mir einen einwandfreien Bescheid in die eine oder andere Richtung gibt. Bist du krank oder gesund – das will doch jeder wissen. Aber diese Sache ist ein einziger Haken, man könnte sich gleich aufhängen an dem. Also läßt man's lieber.

Ich glaube, Sie übertreiben ein wenig. Die Klinik ist kein Ort, der Hysterie verstärken soll. Hier soll, wenn schon nicht behandelt werden kann, doch zumindest aufgeklärt werden. Ein Gespräch kann manches entdramatisieren.

Wissen Sie, besser als Optimismus ist eine begründete Hoffnung. Und die sehe ich hier nicht. Das Gespräch mit den Ärzten kann doch höchstens dazu führen, daß ich meine Unsicherheit mit einem teilen kann, obwohl ich glaube, das ist ein Irrtum.

Ich war Ärzten gegenüber schon immer außerordentlich mißtrauisch. Daß da einer sitzt und nur darauf wartet, mit mir meine Sorgen zu teilen, das ist doch absolut lachhaft und hätte auch keinen Sinn. Das ist kaum mehr als eine Illusion. Auf so was will ich mich erst gar nicht einlassen, das wäre eine Demütigung für mich.

Das hört sich so an, als seien Sie daran gewöhnt, Ihre Probleme allein anzugehen?

Für Sie scheint es schon festzustehen, daß AIDS für mich ein Problem ist.

AIDS ja, Ihre Homosexualität auch?

An Ihre Distanzlosigkeit muß man sich wohl gewöhnen. Als Interviewpartner wäre ich für Sie ja auch nicht halb so interessant, wenn ich nicht schwul wäre. Na ja, das AIDS macht einen halt doppelt interessant.

Vielleicht können wir noch mal kurz auf Ihr Mißtrauen den Ärzten gegenüber zurückkommen. Hat das etwas mit Ihrer Homosexualität zu tun?

Ja, ganz tüchtig. Seitdem ich weiß, daß ich schwul bin, frage ich mich, was machst du, wenn du mal krank wirst. Wo gehst du hin, wem vertraust du. Diese Frage ist mit dem coming out geboren worden. Vorher war die eigene Homosexualität nicht bewußt, nicht vor sich selbst und nicht nach außen eingestanden. Jetzt ist sie seit beinah zehn Jahren da und wird gelebt, und ich frage mich ständig, zeige ich sie hier oder auch da. Sie begleitet mich jeden Tag. Ich bin jeden Tag homosexuell, und ich bin nicht immer glücklich darüber.

Warum wird Ihnen Ihre Homosexualität zum besonderen Problem, wenn Sie an Erkrankung denken, setzen Sie Homosexualität mit Krankheit gleich?

Nein, auf keinen Fall. Ich stehe zu meiner Homosexualität. Liebe und Sex sind für mich viel zu wichtig, um sie einfach verleugnen zu können. Ich habe meinen Freund, ich liebe ihn, da ist seit Jahren eine erotische Faszination und ... Quatsch, es ist geil, und wir lieben uns. Wenn ich mit ihm zusammen bin, stellt sich die Frage der Diskretion in der Öffentlichkeit kaum, obwohl wir beim Ficken die Fensterläden runterlassen.

Die Angst vor dem Erkranken ist deshalb so groß, weil ich beim Arzt keine Möglichkeit mehr habe, selber zu entscheiden, was ich von mir mitteile und was nicht. Wenn ich richtig behandelt werden will, muß ich alles sagen. Ich lege meine ganze Intimität auf den Tisch und bin von oben bis unten verwundbar. Ich muß mich auf seine Anständigkeit verlassen, und verlassen ist man da oft.

Hat Ihr Mißtrauen eine konkrete Geschichte?

Mehrere, eine will ich erzählen. Vor ungefähr einem Jahr hatte ich Sex in einer schwulen Sauna. Ich ließ mich ficken. Ob es nun geil war oder nicht, irgendwie blieb die Sorge, ich könnte was gefangen haben. Jetzt saß da zu Hause mein Freund, und es wäre schon unangenehm gewesen, ich würde ihm was anhängen. Man hat dann zwei Möglichkeiten: Entweder zum Arzt gehen, einen Abstrich machen lassen oder nichts tun und warten, bis der Freund sich einen Tripper aus dem Hintern baggert oder eben, wenn man Glück hat, keinen Ausfluß bekommt, man selber also auch gesund ist. Das wäre aber schon sehr egoistisch, und ich habe das auch nie so gemacht.

Ich bin also zum Arzt. Normalerweise ging ich zu einem schwulen Hautarzt in der Bahnhofsgegend, einem ziemlich miesen Typen, der auch mal gerne Spritzen gibt, wenn nix vorliegt. Der legt nie 'ne Tripperkultur an oder so. Immer gleich die Spritze, aber der fragt nicht, und man weiß, der Mann ist selber schwul. Na gut, der war in Urlaub, und ich brauchte eine Untersuchung. Also bin ich in eine Praxis in der G.-Straße. Zwei Ärztinnen, eine recht biedere Praxis. Kunstdrucke, Leute mit Ausschlägen und keine Spur von Halbwelt, wie bei dem schwulen Arzt am Bahnhof.

Ich kam also in das Sprechzimmer und sagte, ich glaube, ich habe einen Tripper. Die Ärztin war mir auf Anhieb unsympathisch und ich ihr auch. Ich mußte ins Nebenzimmer, und die ganze Zeit arbeitete es in mir, als ich ihr gegenüber saß, als wir hinüber gingen: Sag ich ihr, sie soll den Hintern untersuchen oder nicht. Es war noch eine Assistentin mit im Zimmer, und ich sagte dann, nachdem der Abstrich aus der Harnröhre nix gebracht hatte, es könnte sein, daß ich anal was habe. Ab diesem Moment hat mit mir dort keiner mehr normal geredet. Ich mußte mich bücken und mit meinen Händen die Arschbacken auseinanderziehen. Die Ärztin und die Assistentin standen hinter mir. Eine nahm mit der Öse eine Probe, und die Ärztin sagte lachend zu ihrer Assistentin «Sehen Sie da!». Ich habe mich sofort gefragt, ob man meinem Loch ansieht, daß ich mich da reinficken lasse, und irgendwie war das dann eine Mischung aus Scham und Trotz. Bin ich stolz darauf, denen das so einfach hinzuhalten – die sahen beide so unglücklich und ungeil aus in ihren weißen Kitteln –, zwei späte Mädchen, dachte ich mir. Soll ich stolz sein oder soll ich mich schämen? Natürlich habe ich die beiden verachtet, aber sie hatten mich in der Hand. Dann mußte ich wieder ins Wartezimmer, wartete lange, bis irgendwann eine Helferin reinkam und mir wortlos, mit einem spöttischen Blick, das Rezept für eine Spritze gab. Die schienen plötzlich alle gegen mich geimpft zu sein. Ich ging in die Apotheke, kam wieder hoch, mußte wieder lange warten und wurde dann, nur mit einem «Kommen Sie», von zwei Helferinnen in einen anderen Raum geholt, wo die lachend sagten: «Hose runter!» Die waren beide garantiert viel jünger als ich, und ich wußte nicht, ob man ihnen das Gekicher übel nehmen durfte oder nicht. Aber ich war mir ziemlich sicher, daß sie sich über mich lustig machten. Als sie mir dann, übrigens sehr ungeschickt und schmerzhaft, die Spritze gegeben hatten, gab mir die eine noch einen Klaps auf den Hintern und sagte: «Jetzt ist erstmal Schluß damit!» Vor lauter Demütigung war ich dann stumm, und ich habe mich oft gefragt, wie ich mich bloß an denen rächen könnte.

Gibt es auch positive therapeutische Begegnungen?

Abgesehen von meinem Hausarzt – er ist ein braver Familienvater –, wo es überhaupt keine Geheimnisse gibt, habe ich keinen Arzt, den ich vorziehen würde. Mir fällt noch ein schwuler Chirurg ein, zu dem würde ich gehen, wenn ich mal was zu operieren hätte. Der ist auch, so unter der Hand, spezialisiert auf anale Beschwerden. Der ist bekannt in der ganzen BRD. In Californien traf ich mal einen Berliner, der war auch schon bei dem gewesen.

Ich war mal bei einem heterosexuellen Arzt zur Behandlung von ein paar kleinen Condylomata (Feigwarzen). Der sah das alles offensichtlich rein technisch, untersuchte mich korrekt, gab mir einen zweiten Termin für eine ambulante Operation. Das lief alles in korrekter Form, da war kein Hauch von Verachtung oder Witzelei. Es gibt ja so Anspielungen, Blicke. Der war völlig frei davon. Der fragte auch nicht nach Analverkehr oder so.

Er hat die Homosexualität auch anamnestisch nicht berührt?

Nein.

Hatten Sie nicht das Gefühl, hier ist doch wieder ein Tabu? Condylomata im Analbereich sind doch meistens Folge einer Infektion mit dem entsprechenden Virus.

Das weiß ich auch. Wenn ich genau darüber nachdenke, ich hatte schon das Gefühl, daß da was ausgespart wird.

Sie haben vorhin angedeutet, daß die Probleme im Umgang mit der Medizin erst dann begonnen haben, als Sie Ihr coming out hatten. Können Sie das näher erklären?

Ich habe ja auch gesagt, daß mir mein Freund sehr wichtig ist, daß ich unbedingt zu ihm stehe. Das hört sich etwas zwanghaft an, aber ich kann mir nicht vorstellen, ihn zu verleugnen. Das ist so ein Gefühl, er ist ein Teil von mir, ich bin ein Teil von ihm. Keine symbiotische Verschmelzung, wir wohnen auch nicht zusammen, aber ein Vertrauen, das man nicht enttäuschen darf. Wenn ich mir jetzt vorstelle, ich müßte ins Krankenhaus, in so ein Mehrbettzimmer, da liegen noch andere drin, und mein Freund kommt jetzt zu Besuch ... Wenn ich mit ihm alleine wäre, würde ich ihn küssen, und meine Zärtlichkeit würde mich zu ihm hinziehen. Ich wollte ihn anfassen und ihn spüren. Aber da liegen jetzt andere, wildfremde Menschen. Die Wahrscheinlichkeit, daß die alle auch schwul sind, ist doch ganz gering. Und die soll ich jetzt zugucken lassen?

Patientia heißt doch ertragen, erdulden. Die müßten das aushalten. Meinen Sie nicht, daß Ihre Intimität nur Ihren Freund und Sie etwas angeht?

Eben, aber ich kann das nicht so locker sehen. Es wäre eine Situation der Selbstverteidigung, und die wäre defensiv, wenn ich nicht von vornherein den Bettnachbarn oder dem Pflegepersonal offensiv klargemacht hätte, daß ich schwul bin und dazu stehe. Aber ich trage ja auch sonst kein Schild vor mir her, wo drauf steht, ich bin schwul und stolz darauf.

Ich müßte also so tun, als wäre mein Freund irgendein Mann und nicht *der* Mann in meinem Leben. Das ist so, als würde eine Ehefrau ihren Mann behandeln wie einen Fremden. So ein erzwungenes coming out muß einen Kranken doch völlig überanstrengen.

Wenn ich zum Beispiel heute eine AIDS-spezifische Untersuchung wollte, dann müßte ich mich vielen Eventualitäten aussetzen. Das ist eine quälende Vorstellung. Dieser ganze Klinikbetrieb, dieser Apparat, würde sich wie eine große Lupe über meine Seele legen und riesengroß verzerrt meine Homosexualität nach außen vergrößern. Pfleger, Schwestern, Ärzte, alles fremde Leute, die plötzlich in mein Leben starren. Ich habe aber keine Lust, mich von irgendeinem Idioten im weißen Kittel mustern zu lassen. Die haben in meinem Leben nichts zu suchen. Ich will kein bunter Hund sein.

Sie beschreiben klare Fronten. Sehen Sie eine Lösung des Problems?

Nicht krank werden, aber das habe ich ja bereits gesagt.

AIDS hat Ihre Angst vor dem Erkranken verstärkt, weil es für Sie automatisch auf eine Konfrontation herauslaufen würde?

Ja, es wäre eine tägliche Prüfung.

Das sind Konflikte, die sich nach außen ergeben. Hat sich unter AIDS an Ihrer Freundschaft etwas geändert?

Es hat sich eine ganze Menge verändert, wobei ich nicht sagen kann, daß das allein etwas mit AIDS zu tun hat. Wir haben beide Angst vor dieser Erkrankung, wir machen unsere Witze darüber, und langsam haben sich unsere Gewohnheiten gewandelt. Früher zum Beispiel sind wir gerne mal in die Sauna gegangen. Das war immer ganz schön, an einem Winternachmittag dort ein Bier zu trinken, in einer Ecke liefen Pornotapes, in der anderen konnte man den *Stern* lesen, wenn man wollte, ging man ficken oder in den Dampfraum. Da gab es scheußliche und tragische Gestalten, alte aber auch sehr scharfe junge Typen, es war ein Ort, der ganz anders war.

Weil dort nur Schwule waren?

Zum einen deshalb, aber was mich reizte, war das Doppelleben. Das entscheidende für mich war das Eintauchen in diese wirklich spürbare Subkultur. Dieser bis zum Platzen aufgepumpte sexuelle Schein, aus dem man, wenn man eben keine Lust zum Ficken hatte, mit einem klaren distanzierten Gedanken die Luft rauslassen konnte, um ihn gleich wieder aufzupumpen und so weiter. Es war so ein Oszillieren. Ob ein Reiz bei einem ankam, lag am Ende immer wieder bei einem selbst. Man nahm ihn zur Kenntnis oder nicht, es war tatsächlich ungezwungen. Ich bin oft allein in die Sauna gegangen, vor einigen Jahren sogar sehr oft.

Hatten Sie damals schon Angst vor Erkrankungen?
Sie meinen Geschlechtskrankheiten?

Ja.
Ich hatte so eine bestimmte Strategie, die sich heute vielleicht etwas albern anhört, aber ich glaube, sie ist sehr verbreitet. Wenn ich jemanden ficken wollte, hab ich vorher ein paar Bier getrunken, die drücken bei mir schnell auf die Blase, und nach dem Vögeln hab ich halt im scharfen Strahl gepißt. Das soll ein recht guter Schutz gegen Tripper sein. Schwieriger ist das beim passiven Analverkehr. Da kann man nur mal in einem unbeobachteten Moment, man will ja kein Mißtrauen zeigen, die Eichel vom Partner ein bißchen zusammendrücken und gucken, ob da was rauskommt. Einen Tripper habe ich aber so nie erkennen können.

Sie haben sich also auch infiziert. Sahen Sie dann Ihr Mißtrauen bestätigt?
Bei bestimmten Geschlechtskrankheiten, ich meine solche, die erkennbare Symptome machen wie Ausfluß oder ein kleines Geschwür, bin ich immer davon ausgegangen, wer das hat, läßt sich erst behandeln, und dann geht er wieder in die Öffentlichkeit der Subkultur. Es ist aber bei einigen bestimmt umgekehrt. Die machen lieber ein paarmal noch 'ne schnelle Nummer und gehen dann zum Arzt. Ein gesundes Mißtrauen ist wirklich am Platz.

Hat dieses Mißtrauen die Erotik nicht behindert?
Es gibt ja Leute, die diese Art von Sexualität im Dunkeln und in der Anonymität sowieso als eine behinderte ansehen. Aber das ist es wohl nicht, was Sie meinen. Das Vertrauen fehlte, aber dieser Mangel hat die Erotik nicht behindert. Die Personen, deren Schwanz oder Körper man toll fand, die einen guten Blick hatten oder sich lasziv bewegten – ich selber reagiere da auf die unterschiedlichsten Signale –, diese Personen waren einem ja fremd, und man wollte in den meisten Fällen, daß das auch so bleibt. Jedes Wort wäre einem da zuviel gewesen. Das war nicht immer so, aber gesprochen hat man doch meistens hinterher. Es hätte mir total auf den Hammer geschlagen, vorher über eine mögliche Infektionskrankheit zu reden.

Aber Sie dachten an die Möglichkeit?
Oft. Doch gerade beim Tripper ging mir immer wieder durch den Kopf, wenn du nicht daran denkst, kriegst du ihn auch nicht.

Seit meinem coming out mit 15 blieb ich sechs Jahre frei von jeder Infektion und hatte meinen ersten Tripper mit 22. Von da an wußte ich, was möglich ist. Dazu erkrankte der eine oder andere Freund an Syphilis oder Hepatitis. Das waren dann schon ernstzunehmende Gefahren.

Mit diesen haben Sie gerechnet?

Ja, auch an die dachte ich, aber ich habe irgendwie immer Glück gehabt. Bis auf ein paarmal Tripper hab ich mir nix geholt.

Was ist für Sie das besondere an AIDS, Sie scheinen sich nie über die Maßen vor Infektionen gefürchtet zu haben?

Das ist ein Irrtum. Ich hab sie nicht gekriegt, Angst hatte ich schon. Hepatitis und Syphilis, finde ich, sind ekelhafte Krankheiten. Vom Ficken möchte ich die nicht kriegen. AIDS ist noch eine Qualität schärfer. Da spielt auch der Ekel kaum eine Rolle mehr. Es ist ja nicht wie bei der Syphilis, daß es Geschwüre gibt, einen Ausschlag, oder daß man gelb wird wie bei der Hepatitis. Das sind unangenehme Zustände, aber irgendwann ist man wieder gesund, meistens jedenfalls. Bei AIDS aber sind alle Symptome mehr oder weniger der Ausbruch einer Übergangsphase zum Tode hin. Man krepiert und alles schaut zu.

Wie meinen Sie das?

Sie haben mir nicht zugehört. Jeder weiß, der hat AIDS. Und wenn der AIDS hat, ist er schwul. Wenn der nicht schwul wäre, hätte der kein AIDS. Das ist kein Zufall, daß den das trifft. Außerdem ist die Hilflosigkeit der Medizin hier wirklich deprimierend.

Ich frage das auch andere Gesprächspartner: ist es Zufall, daß man AIDS bekommt, oder gibt es da erkennbare Zusammenhänge?

Na ja, je mehr Partner, desto größer die Gefahr. Das scheint mir ganz logisch zu sein. Aber man mußte sich schon früher fragen, warum kriegt der eine 'ne Hepatitis, und der andere, mit dem er gerade gestern noch Kontakt hatte, bleibt kerngesund.

Aber um auf den Zufall zurückzukommen. Das ist, glaube ich, nicht das richtige Wort. Zufall im Sinn von zu Fall kommen scheint mir passender. Irgendwann stürzt einer hin und kommt nicht mehr hoch. Der hat irgendwie die Kraft verloren und alles schlägt auf ihn ein. Menschen, Viren. Es hat möglicherweise was mit Überanstrengung zu tun. Man bricht zusammen, so wird die Krankheit ja auch beschrieben, man bricht unter irgendeiner Last zusammen.

Was könnte diese Last sein?

Man spricht von der Last des Alltags, hier wäre das der schwule Alltag. Immer suchen und suchen, keine Liebe oder nur selten. Einsamkeit, die ständige Wiederholung. Eigentlich steht man still und schaltet sich irgendwann ab.

Selbstaufgabe?

Ja, warum nicht. Man hat es satt. Oder der Körper ist es leid, es soll einfach Schluß sein.

Vorhin beschrieben Sie das Leben in der Subkultur fasziniert.

Das kann man sich auch leisten, wenn man seine feste Beziehung hat. Wenn man nach der Sauna gemeinsam essen gehen kann. Oder nach einem einsamen Besuch in der Subkultur, ohne Freund, den dann zu Hause anrufen kann und sagen, tut mir leid, ich hab mit so und so einem das und das gemacht.

Eine Beichte, die befreit?

Natürlich. Wenn da jemand ist, der einem verzeiht und einen wieder aufnimmt. Nach der Sauna oder einem fremden Fick zurück in die Einsamkeit des Appartments, mein Gott, das ist ja die Hölle.

Das haben Sie schon erlebt?

Auch das. Es gab eine Zeit, ich war keine Zwanzig, da war ich einfach einsam. Ein Zimmerchen im Studentenwohnheim und sonst nur Sorgen. Da fuhr man mal allein nach Amsterdam, fickte und setzte sich am gleichen Abend hundeelend ins Auto, um ja zurückzukommen. Wohin? Ins Wohnheim und in die Einsamkeit. Diese Verlassenheit hat mich damals auch krank gemacht. Sie werden lachen, aber ich bekam, einfach psychisch, ohne daß ein Verkehr vorausgegangen wäre, eine Analfissur. Eine unglaublich schmerzhafte Sache. Das AIDS muß wie ein Riß in der Seele sein.

Wer liebt und geliebt wird, hat eine reelle Chance davonzukommen?

So sieht es aus. Die Liebe ist wie ein Panzer.

Haben Sie weiter anonyme Kontakte?

Nein, und damit gebe ich ja zu, daß ich an mein System doch nicht so ganz glaube. Es bleibt so eine Unberechenbarkeit. Bewiesen hat es ja noch keiner, daß Liebe wirklich vor AIDS schützt.

«Wenn du's hast, will ich's auch haben!»

Gespräch mit Peggy Parnass

Stefan, du bist mit deiner AIDS-Geschichte wirklich an die richtige Person geraten, das ist ja fast wie 'ne Sechs im Lotto. Wenn man sich vorstellt, daß ich in Schweden aufgewachsen bin, wo Sexualität frei ist und wo rumgeturnt und rumgevögelt wird, wo zwischen turnen und vögeln kaum ein Unterschied gemacht wird – jedenfalls nicht in der frühen Jugend, beides dient der Körperertüchtigung und der Hygiene –, da ist es ein Wunder, daß ich trotzdem eine wahnsinnige Angst habe vor Geschlechtskrankheiten.

Das sind richtige Phobien. Ich weiß auch, woher es kommt. Ich hab mal, neugierig wie ich bin, Doktorbücher gelesen, so wie ich alle anderen Bücher auch in mich reinfraß. Aber da ging es mir nicht wie vielen anderen, die Symptome aller Krankheiten an sich entdecken, nur bei der bösen Syphilis ...

Da stand was von Kopfweh, und die hatte ich ja immer und hab ich noch. Da stand was von Haare fallen aus, und die waren mir sicher auch schon mal ausgefallen. Es gab Symptome, die trafen wirklich zu. Ich raste also mit 15 Jahren zum Arzt, zum Facharzt, und sagte: «Ich möchte nicht untersucht werden, ich möchte bitte nur behandelt werden.»

«Wogegen denn?»

Ja, Syphilis, Gonorrhöe und Schanker, und wenn eventuell noch andere Krankheiten auf dem Sektor existieren sollten, dann hätte ich die zweifelsohne auch. Der hat nur gelacht, und der hat noch lauter gelacht, als er hörte, daß ich noch nie mit jemandem geschlafen hatte. Für mich änderte das nichts, im Doktorbuch stand ja auch, daß man sich über eine gemeinsame Tasse, über einen gemeinsamen Waschlappen infizieren könnte. Daß da was stand von wegen Klobrillen, das konnte mich nicht tangieren, weil ich sowieso, niemals damals und niemals jetzt, ein öffentliches Klo aufgesucht hab. Aber eben diese anderen Möglichkeiten, in den gleichen Apfel nacheinander zu beißen oder das gleiche Kaugummi von Mund zu Mund gehen zu lassen ...

... konnten dir auch nichts anhaben.

Ich blieb heil und gesund und hab erst dann wieder Angst gekriegt, als ich tatsächlich mit jemandem schlief. Und war immer noch heil und gesund und hab mich beinah dran gewöhnt, mit Leuten zu schlafen, ohne gleich vom Siechtum geschlagen zu werden, als der Junge in Schweden, von dem ich meinen Sohn erwartete, während ich im Krankenhaus lag, sagte, daß er eine Gonorrhöe hat. Ich konnte mir nicht vorstellen, weder daß er fremdging noch daß dieser unschuldige Halbwüchsige schlimme Krankheiten haben könnte, sondern wenn schon einer von uns, dann nur ich, und ich war mir wieder ganz sicher, daß ich krank war und ihn angesteckt hatte. Ich war in einer großen Klinik in Stockholm, in der es so viele Abteilungen gibt wie in jeder Universitätsklinik, und ich ließ mich dann immer von meiner Abteilung rüberbringen in die Hautklinik. Die sind fast verrückt geworden, weil ich darauf bestand, krank zu sein. Ich hatte wieder in einem Doktorbuch gelesen, daß es bei einer ersten Untersuchung nicht immer festzustellen sei, daß es Fälle gibt, die hartnäckig seien, die man nach der zweiten Untersuchung erst, vielleicht erst nach der dritten ...

Das heißt, daß ich gesund sein sollte, hab ich nicht akzeptiert und pochte immer weiter darauf, krank zu sein, bis sie mir das in unmißverständlicher Deutlichkeit schriftlich gaben.

Daß du gesund bist. Wie alt warst du damals?

Da war ich 18. Gut, alle Ärzte wußten, daß ich gesund war, und ich hatte immer weiter meine Zweifel. Sie gaben es auch noch dem Jungen schriftlich, daß er es auf keinen Fall von mir hatte, egal was er da erzählt. Das war das.

Inzwischen bin ich ja erwachsener, akzeptiere bei anderen, daß man sich 'nen Tripper oder sonstwas holen kann genau wie eine Erkältung, ist ja auch schnell kurierbar, keine Tragödie mehr, aber für mich wär's immer noch eine Tragödie, wenn ich es hätte. Weil die Koppelung von

Liebe und darauffolgender Krankheit als Strafe oder als Besudelung zumindest für mich unerträglich ist. Der Gedanke Liebe und Schmutz, oder was.

Wenn die Ärzte festgestellt hätten, daß Kims Vater von mir angesteckt worden war, dann hätte ich mir das Leben genommen, das hatte ich mir vorgenommen. Ich wollte mich auch so umbringen, da ich ihn ja liebte und ihn entjungfert hatte und so etwas wie eine Schmuddelkrankheit reingekommen war. Die ganzen Jahre danach war ich nie frei von der Angst.

Angst ist Angst, wenn es um die Gesundheit geht. Zweimal im Jahr gehe ich zum Arzt, das sind immer panische Arztbesuche, nicht so eine Routineuntersuchung wie Krebs, die laß ich zweimal im Jahr aus Vernunftsgründen machen. Ich lauf zum Hautarzt wie mit 15, aufgeregt und außer mir, und verlang behandelt zu werden. Sobald ich mit jemandem geschlafen habe, denke ich, daß was ist, oder wenn eine Liebesaffäre beginnt, überleg ich, ob ich nicht 'ne alte Krankheit mit mir rumschleppe und jetzt der neue Geliebte, von meiner Krankheit geschlagen, sich von mir abwendet.

Denkst du, daß es auch der Partner oder der neue Geliebte sein könnte, der dich infiziert, oder ist es allein das Gefühl, du könntest ihn beschmutzen?

Nein, wenn ich verliebt bin, denk ich immer nur, daß ich den heiligen anderen besudeln könnte. Aber daß ich nicht irgendwelche schnellen Kneipenbekanntschaften und so einen Kram mache, auch nicht in Zeiten der Verzweiflung und Vereinsamung, hat schon viel damit zu tun, mit Ekel. Mit dem Gefühl, daß irgendein herbeigelaufener Jemand mich anstecken könnte.

Hier wäre es der Fremde, der dich ansteckt.

Dann wär's der Fremde, der hat ja auch mit Liebe nichts zu tun. Das heißt, ich laß mich nicht mit Leuten ein, wo die Anziehung nicht unermeßlich stark ist, wo es nicht wirklich ein coup des foudre ist. Ich hab ja nur ganz leidenschaftliche Verhältnisse und begnüge mich nicht mit den kleinen Dingern, auch zwischendurch nicht, weil ich bei solchen Bagatellen immer das Gefühl haben würde, daß ich dann die Beschmuddelte wäre. Heißt dann bekleckert, beschmuddelt, beschmiert und möglicherweise auch angesteckt. Da ist ganz allgemeiner Ekel da.

Dieser Ekel wird bestimmt durch das Fehlen der Leidenschaft?

Ja sicher. Und durch das Fehlen von Leidenschaft ist eben auch die Möglichkeit jeder Art von Besudelung da. Ich will auch nicht, daß so ein fremder Kerl auf mein Klo geht und da rumpißt. Ich bin dann ekelbeherrscht, und das kommt gar nicht in Frage. Wogegen eine Leidenschaft bei mir jeden Ekel ausmerzt, dann gibt es nichts mehr, wovor ich mich ekele, überhaupt nichts, keine Grenzen und kein Nichts. Und vielleicht gerade deswegen, weil ich dann die Wilde bin, hab ich Angst, dem andern was anzutun mit mir.

Die übertragbaren Erkrankungen, an die du denkst, lassen sich gut behandeln. Wie kommt es, daß du in ihnen trotzdem etwas so Katastrophales siehst?

Weil es gegen jede Romantik spricht, sich querlegt.

Weil man darauf geführt wird, daß noch jemand anderes mit im Spiel ist, daß die Intimität gebrochen ist?

Daß die Schönheit beseitigt wird! Ich hätte gern die Vorstellung, daß durch Sexualität und Liebe nichts als Wunderbares entsteht, das Schönste des Schönen, und die größtmögliche Gemeinsamkeit. Geschlechtskrank sein heißt ja auch, daß Sexualität einem erst einmal verboten wird, daß man selber als etwas Schmutziges, sich Übertragendes, Ekelerregendes herumläuft. Das ist Abkehr von der Liebe, etwas, das einen rausreißt aus diesem Liebessturm. Mit einem Brasilianer, dem ich sehr verfallen war, hatte ich das Einverständnis, daß, wenn er mit seiner Tanzgruppe auf Tournee war, es mich nicht verletzt, wenn er mit andern schläft, ansonsten ich für ihn die einzige Frau war. Und dann bestand in Dänemark bei ihm der Verdacht auf Syphilis, und während das noch untersucht wurde und man ihm aber schon gesagt hatte, es sei sehr wahrscheinlich, daß er's hat, wollte ich meine Leidenschaft und Liebe beweisen, indem ich darauf bestand und darauf pochte, mit ihm zu schlafen. Ich hab gesagt: «Wenn du's hast, will ich's auch haben, dann gehen wir beide zugrunde, nichts soll uns trennen.»

Oder ihr geht beide zum Arzt.

Ja, ich bin dann sowieso mitgegangen. Ich wollte nur sagen, was ich vorhin schon ... daß wenn ich nichts fühle, mich alles ekelt, und wenn die Leidenschaft da ist, es keine Grenzen mehr gibt. Das wollte ich ihm zeigen, daß eine Syphilis, vor der ich am meisten Angst habe, keine Bremse sein kann in dieser Leidenschaft. Er hatte dann keine, hat sich später gezeigt.

Hast du nun unter der Verdachtsdiagnose mit ihm geschlafen?

Ich hab's gewollt und gewollt und hab ihm fast die Kleider vom Leib gerissen, hab ihn fast vergewaltigt, und er ist schreiend davongelaufen. Er sagte, das ist unmöglich, Du mußt verrückt sein, ich will dich da nicht auch noch mit reinziehen. Ich habe laut geweint.

Ich wollte auch nicht, daß uns irgend etwas trennt, und das hätte uns ja dann verbunden, dann ham *wir's* eben, das ist dann unsere gemeinsame Krankheit, Schluß.

Und andere sind endlich ausgeschlossen?

Aber sicher! Aber natürlich. Klar. Ich bin ja auch für gemeinsamen Selbstmord. Ich hätte weniger Angst vor dem gemeinsamen Tod als vor einer kleinen Besudelung, weil sie trivialisiert und banalisiert und in den Dreck zieht.

Leidet die gemeinsame Sexualität unter der Gefahr, oder erfährt sie eine Bereicherung?

Bei katholischen Liebhabern hab ich gesehen, daß die Bestrafung vorehelicher Sexualität mit dem Höllenfeuer doch sehr bereichernd gewirkt hat. Es ist ja unglaublich, wenn jemand etwas tut, obwohl er die Hölle und das Fegefeuer fürchten muß. Da muß ihm schon sehr viel dran gelegen sein. Das muß sehr intensiv sein, gesteigerte Lust gefolgt von Reue.

Ich habe erlebt, daß Jünglinge bis um halb sechs Uhr morgens durchgeliebt haben, daß es wirklich die totale Explosion gewesen ist, und daß sie dann aus dem Bett gesprungen sind, um in die Frühmesse zu eilen und zu beichten. Wenn ich Glück hatte, kamen sie nach der Beichte wieder.

Ich fragte mehr nach irdischen Höllenqualen, aber vielleicht ist es jetzt Zeit, über AIDS zu reden. Wann hast du zum erstenmal von AIDS gehört?

Als zum erstenmal darüber geschrieben wurde, es wurde ja recht spektakulär geschrieben und beschrieben.

Was dachtest du, als du diese Artikel vor dir hattest?

Erstmal hab ich überlegt, ob das 'ne Erfindung ist, um Schwule zu reglementieren. Daß es heißt, Schwule kriegen das, also lieber nicht schwul sein, oder um den Ekel vor Schwulen zu steigern. Aber ich dachte auch, diese entsetzliche Geschichte jetzt, AIDS, ist gar nicht so neu, das ist ja eigentlich nur der häßliche Cousin seiner häßlichen Cousine Syphilis.

Als publiziert wurde, daß es tatsächlich eine größere Anzahl Todesfälle gegeben hat und daß es jetzt die Reise um die Welt macht, daß die Krankheit also von Land zu Land wandert, da empfand ich es schon als Bedrohung. Wenn ich daran geglaubt hätte, daß es nur Schwule betrifft, hätte ich es als Frau gar nicht als Bedrohung empfinden können, sondern nur für meine schwulen Freunde, was schlimm genug ist. Aber ich halte ja die Grenzen für sehr viel fließender.

Obwohl ich selber mit keinem meiner schwulen Freunde, ach doch, mit einem hab ich mal geschlafen ...

Würdest du das heute wieder tun?

Wenn ich wüßte, daß er überall rumvögelt, würd ich sicher bitten, daß er zwischen seinen letzten Geschichten und mir eine Pause einlegt, 'ne Art Inkubationszeit verstreichen läßt.

Deine schwulen Freunde, was sind das für Leute?

Meine schwulen Freunde sind schon sehr beachtlich, und da sind viele darunter, die ich wirklich liebe, ganz enge, langjährige Freundschaften, die von Jahr zu Jahr wachsen. Zwischen uns ist eine große Intimität und großes Vertrauen, und es ist mir immer ganz schwer gefallen, zu akzeptieren, daß diese an sich sehr sauberen Männer ihr Liebesleben in Pissoirs haben.

Das hat mich sehr verblüfft, daß wir zusammensitzen in einem Kreis reizender, zauberhafter, intelligenter, amüsanter Leute, die irgendwann abends um halb elf oder zwölf aufbrechen, nicht paarweise, um nach Hause zu gehen und glücklich zu sein miteinander, die jeder für sich ausströmen in die Parks, das geht ja noch, und in die Klappen oder in die Sexkeller. Sauna find ich auch nicht so schlimm, da sind die wenigstens gewaschen, aber diese stinkenden Pissoirs!

Also, der Park geht noch, weil es da in der Natur stattfindet?

Ja.

Die Sauna ist der Ort, an dem man sich davor und danach reinigt, und der Sexkeller *hat wahrscheinlich die Qualität des Pissoirs?*

Der Sexkeller ist mir zu brutal.

Was denkst du denn, was dort stattfindet?

Ich hab natürlich auch Freunde, die mir erzählt haben von fistfukking und von Köppen, die da reingerammt werden in den Körper. Ich kann überhaupt keinen Kahlkopf mehr sehen, ohne mir vorzustellen, daß der vielleicht gerade mit seinem Kopf in irgendeinem anderen drin gewesen ist. Ich stell mir das alles sehr schmerzhaft und widerlich vor. Und in Ketten schlagen ... ich weiß aus Sexboutiquen, daß die gefragtesten Produkte ...

... Hilfsmittel

... Gruselapparate sind, wo die Eier als Nadelkissen benutzt werden und die Brustwarzen dazu, um was dran aufzuhängen. Also mir wird ganz schlecht, auch jetzt, wo ich mit dir darüber rede.

Ist das etwas, das nur Schwule suchen, oder gibt es dafür auch einen Markt bei Heterosexuellen?

Einen Riesenmarkt bei Heteros. Ich weiß nur nicht, ob es hier so verbreitet ist wie unter Schwulen, zumindest sind Heteros nicht so stolz darauf wie Schwule.

Du findest, die Schwulen sind stolz auf sadomasochistisches Gehabe?

Die Lederszene zieht ja 'ne Schau ab, findet sich chic, findet die Lederklamotten toll, es ist eine Mischung aus Provokation und Chic. Die finden, daß es toll und männlich aussieht, diese widerlichen Militärmützen haben etwas von Polizei an sich. Und in den meisten Lederlokalen sind als Wandschmuck Bilder von diesen strammarschigen riesenschwanzigen Polizisten. Nix gut!

Bei deinen Freunden geht der Trend auch in diese Richtung?

Nein, ich kenne niemanden, bei dem es sich dahin verwandelt hätte. Sichtbar. Leute, die ich kenne, sind entweder schon in der Lederszene, und bei einigen, die ich anders kennengelernt habe, überrascht es mich, die ziehen sich abends um und sind munter und guter Dinge, und dann komm ich mir ganz spießig vor. Wenn sie sich so gerne verprügeln lassen, ist es ja ihr Bier. Bei vielen ist es ja eine Sache auf Gegenseitigkeit, es ist nicht nur *ein* winselnder Masochist, sondern mal peitscht der eine und mal der andere. Das geht ja noch, wenn das nicht mit allzugroßen Demütigungen verbunden ist.

Wie beurteilst du die Promiskuität, mit ihren anonymen, verkürzten und abgehackten Begegnungen?

Anonym, das wünschen sich Heteros auch sehr, sonst wären die Puffs nicht alle so voll. Sonst würden die Mädchen am Autostrich und an allen andern Wänden der Straßen der Erde nicht soviel reicher werden als jede andere arbeitende Frau. Hier ist genau das gleiche, die Anonymität, die Belanglosigkeit, die Unverbindlichkeit, die Verantwortungslosigkeit.

Für dich ist diese Form von Sexualität eine zu verurteilende?

Nicht zu verurteilen, ich finde sie nur kläglich, traurig.

Für dich selbst käme sie auch nicht in Frage?

Ich könnte mir nie einen Stricher ranholen oder 'nen Gigolo oder so was. Ich brauch ganz dringend das Gefühl, gewollt zu sein. Am liebsten geliebt zu sein, aber am allermindesten unermeßlich begehrt zu sein. Für mich ist das sonst nix. Ich muß das Gefühl haben, daß es kein Zufall ist, daß ich es bin oder daß es egal ist, daß ich es bin und morgen Frau Meier, sondern ich muß mich wirklich gemeint fühlen.

Weil die Liebe fehlt, hältst du sie für eine defizitäre Form von Sexualität. Hinterläßt die Promiskuität bei deinen schwulen Freunden Spuren, sind sie unglücklich?

Wenn es ihnen gelingt, etwas leichtere Kontakte zu haben, nicht diese Pißdinger, aber hier und da eine schöne Liebesnacht, freu ich mich mit ihnen, gerade wenn ich weiß, daß sie mir ähnlich sind in ihrer Art zu leiden, wo sie wirklich fühlen. Ich krieg ja auch mit, wie verzweifelt sie sind, und ich gönne denen sehr, daß sie sich in Begegnungen erholen, die schön sind und nicht unfreundlich, die nicht anonym sind, und wo man sich noch freundlich begegnen kann am nächsten Tag, ohne daß Leidenschaft ausbricht, die ja auch Leiden schafft. Am meisten freu ich mich mit Freunden, wenn sie mir erzählen, daß sie nach drei, vier, fünf Jahren noch glücklich sind mit jemandem, das find ich optimal.

Wenn die Kontakte bei Fremden und im Verborgenen gesucht werden, hinterläßt das unter Umständen nicht nur seelische Spuren, sondern auch Symptome erworbener Infektionskrankheiten. Sprechen deine Freunde darüber?

Mir erzählen sie schon, das ist ja der Vorteil unserer Freundschaft, daß mir gegenüber kein schwuler Freund so verlogen sein muß wie ein Liebhaber.

Weshalb?

Weil er von mir keine Strafe zu befürchten hat oder Zusammenbrüche. Wenn ein schwuler Freund krank wird, kann ich mir nur mit ihm überlegen, zu welchem Arzt man gehen kann und wie er am besten gesund wird. Am schnellsten. Und ich kann ihn über die Zeit hinweg trösten, wenn er mir ähnlich ist, auch in seinem Horror, nicht nur in seinen Wünschen. Dann braucht er auch psychischen Beistand, und ich weiß ihm schon zu erzählen, daß das nun wirklich nichts Schlimmes ist, daß es vorbeigeht und daß es nicht peinlicher zu sein hat wie jede andere Krankheit. Meine eigene Phobie hat ja nichts mit meiner Vernunft zu tun, mit meiner Einsicht.

Wir sprechen von Geschlechtskrankheiten?

Ja, vom Kopf her weiß ich schon, daß die im Grunde nicht schlimmer sind als andere ansteckende Krankheiten, die man auch nicht gerne hat, aber auch nicht verheimlichen muß. Es gibt so eine Anzahl peinlicher Krankheiten.

An welche denkst du?

Blasenkatarrh. Ham die meisten von uns ja immer mal wieder, aber das erzählt man nicht gern laut rum, Frauen besonders und ich auch. Ich sehe zu, daß es ganz schnell vorbeigeht und es keiner mitkriegt, aber ich war einmal freier und unbefangener. Ich weiß noch, als ich in Paris Blasenkatarrh hatte, da hab ich als Absender auf meine Briefe geschrieben «PPP», Pinkel-Peggy-Parnass. Da hab ich mich gar nicht geniert, wohnte immer mit anderen zusammen, es waren immer sehr viele Freunde zu Besuch, ich hab dann kurz mal so ein Eimerchen hervorgezogen, mitten aus unseren Gesprächen heraus und ohne das Gespräch zu unterbrechen und hab Pipi gemacht. Ich weiß auch nicht, warum mir diese Dinge inzwischen so schwerfallen.

Es ist wirklich schwierig, beim Thema zu bleiben. Zurück zu deinen Freunden, haben die Angst vor AIDS?

Ich hab inzwischen paar Freunde erlebt, die seelisch ganz krank wurden, weil sie körperlich krank geworden waren. Einer, wir wissen bis heute nicht, ob das tatsächlich AIDS war oder nicht, mußte über viele Monate, ich glaube fast ein halbes Jahr behandelt und untersucht werden. Es war alles sehr schwierig. Er hat es sicher wie ein Todesurteil empfunden, weil er oft in Amerika ist, sehr attraktiv und begehrt ist, er ist kein Klappengänger, aber er ist einer, der auf Reisen wahnsinnig viel Liebhaber hat. Er ist sehr lebensfroh.

Ich wundere mich über die Vokabel lebensfroh, *weil du eben noch sagtest, wie traurig Promiskuität doch sei.*

Das Anonyme.

Das Oszillierende.

Das ist was anderes. Ich mach da einen großen Unterschied zwischen Leuten, die hingehen und sabbernd nach pissenden Schwänzen Ausschau halten und sich nicht die Zeit nehmen, bis hoch ins Gesicht zu gucken, und zwischen Leuten, die ganz einfach lebensfroh und sinnlich aufeinandertreffen und wissen, daß sie aneinander Freude haben können. Egal, ob das dann eine Stunde Freude ist oder drei Tage oder vier Wochen.

Gewinnt die Sexualität der Homosexuellen in deinen Augen unter AIDS an Qualität?

Wenn AIDS zur Folge hat, daß Leute wählerischer sind und sich nicht nur unentwegt verplempern ins Nichts und ärmer nach Hause gehen, als sie hingegangen sind, und das ist es ja wohl im Grunde, ja. Wenn's dazu führt, daß sie statt dessen eher mit Leuten zusammen sind, mit denen sie sich auch gerne unterhalten, gerne spazierengehen, zusammen essen mögen, wo auch das drin ist, was ganz einfach sonst an Leben gelebt wird, da kriegt das mit Sicherheit eine andere Qualität.

Was änderte sich bei deinem Freund mit der AIDS-Angst?

Er lebt mit jemandem zusammen, mit dem er jahrelang ein sehr intensives sexuelles Verhältnis gehabt hat, neben all seinen anderen lief das immer weiter. Aber er lebt seitdem mit Sicherheit nicht abstinent, wenn du das meinst.

Du meinst, die Angst war bei ihm nur solange zu spüren, wie er mit unklarer Diagnose im Bett lag?

Ja, und auch so geschwächt war. Er war ja nun wirklich krank. Es ist aber nicht so, daß das jetzt wie ein Damokles-Schwert über ihm hängt und er sich kaum an was rantraut.

Nun ist das ein sehr optimistischer Mann. Ich könnte mir vorstellen, wenn es einen andern Mann getroffen hätte, in gleicher Weise, daß der sich entweder umgebracht hätte oder vor Angst nicht mehr in den Schlaf käme.

Also dies ist einer, der vorher mit Sicherheit nie Angst gehabt hat und überhaupt alles weglacht im Leben und nicht grübelt und der ganz einfach für sich wieder gesund wird. Schluß.

Erzählen deine Freunde von unklaren Todesfällen?

Da war ein schwuler Fotograf, absoluter Klappenschwuler und Fistfuckingschwuler, der durch immer gröbere und erheblichere Geschichten seine Befriedigung suchte. Ein depressiver, hochintelligenter Neurotiker. Der lebt jedenfalls nicht mehr.

Woran er starb, kann keiner sagen?

Freunde sagen, daß es eine Folge seines Lebenswandels gewesen ist. Ich glaube nicht, daß er an einer akuten Seuchenkrankheit starb, aber er hat so mit sich geaast, Drogen genommen und nichts ausgelassen, was einen kaputtmachen kann.

Du meinst also, die Praktiken der Leute seien selbstdestruktiv und zerstörten sie am Ende.

Das glaube ich.

Peggy, nehmen wir an, du kannst dir eine Krankheit zum Tode auf der Klappe holen oder unterm Sternenhimmel, vereinsamt oder vereint. Was wäre dir lieber?

Na also, ich möchte lieber von der großen Liebe umfangen und umnebelt sterben, wenn schon sterben. Also auf keinen Fall diese Kopplung mit der Schmuddeligkeit.

Ich hab mal einem Psychiater finster gesagt: Und wenn ich nicht so wahnsinnige Angst davor hätte, Syphilis zu bekommen, dann würd ich mich suhlen im Rinnstein, im Rinnstein, wo ich hingehör!

Und da sagte er, ein ganz alter Mann, so ein Männchen, der sich immer an der Heizung seine kalten Fingerchen rieb, Dr. Frederkin, ein wunderbarer Mann: Aber Kind, tun Sie's doch, tun Sie's doch, es macht doch nichts, dann werden Sie eben krank, dann werden Sie wieder geheilt, das macht doch nichts, ist doch alles heilbar. Und daraufhin hörte auch mein Verlangen nach dem Rinnstein auf.

III Reportage

New York im Winter 1980/81
Die Hölle ist das Paradies

Booies Biographie kommt direkt aus der Mülltonne. Wie sein Frühstück, sein Mittagessen und seine Unterwäsche. Der zerdrückte Borsalino auf seinem Kopf hatte Fred gehört, einem weißen Penner mit Raucherbein. Das war langsam abgefault, damals, in der leeren verrosteten Schiffsschaukel auf dem Rummelplatz von Coney Island, wo das Fieber über Fred kam und der Hut an Booie fiel. Booie ist schwarz. Schwarz wie die Nacht.

3 a. m., 3 Uhr nachts. Booie hat ein altes Ölfaß mit Pappresten vollgestopft. Er macht ein Feuer. Es ist der 2. Januar 1981. Schneefall. Minus 20 °C, der Wind minus 30 °C. Booie ist nur ein Schatten hinter dem Feuerschein.

Hier, direkt hinter dem West Side Express Highway, einen Steinwurf weit vom verdreckten, kalten Hudson River, gibt es nur alte verfallene Lagerhäuser. «Lompini Banana». Türen schlagen im Wind, das Tonnenfeuer prasselt. Läge kein Schnee, die fliegenden Büsche aus den Wildwestfilmen wehten vorbei.

Gleich um die Ecke, Kreuzung Little West 12th Str. und Washington Str., Zweierreihen knallgelber, verbeulter Checkertaxis stoppen, fahren vor, stoppen, nehmen auf, fahren ab. Darüber eine grelle Straßenlaterne, in ihrem weißen Licht die Menge, die von den Taxis bewegt wird. Männer, Männer jeden Alters, dicke, dünne, lange, kurze. Mehr lange Dünne als kurze Dicke. Werden angezogen, ausgestoßen von einer schmalen grünen Eisentür. Es ist der Eintritt in *den* Leather- and Western-Club New Yorks. Das «Mineshaft».

Private. Hinter der Tür eine steile, schlecht ausgeleuchtete Stahlstiege. Oben sitzen auf zwei Barhockern zwei Schnauzbärte, daneben, in einer Nische, vor einem Schreibpult mit Leselämpchen und Aktenordner, steht ein Dritter. Schwarze Uniform, Reithosen, Stiefel, kein Totenkopf am Kragen, nur eine Nummer. Mit einer Taschenlampe leuchtet er uns aus, blendet die Augen, entdeckt einen Pullover und ein nichtkariertes Hemd. Kariert wäre gegangen, aber so. Hemd und Pullover müssen abgegeben werden. Die Jacken sowieso. «No La Costes».

Fünf Dollar pro Nase und von jedem eine Unterschrift. Mit allem einverstanden. Hinein in die beleuchtete Bar. Heißluftgebläse. Disco-Music. Männer. Angezogen, nackt, halbnackt. In Lederhosen, Jeanshosen, nackt mit Gürtel, nackt mit Schwanzring, Suspensorien, gelbe, rote, olivfarbene, nackt mit Jeansjackett und Hundehalsband.

Der Mann an der Garderobe ist sehr klein. Er zeigt, daß der menschliche Unterarm zwei Knochen hat. Elle und Speiche. Beim Kassieren des Tips dreht sich der eine um den anderen. Auch der Barmann, ein paar Knochen, eingeschlagen in verwaschen tätowiertes Pergament.

Die fünf Dollar pro Mann sind ein Verzehrbon. Mein Begleiter wird an der Theke nicht bedient, sein T-Shirt ist quergestreift, und das ist verboten. Dem Doormann ist das vorhin entgangen.

An mir hat der zerbrechliche Barmann nichts auszusetzen. Mit einer Cola ziehen wir um die Ecke in die Dunkelräume. Um die Ecke, das sind zehn Schritte. Da ist das Licht so schwach, da geht man schneller rüber, als die Augen mitkommen. Auch hier die Disco-Music wie nebenan, und die Augen machen auch schon wieder mit. Ein Mann in kariertem Holzfällerhemd lehnt an der Wand und setzt eine Becks-Bier-Dose an die Lippen. Ein anderer kniet nackt vor dem Biertrinkenden und leckt sich tot. Drei weitere treten hinzu, und der leckt und leckt. Der erste hört nicht auf, an seinem Bier zu saugen, dabei starrt er an die Decke. In der Nische gegenüber hängt an vier Eisenketten eine Lederhängematte. Darin hat sich ein etwa Dreißigjähriger ausgebreitet. Liegt auf dem Rücken, die Füße in Stiefeln, bis zu den Knien weiße Socken, sonst ist er nackt. Spreizt die Beine auseinander und verkantet seine Füße in das vordere Kettenpaar, das von der Decke hängt. Auf einem Sims steht eine Riesendose «Crisco» – Bratenfett. Mitten im Raum ein Holzgerüst. Sieht man genau hin, führt unter ihm eine steile Steintreppe in den Keller. Glitschig. Im Hinuntersteigen noch ein Blick in die Nische. Zu Barbra Streisands «Guilty» verschwindet ein ganzer Unterarm im Darm des Dreißigjährigen in der Hängematte. Der da gerade mit seiner Faust arbeitet, sieht zu uns herunter und nickt. Wie ein Arzt auf eine Frage hin nickt, die er nicht beantworten kann.

Der Keller ist ein Schrotthaufen. Abfälle, Dosen, Flaschen, Pfützen. Es riecht nach Kot, Bier und Pisse. In dem Raum mit dem Abfallberg ist keiner, bis auf einen, der sich über einem verrotteten Waschbecken den Mund ausspült. Ein riesiges Gebläse schiebt Heißluft zwischen die feuchten Mauern. Noch ein kleiner Treppenabsatz, und eine Masse Menschen wiegt sich, eng aneinandergepreßt stehend, vor und zurück. Lautlos. Kein Wort. Keine Musik. Rotlicht. Allein ein Scharren auf dem Boden, schweres Atmen, Schlüsselgeklimper. Irgendwo der hohläugige Blick eines unbeteiligten Teilnehmers. Zwei Badewannen stehen hinten, frei im Raum. In jeder liegt ein dicker, alter Mann. Einer mit Brille und einer mit Zigarre. Beide angezogen, nur der Latz steht auf. Beide onanieren. Alles ist total verdreckt. Um die Wanne des Brillenträgers drei, vier Männer, die in die Wanne pinkeln. Jeanshose und Lederweste des Brillenträgers werden naß.

An der Wand hängt ein dicker Gartenschlauch. Im ganzen Keller wird niemand geschlagen.

Wir klettern wieder nach oben, die Hängematte ist leer, in derselben Pfütze kniet der Leckende zwischen neuen Schenkeln. Am Holzgerüst steht ein Mittfünfziger in Ledergeschirr. Sein Glied verschwindet in einer Speckfalte seines mächtigen Unterleibs. Er hat eine Lederpeitsche. Mit dem Peitschenknauf klopft er einen Takt in seine linke Hand, einen eigenen Rhythmus, weit entfernt von dem der Disco-Music.

Draußen sind alle Checkertaxis weg, und Booies Tonnenfeuer ist ausgegangen.

Am selben Morgen ein Besuch im Chelsea Health Center, einem kostenlosen Gesundheitszentrum der Stadt New York. Unter knapp dreißig Wartenden eine Frau; die anderen Homosexuelle – man erkennt sie nicht an der Schuhgröße. Einige von ihnen erzählen ihre Krankengeschichte.

Peter, 36 Jahre, arbeitsloser Verkäufer, hatte in den letzten zwei Jahren zwölfmal einen Tripper und entwickelt seit gestern eine akute Hepatitis. Jack, Versicherungsangestellter, 25, brachte seine Syphilis bis ins dritte Stadium und sitzt jetzt hier mit dem Verdacht auf Amöbenruhr. George, 29, sagt, wenn er einen Tripper hat und wieder einen einwöchigen Tetracyclinzyklus machen muß, dann geht er abends öfter aus, in die Lederszene oder in die Schwulensauna, weil er dann gegen Infektionen geschützt ist, wie er glaubt.

Es dauert nicht mehr lange, scherzt der behandelnde Arzt, und wir haben hier in New York Super-Treponemen (Treponema pallidum ist der Erreger der Syphilis) und Hyper-Gonokokken. Der Bangkok-Tripper hat das herannahende Ende der erfolgreichen Antibiotika-Therapie ohnehin längst angekündigt.

Catherine, die freie Journalistin vom europäischen Kontinent, gesteht beim Frühstück: «Zur Lederhose trage ich immer meine schwarze Lederkrawatte. Das sieht geil aus, finde ich ... im ‹Anvil› gibt es auch Ledertreffen für Frauen.»

Ihr Bruder, seit vier Jahren in New York, hat eine chronische Hepatitis. Er schwört auf Kokain. Nachdem, was man Catherine so alles erzählt hat, sei in den SM-Clubs mehr möglich, als man sich in der Phantasie ausmalen könne. Gesehen hat sie es aber noch nicht. Ihr Bruder hat jedoch einen «gewissen Überblick», wie sie das nennt. «Man kann sich hier freier bewegen», sagt er, «die Amerikaner sind im Umgang mit ihrer Sexualität unkomplizierter als wir Europäer. Sie sind viel direkter. Gerade heraus.»

«Eat, drink, be merry!» schreit die Werbemaske im 13. TV-Canal. «Lassen Sie Ihr Kind auch das Werbeprogramm verfolgen. Es wird ihm helfen, die wahren Werte unseres Lebens zu begreifen und anzunehmen.»

«We are the finest nation of the world», freut sich kurz darauf Jimmy Carter.

Alles nichts Neues. Und doch. Eine Produktoffensive, die nichts anderes zum Gegenstand hat als die unmittelbare Verwertung menschlicher Leiber. Propagiert wird die ungehemmte Ausschöpfung körperlicher Energie.

Fuck, Fuck, Fuck! Es geht an die Substanz. Endlich. Und endgültig.

Vorbei die lahme Strip-Show mit Schaumwein-Zwang. Geschenkt die Isolationsfolter in der Peep-Show. Zunächst mal hinein in die Buchhandlungen, die Hinterzimmer offerieren, nicht zum schüchternen Durchblättern heißer Magazine, sondern eingerichtet mit Einmannkabinen, durch deren Löcher man endlich hindurchstecken kann, worauf es ankommt. Die kleinen Löcher also für die, denen der Sprung aus der Voyeurskabine in die Folterkammer das Genick brechen würde. Die Privatclubs für jene aber, die hemmungslos zeigen können, wie provinziell der europäische Sphinktertonus eingestellt ist. Täglich passieren US-Care-Pakete mit entsprechendem Trainingsgerät die europäischen Zollschranken, hier auf das vorzubereiten, was in Amerika schon langsam von einer Staubschicht überzogen wird.

Das «Mineshaft», Traum katholischer Masochisten aus Lüneburg, scheinbare Inkarnation einer Vorhölle zur Lust, präsentiert sich als verschimmelter Schuppen, zum Platzen gefüllt mit Unzufriedenen, noch im Akt Gelangweilten, die schon alles kennen. Prügeln, Peitschen, Pissen, Scheißen. Faustfick, Fußfick, Kopffick. The Ultimate. Das Äußerste. Und das war's dann auch. Vollgefressen und trotzdem nicht satt geworden. Und müssen jede Nacht wieder hin. Immerzu aufs neue. Kultivieren im verborgenen «The New Sexually Transmitted Diseases» und müssen mit ihrer Vierzig-Spritzen-Penicillinkur Abstandszahlungen leisten für die verseuchte Belebung von Phantasien, die ihre Bilder mehr aus Pornovorlagen und Filmen bezieht denn aus eigener Produktivität. So haben es die Eigen-Arrangements schwer, an die Vielfalt und Originalität der Vielfarbvorlagen heranzukommen. Trotzdem, man glaubt, daß diese Phantasien scheinbar eigenständig gewachsen sind, womöglich in frühesten Kindheitserlebnissen ihre Wurzeln haben und sich nun in einer freien Gesellschaft endlich ausleben dürfen. Im real existierenden Sozialismus gibt es keine Lederbar. Und we are the finest nation of the world.

Hochkultur. Sexualität plus Bewußtseinserweiterung. Neue Dimensionen des Geschlechtsverkehrs. Kaum anzunehmen, in sozialistischen Planwirtschaften würden Kapazitäten eingeräumt zur prompten Bereitstellung von 250000000/p. a. Ampullen Isobutylnitrit, Poppers, der gängisten Stimulans auf dem US-Sex-Markt. Nachschub in jedem Zigarettenladen für sechs Dollar die 0,3-ml-Ampulle. Auch hier funktioniert das Spiel zwischen Angebot und geschürter Nachfrage mit der Regelmäßigkeit und Gewalt der Gezeiten.

Nicht ein Auto, zwei Autos. Nicht ein Color-TV, zwei Color-TV. Nicht Sex. *Mehr* Sex. Viel mehr. Ständig das Gefühl vermittelnd, es gäbe noch ein Mehr. Unentdecktes, Unerforschtes. Brachliegende weiße Flecken im eigenen Triebleben, die es nur aufzuspüren und zu beleben gilt. Wo auf dieser Welt hat man schon die Freiheit, sich selbst so auszuhorchen, der dreckigsten Phantasie offen in die Fratze zu sehen?

Es ist bewundernswert, wie schnell die Befindlichkeitsindustrie in der Leder- und SM-Szene eine Gruppe gefunden hat, deren äußere Merkmale sie einem Käuferkreis als Mode, Musik und Filmproduktionen verkaufen kann. Ein Film wie «Cruising» oder Plattentexte wie der des Österreichers Georg Danzer, «Schwarzes Leder, weiße Haut, Deine Peitsche knallt so laut. Ich bin Dein Sklave, bitte tu mir weh ... usw.» sind Teil einer Kampagne, die in kurzer Zeit aus der sozialen Isolation der SM-Zirkel das Bild einer von allen Fesseln befreiten, hemmungslosen Sexualität gezaubert hat, die es nur zu entdecken gilt. Daß «Cruising» zunächst mal schocken muß, scheint einkalkuliert.

Der Schrecken ist aber nur der des unaufgeklärten Jugendlichen beim ersten Samenerguß. Er hat etwas erlebt, das er nicht kennt. Die Entscheidung zur Wiederholung liegt bei ihm, oder, die im Film angedeuteten sexuellen Verfahrensweisen können von jedem – angeblich – nachvollzogen werden.

Es geht hier nicht darum, für Erwachsene ein Schutzalter zu fordern oder eine modifizierte Verführungshypothese zu konstruieren. Aber Filme wie «Cruising» wollen nicht aufklären oder zu tolerantem Verhalten erziehen. Sie lügen wie gedruckt. Die wohlgeformten Körper und gesunden Gesichter aus diesem Streifen sind ein schreiender Euphemismus, gemessen am Erscheinungsbild der realen Akteure in der Szene.

Solche Darstellungen vermitteln Kitzel. Nervenkitzel bis in die Lenden. Wer zu Hause den Sex allenfalls mit Freischwimmerzeugnis übersteht, darf andeutungsweise miterleben, wie man die *Kunst des Liebens* mit dem Totenkopfschein zur Hochkunst treibt. Das Gefühl, daß über das tägliche Einerlei hinaus mehr möglich ist, wenn man nur will, beruhigt und gibt die Kraft, die der Produktionsprozeß dann wieder herauszieht. Das tierische Sexmonster, das nachts seine Opfer schlägt, warum soll es nicht in jedem stecken?

Catherine, der Journalistin mit dem Tausenddollar-Appartment, genügt allein am Frühstückstisch ein Bericht aus der SM-Szene, und ihre Backen leuchten. Sie ginge nie über die Lederkrawatte hinaus. Diese Leute wissen genau, wo die Grenze ist, wann man die gesellschaftsfähige Zone verläßt.

Überhaupt und gerade in der Szene der Sadomaso-Routiniers: Wer im normalen Leben einigermaßen etabliert sein will, weiß, wo die Grenzen sind. Wann, wie oft, wo und mit wem wer was machen kann und was nicht.

Schuppen wie das «Mineshaft» sind spätestens in ein paar Jahren total tabu in der Szene. Sollten sie dann doch noch weiterbestehen, dann nur als Abfalleimer unserer Kultur, in dem die hängengeblieben sind, die sowieso schon vorher der soziale Kaffeesatz waren. Keine Opfer der SM-Szene, sondern von vornherein Verlierer im Gesellschaftsspiel. Das Leben hat man denen längst vorm «Mineshaft» abgenommen.

Dieser Text erschien zuerst 1981 in *Sexualität konkret*.

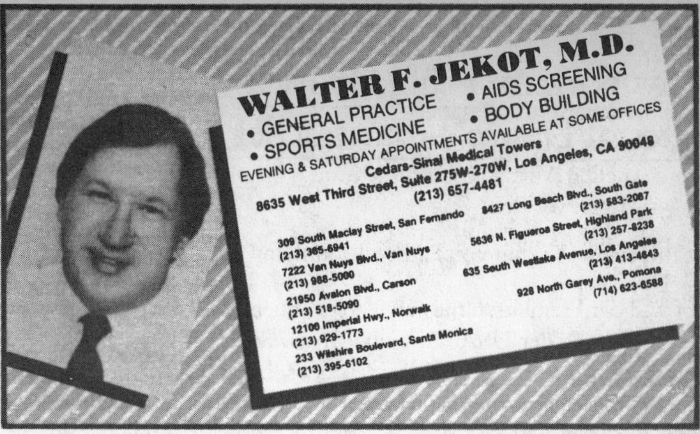
WALTER F. JEKOT, M.D.
• GENERAL PRACTICE • AIDS SCREENING
• SPORTS MEDICINE • BODY BUILDING
EVENING & SATURDAY APPOINTMENTS AVAILABLE AT SOME OFFICES
Cedars-Sinai Medical Towers
8635 West Third Street, Suite 275W-270W, Los Angeles, CA 90048
(213) 657-4481
309 South Maclay Street, San Fernando
(213) 365-6941
7222 Van Nuys Blvd., Van Nuys
(213) 988-5000
21950 Avalon Blvd., Carson
(213) 518-5090
12100 Imperial Hwy., Norwalk
(213) 929-1773
233 Wilshire Boulevard, Santa Monica
(213) 395-6102
8427 Long Beach Blvd., South Gate
(213) 583-2087
5636 N. Figueroa Street, Highland Park
(213) 257-8238
635 South Westlake Avenue, Los Angeles
(213) 413-4643
928 North Garey Ave., Pomona
(714) 623-6588

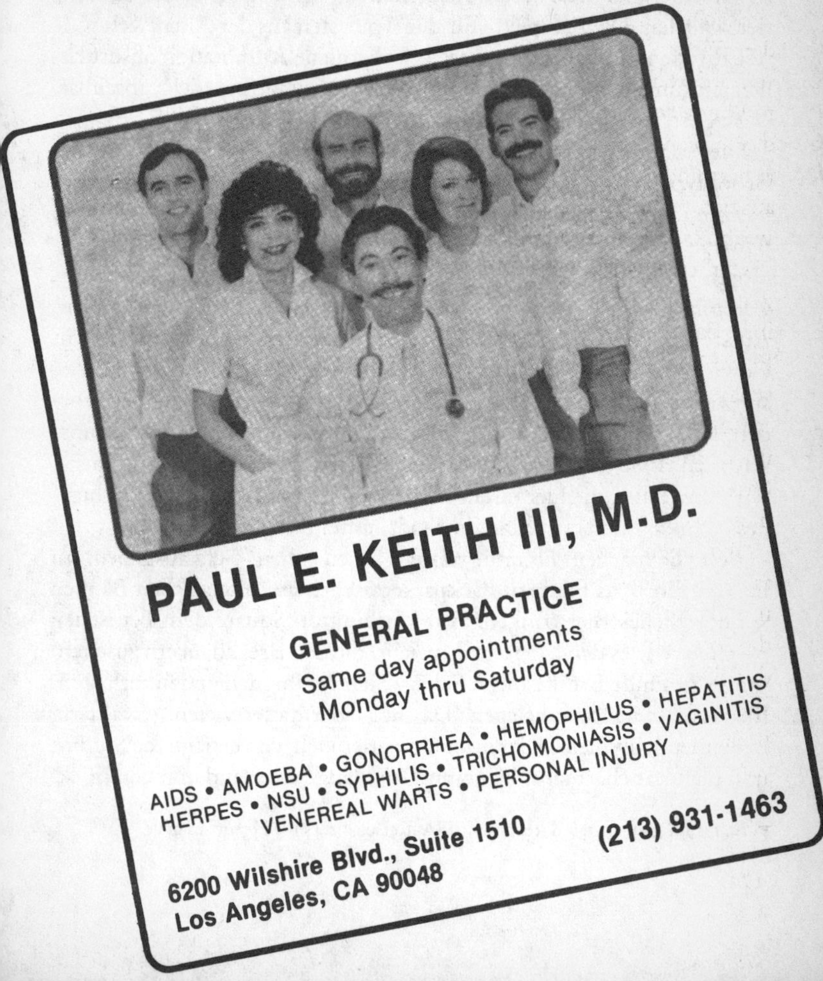
PAUL E. KEITH III, M.D.
GENERAL PRACTICE
Same day appointments
Monday thru Saturday
AIDS • AMOEBA • GONORRHEA • HEMOPHILUS • HEPATITIS
HERPES • NSU • SYPHILIS • TRICHOMONIASIS • VAGINITIS
VENEREAL WARTS • PERSONAL INJURY
6200 Wilshire Blvd., Suite 1510
Los Angeles, CA 90048
(213) 931-1463

New York im Frühjahr 1984
States of Desire* – Staaten der Begierde

Mit Interview-Texten von Fatima Igramhan

Man will der Freiheitsstatue einen Arm abnehmen. Die Freiheitsstatue steht am Rande der USA. Auf einer Insel. Sie ist 25 Jahre älter als der amtierende amerikanische Präsident. Es heißt, ihr fackeltragender Arm sei müde geworden, solle mit Politur und Nagelschlägen aufgefrischt und aufs neue zusammengehalten, schließlich wieder anmontiert werden. Die Prospekte für den Touristen aus der Alten Welt weisen auf die möglicherweise bereits vollzogene Amputation ausdrücklich hin und betonen, die Dauer der Demontage sei nicht absehbar. Verwehrter Regress, offene Fristen.

Die Sonne scheint. Festgelegter Weg. Festgelegter Blick von der Brooklyn Bridge übers Wasser, auf die Stadt. New York, nicht im Herzen, auch am Rande. Land of love and liberty. Radioprogramme, winzige Stereoempfänger im Ohr. Auf Draht sein. Hören und sehen. Hören, was man sieht und sehen, was man hört. Flugzeuge, Hubschrauber, Schiffe, Autos. Menschen. Fliegen, Schwimmen, Rasen. Aufsteigen und Wegtauchen. Liegestütze auf der Brücke. Rennen. Mit Gewichten in der Hand und um die Waden rennen und schwitzen. Gesund sein. Radrennen. Hören. Eben ist Marvin Gaye erschossen worden. Ich komme immer nur nach New York, wenn ein Sänger erschossen wird. 1980 John Lennon. Mit Gayes letztem Hit, «sexual healing», vorbei wie alle, die hier ihren Körper quälen, an der «bergtraum business school», und zurück in die Stadt, unter die Häuser.

Besuche machen. Freunde treffen. Essen gehen. Geld ausgeben. Im Park sitzen. Aus braunen Packpapiertaschen auf öffentlichen Bänken ein heimliches Bier trinken. Am Washington Square dem Fernsehen zusehen, wie es den Menschen zusieht, die den Breakdancern zusehen. Junge, gesunde Breakdancer. Sehen. Sich verabreden und unterhalten. Im Hotel einen Safe belegen. Da sitzt einer dieser vielen gewalttätig malenden schwulen Maler in einem dieser vielfach verriegelten Studios und plaudert charmant, hält zum Gruß lange die Hand und den Blick.

* *States of Desire* ist der Titel eines USA-Reiseführers für Homosexuelle.

Meine Begleiterin, Fatima, sitzt ihm Modell. Hören. Er hört, wie sie ihm von unserer Arbeit kurz erzählt. AIDS. Hören. Ich höre diesen schwachen, unangemessen schwachen Seufzer dieses gewalttätig malenden Malers. Ich höre, wie sie ihm die Stationen meines New-York-Besuches aufzählt, und ich sehe, im Gehen, wie er zum Gruß die Hand und auch den Blick nicht sucht.

Harry S., 41 Jahre, Bürohilfe:

«Mein Arzt sagte mir gleich: Sie haben nur eine 50 / 50 Chance zu überleben. Aber ich bin Optimist, und so denke ich immer nur an die guten 50 Prozent.

In den ersten Wochen war es schrecklich. Krebs! Mein Vater hatte es, meine Onkels und Tanten, meine Großmutter – aber ich? Ich fühlte mich noch viel zu jung zum Sterben. Ich verriet es meiner Mutter nicht. Sie weiß zwar, daß ich schon 16 Jahre mit meinem Freund Bob lebe, aber sie braucht nichts von diesem schwulen Krebs zu wissen.

Und dann kam natürlich mein Schuldgefühl dazu. Ich wußte, mein Lebensstil hatte was mit dieser Krankheit zu tun. Ich war zu unvorsichtig gewesen. Die letzten zehn Jahre, eine riesige Party. Drogen? Ich nahm sie alle, nur keine intravenösen natürlich. Aber LSD, Kokain, Pillen für Ups und Pillen für Downs. Alkohol, Poppers, Meskalin, THC, Gras. Ich bedaure nichts. Es war toll, und ich habe immer nur mir selbst geschadet. Ich war schon früher immer der, der Krankheiten fing. Mein Freund dagegen – kerngesund. Also besteht jetzt eigentlich keine Ansteckungsgefahr. Wir sind oft gemeinsam zu Gruppensexfesten gegangen, wir haben alles ausprobiert, jede Variation. Ich liebe das Leben, und deshalb gebe ich nicht auf. Ich sah schon viele Freunde und Bekannte sterben. Ich machte fast ein Jahr lang Chemotherapie. Ich hatte eine Glatze, und damit auch das irgendwie Spaß machte, kaufte Bob eine ganze Hut- und Kappengarderobe. Ich passe mich an Situationen an, ich kämpfe und lamentiere nicht. Ich glaube, Doktoren können nicht heilen, aber meine Sehnsucht nach dem Leben und mein Wille zu leben, lassen mich nicht sterben. Leider habe ich gerade drei neue Hautknoten entdeckt, das sind diese dunkelroten, glänzenden Erhöhungen hier an der Brust, am Arm und auf dem Rücken. Jetzt fürchte ich die erneute Chemotherapie. Ich will es nicht mehr, aber ich werde es wollen müssen.

Was ich so tue? Ja, ich versuche mit Freunden neue Vergnügungen zu finden. So gehen wir heute zu zwölft ins Metropolitan Museum und morgen ins Kino. Dann lese ich viel, informiere mich über die Krankheit und liebe historische Romane und Biographien. Mein Körper braucht viel Schlaf und Ruhe, und deshalb bleibe ich viel zu Hause. Mein Sexleben mit meinem Freund ist sehr abgeflaut. Ich habe keine Lust mehr auf Sex. Wir leben auch schon 16 Jahre zusammen. Aber wir sind sehr zärtlich miteinander, kümmern uns, reden und streicheln, und so bin ich viel besser dran als die meisten AIDS-Kranken, die niemanden haben, der sie liebt.

Mein Priester hat mir auch sehr geholfen im letzten Jahr. Ich war weg von der Kirche, aber die Krankheit hat mich zurückgeholt. Er ist ein Franziskaner. Unsere wöchentlichen Gespräche geben mir Kraft. Ich mache noch Pläne, freue mich auf viele neue Filme, Bücher, Menschen, Ereignisse. Ohne die Hoffnung wäre ich schon lange tot. Das fühle ich.»

Im März schwere Stürme an der Ostküste. Die Oberflächen und Fassaden der Stadt sind vom AIDS-Begriff befreit. Nur an wenigen Lampenmasten im Village ein paar DIN-A-5-kleine Handzettel, die einen schrulligen Vortrag über irgendeine makrobiotische anti-AIDS-Diät ankündigen. In der Christopher Street, unten am Wasser, weiß auf einem grünen Bauzaun, doch noch meterlang die Warnung: «Be carefull, the AIDS-epidemic is not over». Sonst nichts. Nichts im Fernsehen. Nichts im Radio. Man spricht wieder über Brustkrebs und Alkoholiker. Eine randständige Agenturmeldung in der konventionellen Tagespresse und *Time*-Magazin, um AIDS bislang heftig rotierend, läßt in seiner Titelgeschichte vom 9. April 1984 «SEX IN THE 80's – THE REVOLUTION IS OVER» den Begriff nicht einmal mehr fallen. Das Leben an der Oberfläche läßt sich von AIDS nicht mehr rühren.

Dwight D., 36 Jahre, Rocksänger:

«Ich wog vor der Erkrankung 140 Pfund. Heute bringe ich gerade noch 100 Pfund auf die Waage, wenn ich's alleine bis ins Bad schaffe. Meine Matratze auf dem Boden wurde durch ein Krankenhausbett zum Verstellen und zum Anschließen von allen möglichen Apparaten ausgetauscht. Zum Glück bin ich versichert. Appetit habe ich null. Ich bringe kaum ein Joghurt runter und mein Arzt betont immer wieder, wie wichtig Essen sei. Ich soll viel fettes Zeug essen wie Pommes Frites, Mayonnaise, Butter, Käsekuchen, Eiscreme und Pasta, damit ich meinen Körper wieder stärke.

Viele meiner Freunde haben Angst, mich zu besuchen. Ich fühle mich wie ein Pestkranker. Im Hospital war es viel schöner, die Schwestern so nett und der Arzt immer für Fragen da. Daheim bin ich so allein.

Gestern hat sich ein guter Freund umgebracht, einen Tag nachdem ihm sein Arzt die Diagnose AIDS und Kaposi-Sarkom stellte. Heute las ich in der Zeitung, daß 90 Prozent der AIDS-Kranken, die meine Art der Lungenentzündung haben, nach einem Jahr sterben. Wenn ich so was lese, möchte ich auch 'ne Überdosis Tabletten nehmen, wie mein Freund. Ich schaue an meinem Körper runter. Die Beine sind so dürr wie ein Stuhlbein, von der Chemotherapie ist mein Körper voller Ekzeme. Kein Wunder, daß niemand mit solch einem lebenden Toten reden mag. Schuldgefühle habe ich natürlich auch, aber immer, wenn ich an die verlogene doppelte Moral der Heterosexuellen denke, könnte ich schreien. Sie haben uns in die Konzentrationslager der schwulen Bars getrieben, mit ihren dunklen Hinterzimmern und in die wilden Badehallen, mit den dreckigen kleinen Bumszellen und den Räumen mit den Lederschlingen an der Wand, wo sich Männer hochhieven lassen, um dann stundenlang von Dutzenden Fäusten in den Hintern gestoßen zu werden. Da spritzt das Gleitfett aus der Crisco-Büchse, vermischt mit Kot, Urin und manchmal Blut. Da gibt es keine Duschen, obwohl die Häuser ‹baths› heißen. Nur Waschräume, und nach jeder Orgie sprüht der Aufpasser kokett ein wenig Lysol an die Wand und auf den Boden. Aber das bißchen Hygiene wird nicht alle Bakterien vernichten. Was wird aus dem Kot, der am Wasserhahn und an der Wand klebt? Schon ist die nächste wilde Bande am Bumsen, und wer schert sich um den Geruch von Urin und Scheiße? Unsere Bäder und Clubs riechen danach, aber jeder Gast hat sich daran gewöhnt. In den letzten Jahren gehörten Drogen zu unserem Gay-Lebensstil. Alkohol natürlich auch.

Unsere Idee vom tollen Samstagabend sah so aus: Sich scharf anziehen, entweder die schwarze Lederkluft oder den Macho-Cowboy-Look. Neue, feste Blue-Jeans, schwarze Lederturnschuhe oder Stiefel, kariertes Holzfällerhemd und kurze Fliegerjacke. Sich gemütlich betrinken in den Bars auf der Christopher Street, ‹boots and sattle›, ‹badlands›, ‹ramrod›. Einen acid-Trip einwerfen, Kokain schnupfen und ab in die Disco, ‹saint› oder ‹paradies garage›. Dort tanzten wir bis vier Uhr früh und atmeten kräftig Poppers aus kleinen Fläschchen ein. Dann zum Entspannen eine Quaalude-Tablette, ein Elefantenberuhigungsmittel, und weiter in die Fick-Bars wie ‹Anvil› oder ‹Mineshaft›. In den schwarz angemalten Kellerräumen leuchtete eine Neonleiste am Boden gerade nur bis zur Taille die Hallen aus, aber das genügte uns. Wir wollten wissen, wie der Mann gebaut ist. Je größer, desto besser. Uns ging es nur um den Körper. Geredet wurde nicht. Das galt als unchic, uncool, als feminin, blöde, weichlich. Als genau das Verhalten, das uns von den Heterosexuellen immer vorgeworfen wurde. Aus diesem Klischee wollten wir raus und flohen deshalb total in das superharte Macho-Image. Einsame Reiter aus dem Norden, geheimnisvoll, Sex ohne Namen, Anonymität wurde bevorzugt. Wenn ich jemanden mag und kenne, könnte ich ihm dann mit der Faust bis zum Ellenbogen in den Hintern fahren?»

Noch vor einem Jahr weigerten sich Fernseh-Teams, AIDS-Kranke auch nur zu filmen, verteilten Gefängnis-Verwaltungen reiß- und bißfeste Uniformen an Wärter homosexueller oder drogenabhängiger Insassen. AIDS is out und vorbei, bye-bye, und meine Tante, auf dem Land bei San Francisco daheim, gleitet im rosa Cadillac wieder arg- und gedankenlos hinunter in die Stadt der Schwulen. Keine Angst.

Lyndon B., 36 Jahre, Filmhistoriker:

«Ich fühle mich oft wie ein Leprakranker, wie ein Aussätziger. Meine Lymphknoten sind immer geschwollen, und in meinem Nacken schlagen immer neue bohnengroße Klümpchen, Knollen, Knoten aus. Mein Sexualleben ist aber nie sehr extrem gewesen. Ich besuchte nie die Bäder, und auch in den schweren SM-Clubs war ich nie zu Gast. Gruppensex hat mich nie interessiert, und trotzdem sitze ich jetzt da mit AIDS. Am Anfang hatte ich schreckliche Angst, aber meine Freunde halfen mir. Ich finde den neuen Lebensstil, den diese schreckliche Krankheit uns aufzwingt, sehr gut. Für mich ist es keine Umstellung.

Früher galt es als unmodern, nicht jeden Samstag zur Drogen- oder Sex-Orgie zu pilgern. Heute geht der Trend zurück zum trauten Heim. Natürlich heißt das nicht, daß jedes schwule Pärchen nun daheim hockt, Händchen hält und Lasagne kocht. Aber ich bemerke, daß alle Leute, die man trifft, einen festen lover suchen. Ein Indiz sind die Kontaktanzeigen in den schwulen Magazinen, eine Explosion der Seiten.

Früher lachte man, wenn ein Mann seine Hobbies auflistete, heute sind die besonders gesucht. Noch vor einem Jahr lachte man auch über Filme wie ‹Taxi zum Klo›, wenn Frank Ripploh aus dem Krankenhaus ausreißt und mit Gelbsucht im Pissoir Sex sucht. Heute ist genau dieses sex-süchtige Verhalten verpönt.

Weil wir unsere Körper gehaßt haben, vernachlässigt und vergewaltigt, sind wir die Bevölkerungsgruppe mit den meisten Geschlechtskrankheiten auf der Welt geworden. Kein Wunder, wenn du deinen Partner nicht mal minimalst kennst, wie sollst du dich dann für seine Gesundheit verantwortlich fühlen. Wir dachten nur an Spaß, heute müssen wir schwer dafür büßen.»

«Living in desperate times.» Homosexuelle Stadtverordnete sprechen sich in San Francisco für die Schließung der Saunen aus. Wie versprengte Fossilien zeugen die in fünf, sechs Schwulenblättern bewahrten Krisenmeldungen und Appelle von einer scheinbar schon lang zurückliegenden Zeit. Wüstenpredigten: «Wenn AIDS einmal verstanden und beseitigt sein wird, werden die neuen Wege des Miteinanderlebens und Kommunizierens bestehen bleiben. Sie sind die Wurzeln einer neuen Ordnung.»

Mel Rosen, Direktor des «Gay Men's Health Crisis Center» (GMHC) in New York:

«Wir versorgen unsere schwule Gemeinde mit Hilfe in allen finanziellen Nöten, juristischen Sackgassen. Wir haben ein Network von Crisis-Therapeuten ausgebildet, das AIDS-Opfern 24 Stunden täglich helfen kann. Ob ein Kranker dringend Nahrung braucht oder ob er sich einfach nur ausweinen und aussprechen will, wir helfen auf allen Gebieten. Unser Buddy-System funktioniert sehr gut, wir erhalten mindestens zwei Dutzend Anrufe am Tag von AIDS-Patienten, die gerne mit anderen Kranken reden wollen, oder von Männern, die wir vor Verzweiflung und Selbstmord retten. Die Regierung hat uns noch keinen Cent geschickt. Wir leben von Spenden und freiwilligen Helfern. Diese Epidemie ist schlimmer als Kinderlähmung. Wir sammelten 30000 Dollar und verteilten sie an Krankenhäuser für dringend benötigte Forschungsprojekte. Wenn Reagan glaubt, er könne seine Augen schließen, und das AIDS-Problem sei verschwunden, dann wird er bald eine Überraschung erleben. Es kann auch die anderen noch erwischen. Aber diese Krankheit ist vielleicht endlich ein Grund zur Solidarität der Schwulen. Wir müssen uns alle zusammentun, damit wir nicht sterben wie die Juden in den deutschen Konzentrationslagern. Wir fühlen uns manchmal genauso vergessen und wie Dreck behandelt. Schwule Männer sind die Opfer der puritanischen amerikanischen Gesellschaft. Wir haben uns selbst zum Opfer gemacht, weil wir nicht mutig genug sind, zu unserer Homosexualität zu stehen. Schwule werden immer noch aus ihren Jobs gedrängt und aus ihren Wohnungen, wenn sie offen schwul sind. Die Gesellschaft lehrt sie, sich selbst zu hassen, also machen sie ihren Körper kaputt, und neuerdings sterben sie daran.»

New Order. Telefonsex. «Take a Ride on the Sex Trip of the 80's. Phantasy Phone. Muscle Talk. Freie Ferngespräche. Peters S&M Phone Action. Use Any Major Credit Card. The Hot Line.»

Dr. Kenneth Wien, 34 Jahre. Psychologe am Bronx-Hospital, NYC. Unterrichtet im GMHC Laienhelfer:

«Seit einem Jahr hat sich schon enorm viel in der schwulen Szene geändert. Früher galt es als supercool, wenn man sagte: Hey, ich war in den Bädern und habe zehn Männer gefickt, und dann hab ich mich noch mit der Faust bumsen lassen. Dann sagte man: Oh, wie toll! Und wie waren die Schwänze, wie dick waren die Handgelenke? Aber heute würde man nur die Achseln zucken und sagen: Du bist dumm. Weißt du nicht, daß du mit deinem Leben spielst? Und wir würden uns von dem Mann abwenden und denken: Mit dem wollen wir nicht befreundet sein.

Früher hatten wir Angst, nicht von unserer Gruppe akzeptiert zu werden, wenn wir nicht wie Tiger sexuelle Aggression ausstrahlten und unsere Potenz dauernd unter Beweis stellten. Heute gehen wir lieber zu kleinen Dinner-Parties und unterhalten uns über Kultur und Politik. Das sind massive Stil-Änderungen. Heute gilt die Pose nicht mehr soviel wie der Inhalt eines gutes Gesprächs.»

Harmoniegesänge. Widerstand gegen die Schwermut. Aus den Lautsprechern der Discotheken fahren die elektronischen Tentakel der Vergnügungsindustrie und pressen den ergriffen Tanzenden ein trotziges Miteinstimmen ab: «I am what I am, I don't need preys, need no excuses, I feal my death ...». «Girls just want to have fun!» und Gott sei Dank, «It's raining men, Hallelujah.»

Dr. Michael Quadland, 39 Jahre, Psychoanalytiker. Mount-Sinai-Hospital, NYC:

«Ich behandele sonst eher das Gegenteil: Männer, die Probleme mit Impotenz, vorzeitiger Ejakulation und Intimität haben. Aber diese Männer sind süchtig auf ein gefährliches Sexualleben, obwohl sie die großen Risiken ihrer Lust kennen. Früher war der wilde, anonyme Sex oder das Fisten in den Bädern kein Problem, heute ist dieses sexuelle Verhalten tödlich. Selbstmord.

Dies ist kein moralischer Grund zur Verhaltensänderung, sondern ein rein gesundheitlicher. Wir Ärzte wissen, daß die Zahl der wechselnden Sex-Partner das Ansteckungsrisiko unendlich erhöht. Also versuche ich in dieser Therapie, die ich einmal wöchentlich, jeweils 90 Minuten, gebe, den Männern die Gründe für ihr gefährliches Verhalten bewußt zu machen. Bei unseren Gesprächen kam heraus, daß multipler Sex mit wechselnden Partnern die Ängste der Patienten verringert. Ist ja klar, wenn man impulsiv ist, seine Bleistifte auf dem Schreibtisch penibel ordnet oder sich dauernd die Hände wäscht, dann beruhigt man sich. Die Männer haben Angst, nicht begehrenswert zu sein, und auch ihre verdrängte Angst vor der eigenen Homosexualität wird durch schnellen, unwichtigen Sex beruhigt.

Jetzt ist bei uns Schwulen eben das Immun-System des Körpers nach zu vielen fremden Körpersäften zusammengebrochen, wie ein Schalter, der sich plötzlich verklemmt hat, weil er zu oft an- und ausgeschaltet wurde. Nun muß ich den Männern wieder beibringen, daß man keinen Sex braucht, um sich gut zu fühlen.

Ich helfe meiner Gruppe so ähnlich, wie das andere Sucht-Hilfen schon lange machen: Jeder sucht sich einen Freund in der Gruppe, den er in allen Notfällen anrufen muß, bevor er auf die Jagd nach Quick-Sex geht. Wir schließen einen mündlichen Vertrag, und die Männer schreiben eine Art Logbuch, in das sie alle sexuellen Gefühle und Phantasien eintragen. Durch diese nahe Bindung an die Gruppe lernen viele Männer zum erstenmal, wie angenehm es sein kann, enge Freunde zu haben. New York ist eine schnelle, arbeitsorientierte Stadt. Man kennt sich hier meist nur oberflächlich. Für Probleme ist keine Zeit, weil jeder nach Erfolg strebt. In der Gruppe sehen die Männer, wie es ist, seine Probleme mit anderen durchzuarbeiten. Tränen, Geschrei, alles ist erlaubt. Organisationen wie das GMHC geben den Schwulen auch neue Rollen-Vorbilder. Dort treffen sie Anwälte, Ärzte, Sozialarbeiter, Verwaltungsangestellte, und alle sind homosexuell und trotzdem zufrieden und stark. Ich glaube, dadurch wird sich langsam, aber stetig ein alternativer befriedigender schwuler Lebensstil entwickeln. Die verrückten Exzesse sind vorbei. Alle Trends gehen durch Zyklen. Jetzt ist Emotion angesagt. Durch AIDS steht mehr auf dem Spiel als Sex. Es geht ums Überleben.»

«Heartsick. Love and Fear in the Gay Community. Junger gesunder und erfolgreicher Dreißigjähriger sucht jungen gesunden und ... Disease free and uncut. CLEAN. Keine Drogenleute, keine Trinker. The Jac-Packs are back. Kein anderes Masturbationsgerät für Männer kann sich mit dem Jac-Pack messen!» Weite Fluchten. «We all need a lot of loving, my oh my.»

John F., 27 Jahre, Anwaltsgehilfe:

«Plötzlich wurde ich nach jeder Sex-Nummer in den St. Marks Baths krank. Ich bekam alles, was die schwule Szene momentan hat: Syphilis, Tripper, Herpes, Amöben, Gelbsucht, die ganze Schweinerei. Ich wollte dann sechs Monate lang nichts mehr von Sex hören. Der Arzt machte mir angst, wer AIDS bekäme, müßte sterben. Und da ich keinen Krebs oder gar so eine tödliche Lungenentzündung fangen wollte, mußte ich brav sein. Auf einer Party lernte ich dann Jimmy kennen. Auf einmal war ich fähig zu einer echten Liebe. Früher hatte ich über dieses Wort und über Gefühle nur gelacht. Aber durch die Abstinenz und die Konfrontation mit dem Tod lernte ich, daß Leben nicht nur Sex bedeutet. Freundschaft ist mir heute wichtiger als anonymer Sex. Jimmy hat keine Angst, sich anzustecken, denn er hat nicht so viele Liebhaber gehabt wie ich. Ich schätze bei rund zehn Körperkontakten pro Abend, zweimal die Woche, meine Sexpartner auf rund 4000.»

Jimmy C., Freund John F.'s. 31 Jahre, Schlagzeuger:

«Liebe ist unerklärlich. Ich habe keine Angst. Auch wenn die Krankheit wie eine Zeitbombe ist, in mir tickert sie nicht. Mein Blut ist sauber und bleibt es auch. Wir haben uns ewige Treue geschworen, nicht etwa aus doofen moralischen Gründen. Mit Moral oder Gesinnungswandel hat das null zu tun. Ironischerweise dachte ich schon vor dem Ausbruch von AIDS an eine Änderung meines Lebensstils, aber so total monogam würden wir beide nie leben, wenn da nicht die Gefahr des Selbstmordes bei jedem Seitensprung wäre.

Früher war das Leben göttlich einfach. Wenn man Lust auf Sex hatte, ging man in eine Bar, sah jemand, nickte sich kurz zu, und schon lag man im Bett. Heute sind wir wieder im 19. Jahrhundert gelandet. Bevor man seine Gesundheit ruiniert, macht man's wie die Heterosexuellen: Man geht essen, ins Kino, so richtig altmodisch zum Rendezvous, redet lange über Filme, Musik, Philosophie, über Ängste und Träume. Eigentlich ist es heute viel schöner und intimer. Ich fühle mich nicht mehr wie ein Stück Fleisch, dessen Muskeln, Arsch und Penis beurteilt werden. Aber trotzdem sehne ich mich manchmal nach den wilden Zeiten zurück.»

Neue Wege. Wegweiser. AIDS-Ärzte und Vitamine. «Golden Resource.» Wo Pillen und Selbsthilfe nicht weiterbringen, springt der Herrgott bei. 60000 Dollar berechnet man für einen AIDS-Patienten, der Topf des Präsidenten ist zu klein. Terence Cardinal Cooke spendet den akademischen AIDS-Versammlungen seinen Segen: «Heavenly Father, eternal Spirit of Wisdom and Healing ... Lord, we pray for our brothers and sisters who are suffering from the Acquired Immune Deficiency Syndrome ... make us instruments of your peace ... Replace the coldness within us with a loving warmth» und so weiter usw. Schnee von gestern, 1983. Es ist alles gesagt worden. Die moralische Mehrheit verschickt keine Leserbriefe mehr («Sollen die Schwulen die Forschung doch selber bezahlen»), und der Kardinal läßt das Predigen sein.

Community affairs. Zur AIDS-Hochzeit, im Frühjahr 1983, scheiterte die Gay Community von New York zum siebtenmal bei dem Versuch, ein «Homosexuellen Recht» durchzubringen. Oberbürgermeister Edward Koch war beigesprungen:

«In Nazi-Deutschland wurden Leute in Konzentrations-Lager gesteckt und mußten Abzeichen tragen, die zeigten, ob sie Juden, Kommunisten, Zigeuner, politische Gefangene oder Homosexuelle waren. In dieser Stadt (New York) lassen wir kraft Gesetzes keine Diskriminierung dieser Gruppen zu, mit einer einzigen Ausnahme, den Homosexuellen.»

William Handler von der jüdischen «Vereinigung der orthodoxen Rabbiner» war aufgestanden:

«Homosexualität ist eine Perversion, biologisch, geistig und moralisch ... Wir haben kein Gesetz über Prostituierten-Rechte, kein Gesetz über Mörder-Rechte. Es ist eine unerhörte Beleidigung schwarzer Amerikaner und jüdischer Amerikaner, sie zusammen mit den Schwulen, die ihre Lebensart bewußt wählten und tödliche Krankheiten mit sich herumschleppen, in einen Topf zu werfen ...»

Community affairs. Zeichen der Liebe und Zeichen des Hasses. Hören und Sehen. 1984 von AIDS nichts hören und von AIDS nichts sehen. Abschalten. Ausruhen. Und am Abend durch die Straßen, unter die Häuser. Mineshaft, Anvil, Hell Fire. Orte des Rückzugs und Orte der Offensive. Institute des Privaten. Sexual healing. Angemessen schwache Seufzer und heimliche Öffentlichkeit. Schwitzen. Auf Draht sein. Todesboten. Wegtauchen und hin zur Insel am Rande. Unterschreiben –

«I hereby accept the status of Probationary Member in the Mineshaft Club and am visiting the facilities of the Club tonight with the intention of becoming a full member.»

Hören. «Welcome in the human race.» Und sehen. DAS soll sich Dr. K. vielleicht selber ansehen. DA soll sich Dr. K. vielleicht selber ansehen. «All freedom must be cherished and protected» – American Forces Network. All freedom.

IV Kommentar

Matthias Frings
Die Unterdrückungs-Arie

Ausgangspunkte / Sichtweisen / Haltungen – einige Vorbemerkungen. Als ich mein Verlangen buchstabieren lernte, hieß die Lösung des pubertären Rätsels: SCHWUL! Im tiefen Durchatmen befreite sich das Wort (die Idee, die Tat) von der Zunge, auf der es zu lange gelegen hatte. Das Leben in Anführungszeichen war vorbei. Endlich, denn die neue Wahrheit war Freispruch, nicht Verdikt.

Die Mutter *Schwulenbewegung* nahm mich bei der Hand, brachte mir das Stehen bei, das Laufen, später: zurückschauen, vergleichen, argumentieren, fordern, rebellieren, auch gegen sie selbst. (Das Fliegen konnte sie mich nicht lehren, dazu war sie zu jung. Und zu deutsch.)

Schwule existieren im öffentlichen Sprachgebrauch meist im Plural. *Die Schwulen* – dahinter lauert die Angst vor der Unberechenbarkeit der vielarmigen Krake. Für den Schwulen selbst sind *die Schwulen* mehr Ziel denn Realität. Immer noch zuviel Angst überschattet das Miteinander-Reden, zuviel Verletzungen, gewendet in die Attitüde des «Individualisten» oder «Lonesome Cowboy», zuviel Mißtrauen gegenüber dem geliebten Konkurrenten. Und doch: die fortwährenden Versuche eines Schreibens (Denkens, Lebens) gegen die Vereinzelung als hilfloses Opfer ist nötig und möglich.

Schließlich: Ich rede von einer Krankheit. Ich rede von Schwulen, organisierten Schwulen und Strömungen innerhalb der Schwulenbewegung. Ich rede nicht von heterosexuellen Männern und Frauen, die von dieser Krankheit betroffen sind, weil ich nicht für sie sprechen kann und weil eine als schwul apostrophierte Krankheit (*auch*) eine schwule Antwort braucht.

Fertig zum Start ...

Schwule sind überall zu Hause, weil ihre Ghettos sich gleichen wie Rimini und Mallorca.

«Drüben gibt es schon wieder was Neues», streute der Frisco-Fan zwischen seinen Reisebericht, «irgendeine Krankheit bei den Schwulen, so was wie Herpes – hab den Namen vergessen.» Ein paar Wochen später ging uns die Bezeichnung «AIDS» schon recht professionell über die Lippen. Die Amis hatten uns wieder mal etwas voraus. Wir hörten vom «Schwulenkrebs» und kicherten insgeheim; zu oft hatte man uns in letzter Zeit «neue Krankheiten» andrehen wollen, von Herpes bis zur Amöbenruhr. Und außerdem fühlten wir uns, frisch ausgerüstet mit der ersten Hepatitis B-Impfung, topfit und geschützt. Doch die Meldungen rissen nicht ab; immer mehr Menschen starben, und es wurde vermutet, daß AIDS sich beim Geschlechtsverkehr überträgt. «Die Jungs drüben stehen auf Europäer», hatte einer freudig erzählt, «da kannst du als Deutscher jeden abend drei *Bobs* haben!»

«Die Jungs drüben» hatten uns bisher noch jede ihrer neuen Errungenschaften über den Teich geschickt, von Liberace bis zum Macho-Look. Mit leichtem Magenzwicken begannen wir die US-Magazine zu studieren. Verwirrung schlug uns entgegen, Verzweiflung, Hysterie und (am schlimmsten von allem) eindringliche Appelle, unter keinen Umständen die Nerven zu verlieren. Das roch nach Kampf, Blut, Tod. Doch bevor wir überhaupt begriffen hatten, schlug die bundesrepublikanische Presse zu.

... bitte anschnallen!

Wenn das keine Story war: Eine geheimnisvolle Krankheit, die man schon *Die Seuche des Jahrhunderts* nennen durfte, befiel vor allem Perverse, Fixer und, als dritte exotische Gruppe, Haitianer. Die Kids vom Bahnhof Zoo waren ein Klacks dagegen gewesen. Sodom und Gomorrha hießen nun New York und San Francisco und, wenn die Hoffnung nicht trog, konnte man bald mit europäischen Ablegern rechnen.

Der *Spiegel* gab die Richtung an. In altbekannter Manier wurde eine Titelgeschichte angerührt; medizinische Interpol neben ergreifenden Patientenschicksalen, politische Bezüge neben schlüpfrigen Details, Wahrheiten neben Halb- und Unwahrheiten. Die Leser hatten ihren montäglichen Schauer, und die Schwulen schluckten.

In Windeseile zogen die restlichen Journale, Postillen und das TV nach. AIDS wurde zum griffigen Schauderkürzel, von *Die aktuelle Frau mit goldenem Herz* («AIDS – Prinzessin Di fürchtet um ihr Baby») bis zu den *Tagesthemen* («Erreger gefunden!»).

Nun meldeten sich auch die Schwulen zu Wort. Endlich, so schien es, hatten sie eine Möglichkeit des Umgangs mit der Bedrohung gefunden; sie erklärten AIDS zur Medienkrankheit. Jetzt ganz «kämpferische Minderheit», wurden erste Positionen formuliert: AIDS werde dazu benutzt, ein Klima zu schaffen, in dem Schwule erneut ausgegrenzt werden können. Die vermutete Verbreitungsform über den Geschlechtsverkehr müsse dafür herhalten, die Lebensweise von Schwulen (sexuelle Freiheiten, Promiskuität, offene Beziehungen etc.) ideologisch zu verdammen. Und schließlich nehme man AIDS über seine Verwertung als «Schwulenkrebs» zum Anlaß, Homosexualität als unnatürlich und die Krankheit als «Geißel Gottes» darzustellen.

Beim abendlichen Bier in der Sub erzählte man mit beifallsheischender Empörung von den neuesten Artikeln. Jeder wußte, was er zu sagen, wie er sich zu verhalten hatte. Eine weitere gesellschaftliche Gruppe stieß ins modisch-kritische Wendehorn. Vergessen war die verächtliche, weil nichts einsetzende Toleranz (sprich: Untätigkeit) der sozialliberalen Jahre. Jetzt waren die CDU-Typen am Ruder, eine Parade von Popanzen zwar, aber immer noch gut genug, sich die Kehle heiser zu schreien und die Finger wund zu schreiben. Man hielt interne Versammlungen ab und schrieb Leserbriefe, Leserbriefe, Leserbriefe. Was aber, wenn die ersten Gegner auch die Erstbesten waren?

War was?

Um die eindimensionalen und angstvollen Reaktionen der Schwulen zu verstehen, ist es wichtig, sich in einem (extrem verkürzten) Rückblick klarzumachen, welchen Weg die neuere Schwulenbewegung zurückgelegt hat und wie sie sich momentan ausnimmt.

Angefangen hatte es mit der HAG Bochum (1970) und der Schwulengruppe in Münster (1971). Der entscheidende Impuls aber ging von Berlin aus. Nach der Vorführung von Rosa von Praunheims Film «Nicht der Homosexuelle ist pervers, sondern die Situation, in der er lebt» wurde zur Gründung einer Schwulengruppe aufgerufen, die sich noch im selben Jahr als «Homosexuelle Aktionsgruppe Westberlin» (HAW) konstituierte. Praunheims Film hatte für großen Wirbel gesorgt. Er war eine erstaunlich selbstbewußte Schilderung schwulen Großstadtlebens. Da gab es die kreischende Tunte und exotische Ledermänner, Rotlichtbars und Strichjungen, Pissbudensex und Heterogewalt. Am Schluß des Streifens wurde von schmusenden Jungschwulen die Botschaft deklamiert: «Schwule, organisiert euch! Raus aus den Klappen, rein in die Straßen!» Nicht nur die politische Linie, besonders auch die durchaus zutreffende Darstellung schwulen Verhaltens jenseits der bislang üblichen Glorifizierung (Griechenland, die «großen Schwulen» etc.) löste, gerade bei vielen Schwulen, Empörung aus. Doch die Provokation gelang. Die Vorführung des Praunheim-Films in westdeutschen Filmclubs und Kunstkinos endete fast immer mit der Gründung einer weiteren Schwulengruppe.

Damals war es noch nicht verpönt, sich zuallererst politisch zu begreifen. Die vorläufige Grundsatzerklärung der HAW – sie hätte so oder ähnlich in fast allen Gruppen formuliert werden können – wies die Richtung. Ein kurzer Ausschnitt:

> «Als vorläufig vordringliche Arbeitsthemen werden gefordert:
> 1. Entstehung und Ursachen der gesellschaftlichen Diskriminierung der Homosexualität.
> 2. Untersuchung über die Vorgänge der Unterdrückung von Sexualität als bewußte bürgerliche Herrschaftstechnik.
> 3. Planung einer praktikablen Organisationsform für die Gruppe (Kommunikationszentrum, Konstituierung, Finanzierung usw.)»

Man verteilte Flugblätter, stellte Info-Hefte her, bearbeitete die regionale Presse, nahm als Schwulengruppe an Demonstrationen teil (1. Mai, Parole: «Hoch die homosexuelle Solidarität!», Vietnam-Demos etc.), organisierte Bücher- und Infotische, hielt Podiumsdiskussionen ab und ... und ... und. Beim ersten großen Schwulentreffen in Münster (1972) fand die erste Schwulendemo in der BRD nach dem Krieg statt. (Wir hatten nasse Hände vor Angst und rote Ohren vor Stolz.) Ende '72 wurde ein Dachverband der Schwulengruppen (DAH) gegründet, dem aber wegen mangelnder Homogenität – das «Spektrum» reichte von sozialliberalen bis zu sozialistischen Standpunkten – nur ein kurzes Leben beschieden war.

Beim 2. Pfingsttreffen der HAW 1973 in Berlin machte sich ein neuer Trend bemerkbar. Einige französische Schwule reisten in Stökkelschuhen und Kleidern an und verkündeten im Diskant den Triumph der Tunte; 700 Schwule demonstrierten auf dem Kudamm, aber man rieb sich fast ausschließlich an den provokanten Franzosen. Die kämpferische Tunte wurde zum Symbol des allzeit sichtbaren Schwulen. Der sogenannte «schwule Feminismus» war geboren, in den westdeutschen Gruppen freudig mehr als Startsignal für Schminke, Glitter und Flitter begrüßt, denn als neue Strategie.

Im Laufe der Zeit war man der immer gleichen Diskussionen müde, hatte das Politisieren, die Seminare, Lesezirkel und Flugblätter gründlich satt. «Persönliche Emanzipation» hieß nun das Motto.

Allenthalben stürzte man sich in Gesprächs- und Selbsterfahrungsgruppen, näherte sich der Männerbewegung an und versuchte das Konkurrenzverhalten in der geliebt-verhaßten Subkultur aufzubrechen. Es wurde persönlicher und gemütlicher in den Gruppen, die sich manchmal wie Sozialstationen ausnahmen. Wer sich genügend hatte aufpäppeln lassen, verließ die Gruppe bald wieder, gestärkt und bestätigt oder frustriert und irritiert vom akademisch-bewegten Szenekauderwelsch. Natürlich organisierten die standhaften Theoretiker weiterhin Treffen, Infotische und Veranstaltungen, aber der große politische Zugriff war dahin, in den Bereich des hoffnungslos Unmodernen abgeschoben. Man war pragmatisch geworden ohne rechtes Ziel. Lust und Freude gehörten von nun an unabdingbar zur Arbeit; «Bedürfnis» war *das* Wort. Das Ödipus-Kollektiv begann mit der Szenenfolge «Brühwarm» seine Theaterarbeit, und viele, viele Laiengruppen taten es ihnen nach. Die Treffen wurden bunter, die Aktionen ausgeflippter und die Diskussionen inhaltsleerer.

1977 gründete sich die «Nationale Arbeitsgruppe Repression gegen Schwule» (NARGS). Sie erreicht bei dem Vorbereitungstreffen für das Russel-Tribunal mit der Forderung «Weg mit der Diskriminierung und Hetze gegen Schwule in direkter Tradition faschistischer Methoden unter Berufung auf das gesunde Volksempfinden», in den Forderungskatalog des Tribunals aufgenommen zu werden. Aber auch die NARGS konnte nur wenige Jahre überdauern. Das Sammeln von Fällen antihomosexueller Repression reichte auf Dauer als Programm nicht aus.

Auf dem letzten großen Schwulentreffen HOMOLULU, 1979 in Frankfurt, präsentierte sich eine flirrende Mischung von Schwulen aus den unterschiedlichsten politischen Lagern. Man bekämpfte sich mehr, als miteinander zu reden, und das großangelegte HOMOLULU wurde zum Schwanengesang auf eine einheitliche Schwulenbewegung.

Im allgemeinen Durcheinander waren, grob vereinfacht, zwei

Hauptrichtungen auszumachen: Die einen setzten auf autonome Schwulenpolitik. Schwule Projekte (Verlage, Buchläden, Zentren ect.) seien zu gründen, eine «schwule Identität» zu schaffen. Von politischen Gruppierungen und Parteien wollte man sich nicht aufsaugen lassen. Aktionen seien jeweils spontan als Reaktion auf aktuelle Vorfälle durchzuführen und sollten eher provokativen denn aufklärerischen Charakter tragen. Der Flirt mit dem System (Gremienarbeit z. B.) war verpönt. Die anderen verteidigten ihre Politik der kleinen Schritte. Arbeitsgruppen wurden ins Leben gerufen, den vereinzelten Schwulen Hilfe beim coming-out und anderen persönlichen Problemen zu geben, Diskussions- und Kontaktmöglichkeiten zu bieten. Möglichst viele Schwule sollten sich angesprochen fühlen; man wollte die Bewegung verbreitern. Darüber hinaus strebte man eine Zusammenarbeit mit öffentlichen Institutionen, Medien und Parteien an. Dort seien Fürsprecher zu gewinnen, um über sie eine Art Schwulenlobby zu bilden. Provokationen galten als unklug; portionsweise wollte man Aufklärung betreiben, solide und mit «guten Argumenten».

Zum großen Zusammenprall dieser unterschiedlichen Strategien kam es 1980 in der Bonner Beethovenhalle. «Parteien auf dem Prüfstand» lautete das Motto der Podiumsdiskussion, auf der sich Parteienvertreter u. a. zur Frage des §175 und der Wiedergutmachung für schwule KZ-Insassen äußern sollten. Die «Kontis» (kontinuierlich Arbeitenden) waren stolz auf die herangekarrte Podiumsprominenz, doch die «Spontis» machten ihnen einen Strich durch die Rechnung. Die Veranstaltung ging unter dem ohrenbetäubenden Lärm von Trillerpfeifen den Bach runter; FDP-General Verheugen verließ unter Protest die Runde.

Nach monatelangen heftigen Auseinandersetzungen und wüsten Beschimpfungen hielt man von nun an Abstand, schweigend und mit eingezogenen Krallen, aber immer in nervöser Bereitschaft zu neuen Gefechten. Lediglich die «Kultur» blieb als letzter, relativ unverfänglicher Raum der Diskussion. Man schauspielte, sang, tanzte, steppte, parodierte – mit oder ohne aufklärerischen Gestus. Die Festivals in Berlin (Schwuler Oktober '80) und Frankfurt (Sternzeichen I und II) in den Jahren '82 und '83 hatten enormen Zulauf. Ein diffuses Bedürfnis nach Auseinandersetzung war zweifellos vorhanden. Aber Auseinandersetzung worüber, in welcher Form, mit welchem Ziel?

Die Situation ist verfahren. Zur Bewegung zählen sich heute die unterschiedlichsten Gruppen und Grüppchen, sie ist zum konturenlosen Allerlei verkommen. Neue Ansätze der Zusammenarbeit scheitern an Animositäten, Analysen und Konzepte am erklärten Widerwillen gegenüber «frustrierten Intellektuellen». Die Katze rennt ihrem eigenen Schwanz hinterher und freut sich, daß sie in Bewegung ist.

Play-Back

An dieser Stelle nun kommt AIDS wie gerufen. Nach den faden Jahren der Orientierungslosigkeit im sozialliberalen Toleranzgehabe (Kommunikation statt Konfrontation) hat die Repression endlich wieder ein Gesicht. Spiegel / Stern / Quick / FAZ / ARD / ZDF / Praline – die Berichterstattung der versammelten Medienkamarilla ermöglicht aufs neue das alte Bewegungslied: die Unterdrückungs-Arie. Zweifellos war und ist die Gefahr einer neuen Schwulenhatz gegeben, die Parallelen zwischen ökonomischen Krisen und verstärkter Repression gegenüber Minderheiten sind historisch nachprüfbar. Tröstlich auch, daß die Schwulen sehr schnell reagierten. Aber das reflexartige Einschießen auf die Medien, die allzu bereitwillige Reduzierung von AIDS auf eine neue Unterdrückungsformel scheint mir zu kurzgegriffen und von Angst und Abwehr bestimmt.

Trotz vieler Kritikpunkte kann nicht übersehen werden, wie sich, sehr langsam und fast unmerklich, in den Medien die Bemühungen der Schwulenbewegung niedergeschlagen hat; auch das sollte man trotz allen Unbehagens am Zustand der Bewegung einmal festhalten. Von den Klatschblättern abgesehen, die nie aufgehört haben, ihre Auflage durch ein paar schlüpfrige Homo-Horror-Stories zu steigern, versäumte es kein halbwegs ernstzunehmendes Blatt, explizit auf eine mögliche neue Welle von Schwulenverfolgungen hinzuweisen. Hier und da erschienen Berichte, die in Niveau und Informationswert weit über dem Standard der Schwulenpresse lagen. Sogar die FAZ, selbsternanntes Schatzkästlein abendländischer Werte, brachte unter dem Titel «Sie verstecken sich nicht mehr» eine ausführliche (und durchweg positive) Analyse der amerikanischen Schwulenbewegung und ihres Kampfes um Forschungsgelder.

In der Schwulenpresse ist die Stoßrichtung klar: «Eine Krankheit für die Wende» heißt es da flott. In zahlreichen Artikeln immer wieder neu aufgegossen, wird ein schwarzbraunes Schreckensbild an die Wand gemalt: Die Schwulen werden politisch und moralisch, den Deckmantel

AIDS benutzend, verstärkt bekämpft, die Daumenschrauben der Unterdrückung fester angezogen, die neugewonnenen sexuellen Freiheiten verdammt, diesmal mit medizinisch-moralisierenden Argumenten.

Fast vergessen im einhelligen Lamento ist eine Krankheit, AIDS. Nicht nur die Schreiber von *Spiegel* und *Stern* sind das Problem; nicht sie sind von AIDS bedroht, sondern (hauptsächlich) wir. Vollmundige Worte zu einem wenig reflektierten Problem schwächen die eigene Position, werden zur hohlen Geste. Was AIDS für jeden einzelnen bedeutet, welche Konsequenzen er daraus zieht und wie sich seine Lebensumstände möglicherweise verändern werden, darüber wird kaum nachgedacht. «Es wird Zeit, daß wir aufhören, über AIDS zu reden, und anfangen, über die zu sprechen, denen diese Krankheit gerade recht kommt.» (Rosa Flieder, Nr. 31) Wie schön, träfen diese Sätze eine Wirklichkeit, bisher ist aber noch lange nicht genügend über AIDS geredet worden. Dieses Reden aber ist notwendige Voraussetzung eines gefestigten Standpunkts in der öffentlichen Diskussion. Die Schwulen müssen ihre Stärke *und* ihre Angst einschätzen können.

An dieser Stelle wiederholt sich der alte Fehler der Schwulenbewegung. Man setzt nicht sich selbst ins Zentrum der Überlegungen und Aktionen, sondern läßt sich Thema und Stil der Vorgehensweise vorgeben. Hilflos den Ereignissen hinterherrennend, verkommt jede mögliche Position zu purer Reaktion. Statt AIDS in den eigenen Reihen von allen Seiten zu beleuchten und sowohl persönliche wie politische Konsequenzen zu ziehen, tönen stereotype Kassandrarufe aus den Schwulenzentren, das Nachplappern mehr oder minder realistischer Befürchtungen ersetzt die Konfrontation. Diese Abkehr von der eigenen Betroffenheit geschieht nicht zufällig, sie hat ihre handfesten Gründe.

Auch wenn viele es nicht wahrhaben wollen, sprechen alle Anzeichen dafür, daß sich AIDS u. a. beim Geschlechtsverkehr überträgt. Hier ist ein höchst empfindlicher Nerv getroffen. Die homophobe Gesellschaft bietet dem Schwulen kaum Identifikationsmöglichkeiten. Von allen Seiten wird er mit Bildern und Mustern bombardiert, deren Zentrum das heterosexuelle Paar ausmacht. Schwule finden ihre Wirklichkeiten nicht wieder. Jedes Bild, jeder Text, jedes Symbol muß, mal mehr, mal weniger, in schwule Realität übersetzt werden. Dieser Mechanismus, ganz automatisch und von vielen völlig unbemerkt vollzogen, wird nur in einem Punkt außer Kraft gesetzt: dem sexuellen Akt. Hier erfahren sich zwei Männer ungebrochen als SCHWUL; die Situation ist eindeutig und einmalig, mit nichts zu vergleichen. Diese Erfahrung des Identisch-Seins ist für das schwule Selbstbildnis von großer Bedeutung. Solange der Schwule als Randfigur der Gesellschaft fremd bleibt, findet er hauptsächlich in der Sexualität eine Bestätigung seiner Existenz. Jeder Orgasmus setzt ein Ausrufezeichen hinter sein Dasein; er ist nicht pervers, er lebt, fühlt, liebt – und hat alles Recht der Welt dazu.

Ich glaube, daß diese Identitätsfindung neben den fehlenden institutionalisierten Bindungen einen Hauptgrund für die weitverbreitete Promiskuität unter Schwulen darstellt. Wird nun der häufige, lust- und schmerzvoll erfahrene Partnerwechsel in Frage gestellt, ist die vehemente Ablehnung *selbst*kritischer Fragen nur allzu verständlich. Nicht die Angst vor der Krankheit verhindert eine Auseinandersetzung, sondern die Befürchtung, die eingehende Reflexion über schwules Sexualverhalten müsse u. U. eine ganze Reihe von sexual- und lebenspraktischen Konsequenzen nach sich ziehen.

Schöner Gigolo – Armer Gigolo

Für Schwule gibt es innerhalb der bürgerlichen Moral keinen Platz. Von der jüdisch-christlichen Ideologie als Ketzer ausgegrenzt und der Medizin (moderne Variante) im Bereich der Krankheit sicherheitsverwahrt, stehen sie mit allen Aspekten ihres sozialen und sexuellen Lebens außerhalb jedweder Ordnung. Alleine der «Verdacht» auf Homosexualität genügt, feine Unterschiede zwischen Menschen und Schwulen zu machen. In einem Leserbrief zur «Affaire Kießling» an die FAZ liest sich das so: «Ich gebe der Hoffnung Ausdruck, daß Sie den Fall Kießling dahin stecken, wohin er gehört: in die Schublade mit den Schicksalen von Männern, die ‹bei Frauen Pech haben›, wie es Brigadegeneral a. D. Wolfgang Schöppe so nett gesagt hat.»

Schwule mit ihrem «Schicksal» gehören also in eine Schublade – verschließbar, versteht sich, säuberlich abgetrennt vom Rest der Welt. Und Schwule sind noch nicht einmal *schwul*, selbst ihre «Perversion» muß noch von der Heterosexualität abgeleitet werden, denn sie haben «bei Frauen Pech» gehabt. Soviel zur Lage des gesunden Volksempfindens.

Was die Sexualität anbetrifft, hat die Ausgrenzung eher Erleichterung denn die reumütige Bitte um Aufnahme in den allgemeinverbindlichen Moralkodex zur Folge. Der Status als Randgruppe bietet den «Freiraum der Perversion», eine Art Narrenfreiheit, die Schwule durchaus zu nutzen wußten. Aller Bindungen ledig und von einer grundsätzlichen Gleichheit ausgehend, eine Gleichheit, die im heterosexuellen Bereich noch längst nicht gegeben ist, hat man, besonders in den letzten fünfzehn Jahren, mit allerlei (Nicht)Beziehungsformen experimentiert. Innerhalb der schwulen Subkultur hat der sexuelle Akt sehr viel von seiner «dunklen Faszination» verloren. In den größeren Städten bietet eine Vielzahl von kommerziellen Einrichtungen Geselligkeit und sexuelle Entspannung. Neben den traditionellen Treffpunkten wie Park und Klappe hat sich ein gutsortiertes Vergnügungsangebot konstituiert. Die Lokale sind spezialisiert auf Jung oder Alt, Textil oder Leder, Disco, Plüsch oder New Wave. Viele stellen seit einigen Jahren sogenannte Darkrooms zur Verfügung, Keller meist, die ein Quickie zwischen zwei Bieren ermöglichen. Es gibt schwule Saunen, die mehr sexueller Erregung als körperlicher Entspannung dienen, Clubs und Pornokinos, die neben heißen Filmen mehrere «Kontakträume» anbieten, ordentlich beschriftet mit «Naßzelle», «Voyeurkabinen» und «Exhibitionistenraum».

Über Reden und Tanzen, Vergnügen und Geselligkeit liegt ein kräftiger Hauch von Sex.

Wie entwickelt sich eine Sexualität, die a priori völlig außerhalb gesellschaftlicher Normen steht? Wie verlaufen Beziehungen ohne institutionalisierte Bindungen? Sind neue, weniger isolierte Formen von Beziehungen wünschenswert, denk- und lebbar? So lauteten vor Jahren die Fragen – und man stürzte sich ins Getümmel. Doch mit den «Freiheiten» ist das so eine Sache, man muß auch mit ihnen umgehen können. Geht man heute wachen Auges durch die schwule Subkultur, drängen sich nicht gerade Gedanken an eine geglückte «sexuelle Befreiung» auf. Durch die hektische Suche nach dem nächsten Sexualpartner schimmert Verzweiflung, das ständige Anbieten, Werben, Konsumieren macht müde. Die Freiheit der Partnerwahl zu jeder Zeit an jedem Ort hat sich in ihr Gegenteil, in hilflose Verführbarkeit verkehrt. Kein Wunder, daß intensive Beziehungen recht selten sind. Gibt es sie doch, sind sie meist von nicht unerheblichen Problemen überschattet. («Wie lange seid ihr schon zusammen?» lautet sehnsuchtsvoll die stereotype erste Frage an schwule Paare.) Nicht die Tatsache, daß Männer hin und wieder nichts weiter verbindet als ein exquisites sexuelles Vergnügen aneinander, ist problematisch, sondern daß jenseits der Oberflächenbefriedigung ein ruhiges Wachsen innerhalb von Beziehungen immer ungreifbarer wird. Wer läßt sich schon auf anstrengende «Beziehungskisten» ein, wenn der Sex so leicht zu haben ist? Sexualität ist zur Sucht geworden, die Freiheit der Wahl zur neuen Abhängigkeit. Wie bei hübsch verpackten Konsumartikeln zählt der erste Reiz; ist er erloschen, müssen neue Attraktionen her. In diesem Umfeld nimmt sich das Postulat von der «revolutionären Kraft befreiter Sexualität» rührend altmodisch aus. Solange sich der Verschleißsex innerhalb der Grenzen des Konsums abstrampelt und nicht *mehr* fordert, ist er gesellschaftlich durchaus tragbar.

Einem Mißverständnis möchte ich entgehen, da ich in letzter Zeit häufig Beifall von der falschen Seite bekommen habe: Dies alles ist keine Frage von Moral, weder der alten noch einer avisierten «neuen» Moral. Es geht nicht darum, Schwule, gegenüber wem auch immer, hoffähig zu machen. Ich nehme mir das Recht heraus (und ich tue es gerne), unbeeindruckt von moralischen Sollvorschriften mit dem Sex zu haben, den ich (und der mich) will, sei es im Bett, auf der Klappe oder in der Achterbahn. Niemand steht es zu, erst recht nicht bigotten Heterosexuellen, die selbst das Monogamiegebot längst mehr oder minder stillschweigend unterlaufen haben, uns Vorschriften zu machen, auch nicht im Angesicht von AIDS. Wenn wir über Sexualität nachdenken, geht es um die Steigerung von Lust und Zufriedenheit, nicht um ein Einklinken in die «Normalität» heterosexueller Beziehungswirklichkeiten.

Schwule unter sich – und diese Diskussion steht seit Jahren an – werden sich darüber unterhalten müssen, wie sie ihre Sexualität vollständiger erleben können, über den genitalen Bereich hinaus. Schwule, die sich zu Recht dagegen wehren, nur über ihre Sexualität definiert zu werden, sollten mehr verlangen als «nur» den problemlosen Orgasmus. Wie lustvolle Sexualität *und* befriedigende Beziehungen, sexualisiertes Bewußtsein *und* bewußte Sexualität zusammenzubringen sind, darüber wäre zu reden.

Hier kommt AIDS nicht nur als Rückschlag. Sicher, diese Diskussion ist uns aufgezwungen worden, wir haben sie nicht freiwillig begonnen, aber diese vielgehörte Klage sollte nicht von der Notwendigkeit der Überlegungen ablenken. Es kann nicht schaden, die sozialen und sexuellen Aspekte von AIDS in einen größeren Zusammenhang zu stellen. AIDS verweist jeden von uns auf seinen Tod. Die Beschäftigung mit dem Sterben ist in erster Linie Nachdenken über das Leben, wie wir es führen und führen könnten.

Was den Umgang jedes einzelnen mit dieser Krankheit angeht, kann es keine verbindlichen Richtlinien geben. Vergleichbar der «Pillenfrage» bei den Frauen, muß jeder für sich beantworten, welches Verhältnis von Vergnügen und gesundheitlicher Vorsorge ihm angemessen erscheint. Der Gefahr einer Ansteckung läßt sich grundsätzlich, wenn überhaupt, wohl nur durch Enthaltsamkeit entgehen, aber wer steht das schon durch? Eine Verminderung des Risikos durch beschränkte Kontakte ist möglich, immer aber bedroht von der Tatsache, daß schon ein einziges Abenteuer ansteckend sein kann.

Wie man sich auch entscheidet, ob man sein Sexualleben von Grund auf ändert oder alles beim alten läßt, jede Entscheidung ist zu respektieren. Grundlage dieser Entscheidung sollte aber eine umfassende Information und Diskussion sein. An beidem mangelt es.

Highlights und Hochglanz

Manchmal schwärmen wir von der Zeit der «großen Schwulentreffen». Auch wenn die nostalgische Verklärung Chaos, Dogmatik, Positionskämpfe und viele, viele hohle Zentnersätze heute in altrosa Licht erscheinen läßt, boten diese Bewegungshighlights wenigstens ein Forum der Auseinandersetzung. Es wurde gestritten und diskutiert, manchmal bis tief in die Nacht, man tauschte Theorien und Erfahrungen aus, redete sich die Köpfe über Bücher und Texte heiß, die man, im Gegensatz zu heute, wirklich gelesen hatte. Anregung und Aufregung lagen dicht beieinander. Heute gibt es keine großen Bewegungstreffen mehr, weil fraglich ist, ob es noch eine Bewegung gibt.

Die Aufgabe, als Forum von Auseinandersetzungen zu dienen, ist nun der schwulen Presse zugefallen. Dort aber sieht es grau in grau bzw. hochglanzbunt aus. *Torso* hat vor kurzem sein Erscheinen eingestellt, und die Zukunft des *Rosa Flieder* ist, zum Zeitpunkt, wo ich dies schreibe, mehr als ungewiß; beide gehören bzw. gehörten zu den wichtigsten Blättern auf dem Markt. Wie man zu ihnen auch immer stehen mochte, sie boten wenigstens eine *Möglichkeit* zur Meinungsbildung oberhalb der Schamhaare. Übriggeblieben sind als einzige (relativ) ernstzunehmende Blätter *Du & Ich*, *Don* und das *Gay Journal*. (Die zahllosen restlichen Blätter bewegen sich im Spektrum zwischen Lach- und Schließmuskel.) *Don* und *Gay Journal* mögen in bester Absicht produziert werden, sie laufen allerdings den Ereignissen atemlos hinterher. Eigene Analysen und Recherchen fehlen fast gänzlich, man bezieht sich in der Hauptsache auf (oftmals ungeprüfte) Meldungen, und entdeckt man doch einmal dezidierte Standpunkte zu aktuellen Fragen, bewegen sie sich meist auf dem Diskussionsstand der frühen siebziger. Lediglich *Du & Ich* bemüht sich, mit journalistischer Kompetenz und Intelligenz den Ereignissen beizukommen, doch die Redaktion setzt sich in Thematik und Stil offensichtlich recht enge Grenzen. Man will informieren, unterhalten und aufklären, alles zur gleichen Zeit, und rührt folgerichtig allzuoft ein laues Süppchen aus spießiger Erotik und bemühter Aufklärung an. Auch dem letzten Leser will man sich verständlich machen, ein ehrenwertes Anliegen, oft aber mit dem Ergebnis, daß interessante Themen von einer pädagogisierend-herablassenden Sprache und Herangehensweise zugeschüttet werden.

Für den schwuleninternen Umgang mit AIDS sind dies denkbar schlechte Voraussetzungen. Die neuesten Meldungen von der Forschungsfront reichen nicht aus, es fehlt vor allem an intensiver Konfrontation von AIDS mit dem alltäglichen (Sexual-)Leben der Leser und an der Untersuchung politischer Dimensionen über flockige Repressionsbefürchtungen hinaus.

Die US-Amerikaner haben uns da einiges voraus. AIDS ist notgedrungen zum beherrschenden Thema der seriösen Schwulenpresse geworden. Die Besten: *New York Native, Christopher Street, The Advocate.* Kontinuierlich berichten Journalisten, Forscher, Ärzte, Soziologen und Schwulenpolitiker. In jeder Ausgabe des NEW YORK NATIVE, einer Zeitschrift im Zeitungsformat, sind mindestens zehn Seiten für AIDS reserviert. Die Kontinuität der Berichterstattung erlaubt es, bis in komplizierte Details der Vergabe von Forschungsgeldern oder medizinischer Fragen vorzudringen.

Bleibt zu hoffen, daß beim Fortschreiten der Krankheit in Europa unsere Schwulenpresse wenigstens einen Bruchteil dieses Engagements aufbringt.

«Deutsche AIDS-Hilfe e. V.»

> «Ziel der Deutschen AIDS-Hilfe ist es, die Erforschung der Ursachen dieser Erkrankung und die Entwicklung von Behandlungsmöglichkeiten zu unterstützen und zu fördern.

Die Deutsche AIDS-Hilfe sammelt Informationen, um eine wertfreie Berichterstattung zu ermöglichen. Die Deutsche AIDS-Hilfe fördert Selbsthilfeprojekte von Vertretern der Risikogruppen, die im Bereich sozialer und kommunikativer Begleitung von AIDS-Trägern und deren Angehörigen tätig sind. Die Deutsche AIDS-Hilfe will die Einrichtung von weiteren Untersuchungsstellen anregen und fördern.»

Bei einem Gespräch mit einem Vertreter der AIDS-Hilfe stellte sich heraus, daß man den Stellenwert der Arbeit eher umgekehrt zum hier zitierten Aufgabenkatalog sieht. Vorrangig ist die Sicherstellung der Betreuung von AIDS-Kranken, eine Aufgabe, die vom Pflegepersonal der Kliniken kaum in der erforderlichen Intensität wahrgenommen werden kann. Unter großem persönlichem Einsatz hat man Kontakte mit dem Bundesgesundheitsamt, dem Landesinstitut für Tropenmedizin und (in Berlin) den Ärzten der zuständigen Krankenhäuser aufgenommen. Information tut not, nicht zuletzt auch der Mediziner, die, relativ unvertraut mit schwuler Thematik, allzuleicht die anstehenden Probleme auf den medizinischen Bereich begrenzen.

Als einen, wenn auch nicht den wichtigsten Schwerpunkt ihrer Arbeit gibt die AIDS-Hilfe an, «die Erforschung der Ursachen dieser Erkrankung» zu unterstützen. Sehen wir von dem Kinderglauben ab, die eminent kostspielige Forschung könne über Spenden wirkungsvoll vorangebracht werden – selbst wenn das Geld reichlich flösse, wird es an diesem Punkt haarig. Wir alle wissen, oder sollten es zumindest, daß die CDU neuerdings das Modell der «Selbsthilfe» propagiert. Auch die blumigen Formulierungen – Menschen müßten in der Gemeinschaft endlich wieder Verantwortung füreinander übernehmen – können die Stoßrichtung dieser Initiative nicht verbergen. Im Zuge des Abbaus sozialer Leistungen paßt sie nur zu gut ins Bild der Durchlöcherung des sozialen Netzes; hilf dir selbst, dann hilft dir Gott.

Dies bedenkend, ist es kurzsichtig und töricht, wenn die Unterstützung der AIDS-Forschung aus eigenen Mitteln in die Welt posaunt wird, noch bevor die Höhe der staatlichen Gelder feststeht. Herr Geißler, der zuständige Minister, wird sich freuen, daß die braven Schwulen so nett sind, ihm mit lästigen Forderungen vom Hals zu bleiben. In keinem Text der AIDS-Hilfe war bisher zu lesen, daß Schwule das verdammte RECHT haben, JEDES Geld zu VERLANGEN, das Therapie und Forschung benötigen, einen Schritt weiterzukommen. Statt dessen kündigt man allen Ernstes die erste Schallplatte zugunsten der AIDS-Hilfe an, und ich fürchte, sie wird vor diesem Buch auf den Markt gekommen sein.

Horrorvisionen ziehen auf: Mireille Mathieu, Tom Robinson, Nana Mouskouri und Romy Haag auf dem Heartbreak-Sampler unter der Schirmherrschaft Marianne v. Weizsäckers; vorgestellt von Heck und Elstner; Motto: *Ein Herz für Schwule.* So weit hergeholt ist das alles nicht, warten wir's ab ...

Auf dieses unpolitische Verhalten angesprochen, erklärte man mir, die AIDS-Hilfe verstehe sich weder als rein schwule Interessenvertretung noch als dezidiert politisch; im Zentrum ihres Bemühens stehe die Krankheit als solche. Nun läßt sich darüber streiten, ob im Zusammenhang mit AIDS nicht auch eine *schwule* Position vonnöten ist, immerhin sind Dreiviertel der Erkrankten Schwule. Das vorgebrachte Argument, eine rein schwule AIDS-Hilfe würde sehr viel weniger Engagement und Spenden auf sich ziehen, auch und besonders von seiten der Schwulen, ist mir zu pragmatisch-kaufmännisch. Ihm haftet der Ruch an, daß Schwulsein denn doch so gesellschaftsfähig nicht ist – ein schlechter Ausgangspunkt für selbstbewußtes Handeln, wie ich meine. Nicht streiten läßt sich darüber, daß AIDS von seinen politischen Implikationen nicht zu trennen ist. Die Unterscheidung zwischen AIDS als Krankheit und ihren politischen Aspekten entläßt sowohl Kranke als auch potentiell Gefährdete in die privatistische Sphäre öffentlichen Mitleids; dies wäre das Schlimmste, was passieren könnte.

Glad to be gay?

Wenn die Deutsche AIDS-Hilfe sich nicht entschließen mag, auch politisch zu argumentieren und vorzugehen, werden engagierte Schwule nicht umhinkönnen, zur Tat zu schreiten; sicher nicht als Konkurrenz, sondern eher, den weißen Fleck auszufüllen. (Im «Fall Kießling» war es schockierend mitanzusehen, wie erbärmlich sprachlos sich die zerstrittene Schwulenbewegung ausnahm; nicht einmal der Ansatz einer Gegenwehr war zu sehen, lediglich die widerwärtige Mediengeilheit von Denunzianten in der Preisklasse eines Alexander Ziegler – so etwas darf sich mit AIDS nicht wiederholen.)

Schon jetzt existieren in der BRD etliche Arbeitsgruppen, die z. Z. hauptsächlich noch mit interner Klärung beschäftigt sind und, als ersten Schritt, in mehreren Städten Informationsveranstaltungen organisiert haben. Zu den Hauptaufgaben der Gruppen müßte es gehören, wachsam sämtliche Umstände der Vergabe von Forschungsgeldern zu beobachten und kommentieren und, wenn nötig (es wird nötig sein!), weiter Mittel zu verlangen. Die von Geißler in Aussicht gestellten 10 Mio. DM sind in Anbetracht der zu erwartenden Patientenzahlen ein kalter Hohn.

Diese Forderungen brauchen genügend Gewicht und Rückhalt in den eigenen Reihen, möglicherweise auch den Mut zu spektakulären Aktionen. Die Arbeit der einzelnen Gruppen, scheint mir, dürfte nicht weiterhin isoliert voneinander betrieben werden. Ein, zumindest organisatorischer, Zusammenschluß ist ebenso wichtig wie die Koordination einzelner Aktivitäten und der Versuch, gegenüber Politikern und der Öffentlichkeit mit einer Zunge zu reden. Vielleicht sind solche Vorstellungen angesichts bisheriger Erfahrungen heillos optimistisch – sei's drum –, aber wenn die Schwulen selbst in dieser sie alle betreffenden Frage nicht zusammenkommen, ist die *Bewegung* wohl endgültig gestorben.

Noch ein Wort. Häufig wird AIDS als «Schwulenkrebs» oder «Schwulenkrankheit» bezeichnet. Zu Recht weisen Schwule diese Begriffe von sich. («Mit dem Aufkommen des Christentums, das wie von allem anderen, so auch von der Krankheit moralischere Anschauungen durchsetzte, entwickelte sich allmählich eine innere Verknüpfung zwischen Krankheit und ‹Opfer›. Die Vorstellung von Krankheit als Bestrafung führte zu der Vorstellung, daß eine Krankheit eine besonders geeignete und gerechte Bestrafung sein könne.» Susan Sontag) Die emotionale Heftigkeit, mit der Schwule die Krankheit vom Schwulsein abtrennen, das forcierte, manchmal geradezu hysterische Hinausposaunen jedes neuen AIDS-Falles bei Frauen oder heterosexuellen Männern, stimmt trotzdem nachdenklich. Selbstverständlich ist es richtig, darauf hinzuweisen, daß nicht nur Homosexuelle zu den Risikogruppen gehören, daß AIDS nicht von den Schwulen «produziert» wurde, noch auf sie beschränkt ist. In der Argumentation geht es aber darum, nicht nur immer wieder auf die 25 Prozent Nicht-Schwulen zu verweisen, sondern mit größter Selbstverständlichkeit hinter den 75 Prozent Schwulen zu stehen.

Es bringt wenig, die Krankheit von den Kranken zu trennen, dabei drängt sich nur der Verdacht auf, daß man sich aus verinnerlichter Homophobie reinwaschen will. So zynisch es auch klingen mag, erst die

Annahme der Krankheit setzt uns in den Stand, sie auf allen Ebenen zu bekämpfen; AIDS ist keine «Schwulenpest», aber sie ist eine Krankheit, die in der Hauptsache Schwule betrifft. Homosexualität und AIDS sind nicht voneinander zu trennen; die Medien wissen das und haben es genüßlich ausgeschlachtet. Nun ist es an uns, diesen Zusammenhang ins rechte Licht zu rücken, ohne schwule Positionen aufzugeben, ohne Scham und Selbstverrat.

Weiße Kittel

Vor AIDS schien es eine Weile, als wären die Schwulen dem medizinischen Zugriff entkommen. Kein Wunder, daß die gebrannten Kinder, nun wieder auf die Weißkittel angewiesen, eine Haltung zwischen Mißtrauen und Wundergläubigkeit einnehmen.

Mediziner leben von den Krankheiten anderer Leute, und je spektakulärer die Krankheit, desto größer die Profilierungsmöglichkeiten. Auf einem klinischen Colloquium zum Thema «AIDS und disseminiertes Kaposi-Sarkom der Haut» begrüßt ein öliger Professor händereibend die «verehrten Kollegen» und führt stolzgebläht drei «Wissenschaftler höchsten Ranges» (Paris / New York / San Francisco) vor: «... und freue ich mich besonders, daß wir über ein so *hochinteressantes* Thema sprechen können!» Im Laufe der Vorträge, die besonders von den Amerikanern mit großem Gespür für Showbiz-Effekte gehalten wurden, geriet auch ich regelrecht in den Sog medizinischer Spurensicherung. Spannend mitanzuhören, wie dieser New Yorker solch merkwürdige Hautflecken bei einem jungen Patienten beobachtete, mit einem Kollegen aus Frisco darüber sprach und auf die Schwulenszene stieß, wie sich ganz langsam ein Krankheitsbild ergab. Dann die Jagd nach Erregern um die halbe Welt, Voodoo, Haiti, Fixer, eine Nonne – das war schon ein Krimi allererster Güteklasse. Ich konnte mir plötzlich vorstellen, wie AIDS als «fascinating disease» die Unterscheidung zwischen (Medizin)Thriller und dem realen Leiden schwer macht.

Wissend, daß die Krebsforschung z. Z. auf der Stelle tritt und man sich besonders über AIDS und das Kaposi-Sarkom neue Aufschlüsse erhofft, ist die spannungsgeladene Erwartung fast verständlich, mit der man sich auf jeden neuen Patienten stürzt. Heute, wo AIDS bei uns noch relativ selten ist, wird für den behandelnden Arzt jeder Krankheitsfall zur Herausforderung an seine medizinische Reputation. Und rundherum stehen mit gezückten Stiften die Medizinstudenten, bereit, ihre Doktorarbeit über AIDS zu schreiben.

Ich plädiere nicht für gesteigertes Mißtrauen, aber die Erfahrungen in einigen Kliniken haben gelehrt, daß eine gute Portion kritischer Wachsamkeit nicht schaden kann. Es ist nützlich, sich genauer über AIDS zu unterrichten und die Therapiemöglichkeiten zu hinterfragen, die augenblicklich ausprobiert werden. Und: Wir haben genügend Zeit dazu, denn AIDS ist keine vorübergehende «Modekrankheit», von den Medien hochgespielt und schnell wieder vergessen.

Wie sagte doch Prof. Koch vom Bundesgesundheitsamt: «Selbst wenn in naher Zukunft ein Erreger gefunden würde, dürfte die Entwicklung eines Gegenmittels geraume Zeit in Anspruch nehmen. Wir gehen davon aus, daß wir mit AIDS ins dritte Jahrtausend gehen.»

Matthias Frings, 1953 in Aachen geboren, veröffentlichte «Männer. Liebe.» (1982) und «Heiße Jahre» (1983), beide gemeinsam mit Elmar Kraushaar, «Liebesdinge – Bemerkungen zur Sexualität des Mannes» (Okt. '84), Texte in «Anders reisen: Berlin» (1982), «Rote Lippen» (1983), «Schule überleben» (1983), «In Italien» (1984), «schwule Regungen – schwule Bewegungen» (1984), Beiträge für Zeitungen und Zeitschriften.

Jörg Bopp
Der Wunsch nach Strafe

«Wenn jemand beim Knaben schläft wie beim Weibe, die haben einen Greuel getan und sollen beide des Todes sterben.»

3. Mose, Kap. 20, Vers 13

«Desgleichen auch die Männer haben verlassen den natürlichen Brauch des Weibes und sind aneinander erhitzt in ihren Lüsten und haben Mann mit Mann Schande getrieben und den Lohn ihres Irrtums an sich selbst empfangen.»

Römerbrief, Kap. 1, Vers 17

«Wirst du der Stimme des Herrn, deines Gottes gehorchen und tun, was recht ist vor ihm, und zu Ohren fassen seine Gebote und halten alle seine Gesetze, so will ich der Krankheiten keine auf dich legen.»

2. Mose, Kap. 15, Vers 26

«So spricht der Herr: Weh über alle Greuel der Bosheit im Hause Israel, darum sie durch Schwert, Hunger und Pestilenz fallen müssen.»

Hesekiel, Kap. 6, Vers 11

Diese Zitate aus dem Alten und Neuen Testament zeigen, daß die Verknüpfung von Homosexualität mit Sünde und Strafe, mit Krankheit und Tod ein uraltes Motiv in der jüdischen und christlichen Religion ist. Inwiefern sich die Menschen an das Verbot der Homosexualität wirklich gehalten haben, ist eine Frage für sich. Jedenfalls mußte jenes Verbot auch deshalb so hart vertreten werden, weil sich die Anhänger jener Religionen so wenig daran hielten, denn was selbstverständlich ist, muß nicht mehr angeordnet werden. Es ist deshalb ein Fehlschluß, aus der Strenge eines Gebots auf die Unbedingtheit der Gesetzestreue der Gläubigen zu schließen.

Jenes Motiv der Verbindung von gleichgeschlechtlicher Liebe mit Krankheit und Tod hat im Lauf der Jahrhunderte seine Kraft und Gestalt verändert; es hat sich jedoch tief in die abendländische Kultur hineingefressen, so tief, daß es bis heute auch noch da wirksam ist, wo die

Individuen und sozialen Gruppen sich längst vom Christentum abgewandt haben.

Freilich traf eine religiöse Verurteilung nicht nur die Homosexualität – wenn auch diese besonders hart –, sondern auch andere Formen der sinnlichen Befriedigung. Die Verklammerung von Sexualität mit religiösem Ungehorsam und Seuche durchzieht die kollektive Phantasie von der Antike bis zur Neuzeit. Sexuelle Lust wird seit je mit geheimer oder offener Katastrophenlust assoziiert. Und nicht selten gab das Gefühl von Untergang und Vernichtung der sexuellen Befriedigung einen ebenso düsteren wie mächtigen Reiz: der wilde Tanz am Rande des Abgrunds, die Ekstase auf dem Vulkan, der Rausch vor dem Zerfall.

Als sich im Mittelalter die Lepra im Abendland ungeheuer ausbreitete, versicherte ein kirchliches Liturgiebuch dem Leprösen: «Mein Freund, es gefällt unserem Herrn, daß du von dieser Krankheit betroffen bist, und unser Herr läßt dir eine große Gnade zuteil werden, wenn er dich strafen will für die böse Lust, die du in dieser Welt getan hast.» Vom 16. Jahrhundert ab wurde die Lepra in dieser Straf-Rolle von den Geschlechtskrankheiten abgelöst. Die Syphilis erhielt die faszinierend-abschreckende Bezeichnung «Lustseuche». Ihr damals tödlicher Ausgang machte im moralischen Empfinden der Zeitgenossen den Zusammenhang von sündhafter Lust und Bestrafung durch Zerfall und Tod deutlich.

Auch in der gegenwärtigen wissenschaftlich-technischen Zivilisation ist das kollektive und persönliche Bewußtsein noch zugänglich für die Versuche, verbotene Lust mit Tod, sexuelle Ausschweifung mit Krankheit und Epidemie zu legieren. Unter dem Firnis von Aufklärung und Rationalität leben die uralten Ängste und Vorurteile weiter. Die Kinder werden ihnen ausgesetzt, wenn man ihnen androht, die Onanie mache krank. Den Jugendlichen werden sie eingedrückt, wenn man ihnen vormacht, zu häufiger Geschlechtsverkehr verderbe den Charakter. Vergewaltigte Frauen erfahren jene Vorurteile, wenn man ihnen bedeutet, das sei die Strafe für die typisch weibliche Zügellosigkeit. Die abendländische Kultur umgibt die menschliche Sexualität mit einem Gittersystem von Strafphantasien.

Es ist deshalb kein Zufall, wenn AIDS heute als «Lustseuche» und «Schwulenpest» bezeichnet wird. In den Begriffen «Pest» und «Seuche» schwingen die alten Bedeutungen von Verfehlung und Strafe, von Schuld und Sühne, von Genuß und Tod mit. Die hektischen Aktionen staatlicher Behörden, die panischen Reaktionen vieler Homosexueller und der ratlose diagnostische Taumel der medizinischen Wissenschaft weisen darauf hin, daß über AIDS nicht nüchtern aus medizinischer, sozialhygienischer und psychologischer Perspektive geredet werden kann. Aus den Tiefenschichten des kollektiven und individuellen Unbewußten dringen mit großer Heftigkeit Phantasien und Bedürfnisse an die Oberfläche. Sie erzeugen Panik, wo Besonnenheit erforderlich ist, und Spekulation, wo sorgfältige Nachforschung benötigt wird. AIDS ist zur vom Schicksal verhängten Plage, zur göttlichen Strafe geworden.

Sigmund Freud schrieb über das menschliche Gewissen: «Es wird zum Träger der Tradition, all der zeitbeständigen Wertungen, die sich auf diesem Wege (durch die Erziehung, Verf.) über Generationen fortgepflanzt haben ... Die Menschheit lebt nie ganz in der Gegenwart, in den Ideologien des Über-Ichs lebt die Vergangenheit, die Tradition der Rasse und des Volkes fort, die den Einflüssen der Gegenwart, neuen Veränderungen nur langsam weicht.» [1] Diese Hinweise auf den konservativen Charakter der öffentlichen Moral und des individuellen Gewissens, die beide mit der wissenschaftlich-technischen Entwicklung und der politischen Liberalisierung nicht Schritt halten, sind wenig schmeichelhaft. Sie machen jedoch verständlich, warum die Gesellschaft und die Minderheit der Homosexuellen so atavistisch auf AIDS reagieren.

Kein Mensch hört gerne, er sei nicht Herr im eigenen Hause, da in seinem Unterbewußtsein Wünsche wirksam seien, die bei entsprechender Erschütterung unkontrolliert an die Oberfläche drängen und die vernünftige Steuerung seines Verhaltens behindern. Und eine Gesellschaft, die sich gegenüber der Sexualität für einigermaßen freizügig hält, läßt sich nicht gerne sagen, daß unter dem liberalen Firnis uralte Verfolgungs- und Rachebedürfnisse gegenüber der sexuellen Abweichung und uralte Schuldgefühle gegenüber sexueller Zügellosigkeit lebendig sind und jederzeit durchbrechen können. Natürlich sind diese Bedürfnisse und Gefühle immer wirksam. Sie können aber an Schärfe und Stärke zunehmen, wenn plötzliche Erschütterungen des mühsam aufrechterhaltenen individuellen und sozialen Gleichgewichts befürchtet werden. AIDS wird heute als solch eine Gefährdung wahrgenommen, die den emotionalen Haushalt der Gesellschaft und der Homosexuellen durcheinanderbringt.

Auch wenn man die Homosexualität nicht als seelische Störung bezeichnet, auch wenn man davon ausgeht, daß Heterosexualität genauso neurotisch motiviert sein kann wie Homosexualität, auch wenn man in der Normalität genauso pathologische Verzerrungen wahrnimmt wie in der Abweichung – auch dann muß man einräumen, daß das Selbstbewußtsein der Homosexuellen sehr oft verletzlicher ist als das der Heterosexuellen. Auf jeden Fall haben die Homosexuellen weniger Möglichkeiten, die Erfahrung ihrer eigenen Empfindlichkeit zu verdrängen als die Heterosexuellen.

Da die Homosexuellen eine Minderheit sind, die die Last der öffentlichen Vorurteile ebenso tragen muß wie die Bürde der Neugier und des verdrängten Neides bei der Mehrheit, sind sie zur Ausbildung ihrer Identität zu besonderen Kraftanstrengungen herausgefordert. Die Gesellschaft stellt zur Bewältigung dieser Aufgabe mehr Hindernisse als Hilfsmittel zur Verfügung. Die Homosexuellen müssen sich intensiv mit dem durch die soziale Kontrolle erzeugten inneren Schuldgefühl auseinandersetzen, nicht wie die anderen zu sein. Sie müssen sich ständig vor bewußten und unbewußten Neigungen schützen, sich selbst für ihre Abweichung zu bestrafen und damit der Normalität jenen Tribut zu zollen, den sie von allen einfordert. Die Homosexuellen stehen also ständig unter einem doppelten Druck. Von außen bedrängt sie die Gewalt der sozialen Abwertung; von innen bedroht sie die Gewalt von Schuldgefühlen und Bedürfnissen nach Selbstbestrafung. So führen sie ständig einen Zwei-Fronten-Krieg, gegen die äußere und gegen die verinnerlichte Gewalt, gegen die soziale Kontrolle und gegen das eigene Gewissen.

Wenn bedrohliche Ereignisse eintreten, können die Homosexuellen unter jenem doppelten Druck in eine pathodynamische Spirale geraten: Die Ereignisse verstärken soziales Vorurteil und persönliche Schuldgefühle, wodurch die Homosexuellen an Widerstandskraft gegenüber den bedrohlichen Ereignissen, gegenüber der Einschränkung von außen und innen verlieren; das wiederum stärkt die Wirkung der Bedrohung und die Kraft der sozialen Herabsetzung, was zu einer weiteren Schwächung des Selbstbewußtseins führt. Es besteht heute die Gefahr, daß AIDS viele Homosexuelle in eine zerstörerische Spirale von sich gegenseitig steigernden Strafängsten, Selbstbestrafungswünschen und äußeren Gefährdungen manipuliert.

Weil AIDS sich im Moment offensichtlich verbreitet und meistens einen tödlichen Ausgang nimmt, kann es den alten religiösen und moralischen Ballast – den phantasierten Zusammenhang von Homosexualität mit Sünde und Strafe, mit Krankheit und Tod – so erfolgreich und unerkannt den Abweichenden aufladen und unter ihnen verbreiten. Aus demselben Grund können gesellschaftliche Gruppen und staatliche Behörden so ungestört zu repressiven Maßnahmen greifen. Die Ängste der Homosexuellen haben eine reale Grundlage, und die staatlichen Maßnahmen ebenfalls. Gerade deshalb sind Strafängste der Homosexuellen und öffentliche Diskriminierung so schwer faßbar.

Die Psychoanalyse unterscheidet zwischen «Realangst» und «neurotischer Angst». Freud definierte die Realangst als «Reaktion auf die Wahrnehmung einer äußeren Gefahr, d. h. einer erwarteten, vorhergesehenen Schädigung»[2]. Davon unterschied er die neurotische Angst, die aufgrund von innerer Gewissensangst, Furcht vor den eigenen Triebbedürfnissen und Selbstbestrafungswünschen eine äußere Gefährdung nur phantasiert, um die inneren Spannungen durch Verschiebung nach außen unter Kontrolle zu halten. Da AIDS – um welches Krankheitsbild es sich auch immer handeln mag – eine reale Bedrohung ist, fällt es schwer, nüchterne Wahrnehmung der Realität und Strafphantasien über diese Realität auseinanderzuhalten. Die inneren Gewissensängste können sich ständig den Mantel realistischer Wahrnehmung umhängen, um unerkannt zu bleiben. In solchem Verhalten zeigt sich der Abwehrmechanismus der Rationalisierung.

Wo die Gesellschaft von bewußten und unbewußten Verfolgungs- und Rachebedürfnissen gegenüber den Homosexuellen bestimmt wird, liegt ihr natürlich nicht daran, dieser Minderheit eine Unterscheidung zwischen Realangst und neurotischer Angst zu erleichtern. Solche Unterscheidungsfähigkeit würde ja Selbstbewußtsein und Realitätstüchtigkeit der Homosexuellen steigern. Das würde ihre Aggressivität gegen soziale Diskriminierung vermehren und die soziale Kontrolle schwächen. Daran kann der Gesellschaft nicht gelegen sein. Sie wird versuchen, unter Hinweis auf die tatsächliche Krankheit AIDS die Strafphantasien der Homosexuellen anzufachen. Dem öffentlichen Vorurteil liegt daran, die Theorie von «Schwulenpest» und «Lustseuche» zu festigen und zu verbreiten. Es ist drauf bedacht, AIDS im Dunst der Mystifikation zu belassen. Die soziale Kontrolle wird versuchen, den Betroffenen ihren seelischen Abwehrmechanismus der Rationalisierung undurchschaubar zu halten, damit sie ihren selbstquälerischen Affekten hilflos ausgeliefert bleiben. Dann sind sie leichter manipulierbar.

Unter «Rationalisierung» versteht die Psychoanalyse die Neigung zur Beschönigung: für ein als peinlich oder angreifbar empfundenes Handeln, dessen wahre Motive man der kritischen Aufklärung entziehen will, werden vordergründig überzeugende Begründungen vorgebracht; diese stimmen mit Moral und Verstand überein, um jenen Antrieben den Anschein von Verantwortlichkeit und Vernunft zu geben. Das Beschämende kann nun als notwendig und das Anrüchige als sinnvoll ausgegeben werden. Über unangenehmen Bedürfnissen wird ein «pseudorationaler Überbau» [3] errichtet.

Mindestens so gefährlich wie AIDS selbst, wahrscheinlich aber viel gefährlicher ist der pseudorationale Überbau, den Teile der Öffentlichkeit, der Behörden, der Wissenschaft und der Homosexuellen selbst über AIDS bereits errichtet haben. Nun kann der Staat seine Diskriminierung hinter vernünftiger Gesundheitsfürsorge verstecken. Nun kann die Öffentlichkeit ihre Verachtung der Homosexualität als berechtigte Furcht vor Ansteckung tarnen und verbergen, daß sie die Homosexualität selbst für eine gemeine Seuche hält. Nun kann die Wissenschaft mit selbstloser Geste ihre Abneigung gegen die Abweichung als Dienst zum Schutz vor Gefährdung anbieten. Nun können schließlich Homosexuelle ihre Selbstvorwürfe und Selbstbestrafungswünsche als Vorsicht gegenüber gesundheitlichen Risiken darstellen. Damit können sie vor sich selbst die beunruhigende Einsicht verbergen: «Im Grunde haben wir es immer gewußt. AIDS ist die gerechte Strafe für unser Laster, und die Angst davor ist das verdiente Kreuz, das wir zu tragen haben.» Die innere Triebangst hat sich in Angst vor AIDS verwandelt. Freuds Beschreibung der psycho-sexuellen Entwicklung des Menschen als «Triebschicksal» enthüllt sich nun in einer oft übersehenen Hintersinnigkeit: der homosexuelle Trieb wird zum Schicksal, und zwar zum tödlichen.

In solchen homosexuellen Selbstbestrafungswünschen zeigt sich eine Form der Konfliktverarbeitung, die nach Freud bezeichnend für die Neurose ist: «Sein (des Neurotikers, Verf.) Über-Ich steht dem Ich noch immer gegenüber wie der strenge Vater dem Kind, und seine Moralität bestätigt sich in primitiver Weise darin, daß sich das Ich vom Über-Ich bestrafen läßt. Die Krankheit wird als Mittel dieser ‹Selbstbestrafung› verwendet, der Neurotiker muß sich so benehmen, als beherrsche ihn ein Schuldgefühl, welches zu seiner Befriedigung der Krankheit als Strafe bedarf.» [4] Durch die Selbstbestrafung durch Krankheit und durch Angst vor der Krankheit übt der Neurotiker «nachträglichen Gehorsam» [5] gegenüber seinem strengen Gewissen.

Kann man deshalb noch einen Schritt weitergehen? Kann man aufgrund der ebenso komplizierten wie störanfälligen Wechselbeziehung zwischen Körper und Gefühlswelt, aufgrund der Macht menschlicher Selbstbestrafungswünsche die These aufstellen: «AIDS befällt denjenigen, der glaubt, es verdient zu haben»? Zugegeben, diese Frage enthält viel Spekulation. Ich kann sie nicht beantworten, halte es jedoch für notwendig, sie zu stellen.

In den beschriebenen Rationalisierungen erscheinen alle Reaktionen auf den ersten Blick als vernünftig, rational und moralisch. Bei näherer Hinsicht zeigt sich jedoch, wie sehr sie von irrationalen, aggressiven und selbstzerstörerischen Impulsen bestimmt sind. Es ist dieses Oszillieren zwischen nüchterner Erwägung und unkontrolliertem Ausbruch, zwischen Vorsorge und Rache, zwischen Selbstschutz und Selbstbestrafung, was aus dem medizinischen Problem AIDS eine sozialpathologische Erscheinung gemacht hat. Alle Beteiligten, auch die Homosexuellen, haben dabei mitgewirkt. Zu der körperlichen Krankheit AIDS ist die individuelle und kollektive Neurose «Angst vor AIDS» getreten. Beide Krankheitsbilder überlagern sich und verstärken sich gegenseitig in ihren Auswirkungen. Deshalb ist es so schwierig, eine genaue Grenzlinie zwischen Besonnenheit und Panik, Sorgfalt und Schikane, Vorsicht und Selbstbetrug zu ziehen.

Man kann zwar AIDS als besonderes Phänomen beschreiben, darf es aber nicht isolieren. Im Umgang mit dieserErkrankung werden Neigungen und Einstellungen besonders deutlich, die auch sonst das Verhältnis von Gesellschaft und Wissenschaft zur Homosexualität, die auch sonst den Umgang vieler Homosexueller mit sich selbst und mit ihrer Umwelt bestimmen. In der Auseinandersetzung mit AIDS verschärfen sich Haltungen, die abgemildert und verwischt auch in «normalen» Zeiten die Beziehung zwischen Gesellschaft und ihrer homosexuellen Minderheit und das Verhältnis dieser Minderheit zu sich selbst prägen. Insofern leistet AIDS einen unfreiwilligen Beitrag zur Desillusionierung über die Liberalität unserer Gesellschaft, die Kompetenz der staatlichen Behörden und die Selbstsicherheit der homosexuellen Teilkultur.

Gewiß wäre die Beschäftigung mit AIDS weniger mühsam, wenn in der Wissenschaft Einigkeit über die Ursachen und den Sinn der Homosexualität herrschte oder wenigstens ein Klima selbstkritischer Nachdenklichkeit bestünde. Dann könnte man sich auch gelassener und sorgfältiger der Frage zuwenden, um welche Art von Krankheit es sich bei AIDS eigentlich handelt, ob es eine abgegrenzte klinische Einheit ist, ob diese sich wirklich bei Homosexuellen besonders häufig findet.

Von solcher vorurteilslosen Besonnenheit kann in der Wissenschaft jedoch nicht die Rede sein. Der alte religiöse und moralische Ballast, mit dem die Homosexualität beladen ist, beeinflußt auch jene, die sich so stolz den Orden unvoreingenommener, objektiver Erkenntnis an die Brust geheftet haben. Die Mystifikation der Homosexualität ist die Ursache für die Mystifikation von AIDS. In der psychologischen und psychoanalytischen Diskussion über die Homosexualität stößt man auf einen Wust von vorschnellen Urteilen, sich widersprechenden und sich gegenseitig entwertenden Hypothesen. Die Anzahl der klarsichtigen und unerschrockenen Forscher ist auf diesem Gebiet klein, um so größer dafür die Gruppe der verklemmten Voyeure. Die wissenschaftliche Auseinandersetzung gleicht oft eher einer pathologischen Veranstaltung von Bußpredigern und Bekenntnissüchtigen, die ihre moralischen Urteile in psychologischen Begriffen verstecken, als einem nachdenklichen Diskurs, in dem Tatsachen und Vermutungen, persönliche Konfliktspannungen und allgemeine Aussagen gewissenhaft auseinandergehalten werden.

Früher hielt man die Homosexualität für «Sünde». Heute nennt man sie eine «Störung». Was man früher «schlecht» nannte, erhält heute das Prädikat «krankhaft». Die Moral hat sich in die diagnostischen Begriffe verkrochen. Die Psychologie hat das Erbe der Religion angetreten, und die Psychologen und Psychoanalytiker sind die neuen Priester und Polizisten.

Es gibt wohl kaum ein Gebiet der Sexualforschung, auf dem sich Ideologien und Vorurteile so ungeniert austoben können wie in der Beschäftigung mit der Homosexualität. Die Zeche müssen allemal die Homosexuellen bezahlen, und heute besonders diejenigen, die von AIDS befallen sind oder sich durch AIDS bedroht fühlen.

Die wissenschaftliche Uneinigkeit in der Einschätzung der Homosexualität ist eine subtile Rache der Gesellschaft an einer abweichenden Minderheit. Es besteht wenig Aussicht, daß sich die Experten darauf einigen, AIDS nicht nur als medizinisches, sondern auch als sozialpathologisches Phänomen zu behandeln. Es sei denn, man hege die Erwartung, die Wissenschaft könne sich am eigenen Schopf aus dem Sumpf ziehen.

Quellen und Literatur

1 Neue Folge der Vorlesungen zur Einführung in die Psychoanalyse, GW XV, S. 73.
2 Vorlesungen zur Einführung in die Psychoanalyse, GW XI, S. 408.
3 A. Mitscherlich, Auf dem Weg zur vaterlosen Gesellschaft, München 1965, S. 125.
4 Die Frage der Laienanalyse, GW XIV, S. 254.
5 Freud, Eine Teufelsneurose im siebzehnten Jahrhundert, GW XIII, S. 334.

Jörg Bopp, geb. 1938, ist Psychotherapeut und lebt in Frankfurt. Publikationen:
Antipsychiatrie – Theorien, Therapien, Politik, Frankfurt 1982[2]
Wir wollen keine neuen Herren – Streitschriften zur Jugend- und Psycho-Szene, Frankfurt 1983[2]
Jugend, Stuttgart 1983

Ulrike Heider
Liebe und Tod

Im Gespräch über AIDS kommt die Rede oft auf zwei Themen, die sich z. Zt. allenthalben großer Konjunktur erfreuen: auf die Liebe und den Tod. Bedenklich scheint mir das zu werden, wenn dabei eine romantische Auffassung von Erotik mit dem Tod in Verbindung gebracht wird; wenn z. B. vom «Ficken bis zum Tod» und dem prickelnden Risiko der Ansteckungsgefahr geschwärmt oder mit der Lebensgefährlichkeit bestimmter sadomasochistischer Sexualpraktiken kokettiert wird. Todessehnsucht, wie sie hier zum Ausdruck kommt, ist ein konservatives Phänomen. Nur allzuoft in der Geschichte sind damit Kriege gerechtfertigt und puritanische Ideologien befördert worden.

Mein Beitrag bezieht sich deshalb auf den Stellenwert von Liebe und Tod in der Diskussion um die Sexualität. Er untersucht entsprechende Standpunkte in ihrem jeweiligen sozialen Kontext zur Zeit der Sex-Revolte und in der Gegenwart.

Der historische Hintergrund der fünfziger und frühen sechziger Jahre, auf dem sich die Sex-Revolte, die Sex-Welle, die Frauen- und die Schwulenbewegung erhoben, war so restaurativ, wie es sich junge

Menschen kaum mehr vorstellen können. Die Zahl der Ehescheidungen ging zum ersten und einzigen Mal seit der Mitte des 19. Jahrhunderts zurück, und geschiedene Frauen wurden von den Nachbarn geschnitten. Mädchen problematisierten den Gebrauch von Tampons, um die «Unschuld» nicht aufs Spiel zu setzen, und manch eine beging Selbstmord, weil sie schwanger war. Bourgeoise junge Männer besuchten Bordelle oder verführten proletarische Mädchen, um sich den Sex mit der Verlobten für die Ehe «aufzusparen». Die Schwulen benahmen sich geduckt und überhöflich, waren oft verheiratet und schlichen nachts ängstlich in die wenigen plüschig-schwülen Stricherlokale. Kinder und Jugendliche grübelten jahrelang über die Herkunft der Babies nach. Im Kino aber zirpten die blonden Busenköniginnen mit Kinderstimmchen von der Liebe, und markige Männer versprachen ihnen väterlich das große Glück, Heim und Herd.

Nur sehr langsam begannen progressive Pädagogen, Ärzte und Psychologen über moderne Sexualaufklärung, die Berechtigung des Paragraphen 175 und moralische wie rechtliche Gleichstellung geschiedener Frauen zu diskutieren. Noch im Jahre 1967 kam es im liberalen Frankfurt zu einem Skandal, als Schülerinnen in den oberen Klassen ihres Gymnasiums einen «Intimfragebogen» verteilten. Die anstößigste Passage der Schülerumfrage, die die Ergebnisse des Kinsey-Reports und das Bedürfnis nach Sexualaufklärung bestätigen sollte, lautete: «Wünschst du dir Intimverkehr?»[1] CDU-Politiker, konservative Lehrer, empörte Eltern und allen voran die Springerpresse fielen darauf in einer beispiellosen Hetzkampagne über die verantwortlichen Schülerinnen her. «13jährige mußten Sex-Fragebogen beantworten»[2] stand in der Bild-Zeitung. Und eine der Betroffenen erzählte später, sie sei von Bild-Reportern gejagt worden wie Katharina Blum. (Siehe dazu: Ulrike Heider, Schülerprotest in der Bundesrepublik Deutschland, Frankfurt 1984.)

Vor Ausbruch der eigentlichen Sex-Revolte forderten die Jugendlichen nichts weiter als schulische Sexualaufklärung, und zwar als Alternative zum herkömmlichen Vortrag eines Pfarrers oder Arztes. Solche «Aufklärer» pflegten von der Überlegenheit der geistig-seelischen gegenüber der körperlichen Liebe zu sprechen und warnten traditionsgemäß vor der Gefahr der Geschlechtskrankheiten. (Erfinder der Sexualaufklärung nämlich waren die Pädagogen des prüde werdenden ausgehenden 18. Jahrhunderts. Ekel, Angst und Widerwillen vor der Sexualität zu erwecken war ihr erklärtes Ziel gewesen, und die damals noch unheilbaren Geschlechtskrankheiten hatten sich dafür geradezu angeboten.)

Nur wenige Monate nach jenem ersten schulischen Sex-Skandal im Jahre 1967 erhob sich dann der Sturm an Universitäten und Schulen. Während für die stark von protestantischen Tugenden geprägte Ostermarsch- und Friedensbewegung der fünfziger und frühen sechziger Jahre Sex und Liebe kein Thema waren, knüpfte die «Revolte» an surrealistisch-situationistische Traditionen an und veranstaltete provozierende Happenings. Sex war damals das Thema, womit sich die Spießer am besten erschrecken ließen. Allein das verbale Bekenntnis zur freien Liebe, wie es die Berliner Kommunarden verbreiteten, löste landesweite Schockreaktionen aus. Schüler, die «Vögeln statt Turnen»[3] an die Turnhalle schrieben, bezeichneten sich selbst als die «größten Schmierfinken aller Zeiten»[3] und avancierten in ihrer Kleinstadt zu dämonischen Monstern. Aber jetzt standen sie nicht mehr allein, denn die Sex-Welle überflutete das ganze Land. Die liberale Presse strotzte auf einmal vor Aufklärungsartikeln, Berichten über das dolce vita der Studenten, über Gruppensex, die Unschädlichkeit der Pille und die «neue Moral». Konkret z. B. fragte in einer Serie: «Wie frei sind Deutschlands Mädchen?» Ein «Mädchen» antwortete darauf:

«Ich bin ganz frei in meiner Moral ... Ich glaube, meine Einstellung zur Sexualität hängt eng mit der politischen Überzeugung zusammen. Wer fortschrittlich denkt, antiautoritär, verstehen Sie, der ist dann auch in sexuellen Dingen frei.»[4]

Die romantische Liebe dagegen, die während der ganzen fünfziger und frühen sechziger Jahre in kitschigen Schlagern und Filmen gepriesen und herbeigesehnt worden war, hatte stark an Image und Marktwert verloren. Das Konkret-«Mädchen» dazu:

«Ach wissen Sie, ich glaube nicht an die Liebe. Weder an die ‹große› noch an überhaupt eine. Liebe ist genauso ein Schwindel wie Politik. Lieber Sex ohne Liebe als gar kein Sex.»[4]

Eine andere Befragte erzählte von ihrem ersten sexuellen Erlebnis mit einem Studenten, der ihr ein informatives Sex-Buch zeigte, bevor die beiden zur Praxis schritten. Die Anhänger der Sex-Revolte waren aufklärerisch, rationalistisch und wissenschaftlich eingestellt und hatten einen optimistischen Begriff von der Sexualität. Man war der Ansicht, daß häufige Sexualpraxis die Menschen nicht nur glücklich, sondern auch kritisch und oppositionell macht. Schwangerschaftsverhütung und Geschlechtskrankheiten waren ausschließlich ein Problem der Information. Wer aufgeklärt war, nahm die Pille und ging zum Arzt, wenn er Tripper, Trichomonaden oder Filzläuse hatte. Sex erschien als grundsätzlich gut und erstrebenswert. Darüber hinaus begann man die Zweierbeziehung in Frage zu stellen und über kollektive Alternativen nachzudenken. Auch über Homosexualität war es schon vor 1970 möglich geworden, zu diskutieren.

Der meist gelesene Autor der Sex-Revolte war Wilhelm Reich. Die in seiner Theorie gegebene Verbindung von wissenschaftlicher Psychoanalyse, undogmatischem Marxismus und kulturrevolutionärem Hedonismus entsprach der emanzipatorischen Aufbruchstimmung der damaligen Zeit.

Reich definiert Sexualität als die Lebensfunktion an sich. Ebenso wie Freud hält er die geschlechtliche Liebe für das Vorbild allen menschlichen Glückstrebens. Im Gegensatz zum Meister aber glaubt er an die Erfüllbarkeit des Glücks und schreibt der ungehemmten Sexualität kulturschaffende Eigenschaften zu. Die ideelle, romantische Liebe dagegen interpretiert er als Ausdruck der nie vollständig gelingenden Unterdrückung von Sexualität in allen patriarchalischen Gesellschaften:

«Die gesamte Kulturpolitik (Film, Roman, Dichtung etc.) dreht sich um das Sexuelle, lebt von seiner realen Verleugnung und ideellen Bejahung ... Wenn die ganze Menschheit vom Liebesglück träumt und dichtet, sollte es ihr nicht möglich sein, den Traum des Lebens zu verwirklichen?»[5]

Die Todestriebhypothese, die der späte Freud auf Kosten der ursprünglichen Libidotheorie aufstellt, wird von seinem revolutionären Schüler abgelehnt. Er wirft dem Schöpfer der Psychoanalyse vor, damit den materialistischen Boden seiner Lehre zugunsten mythologischer Spekulationen zu verlassen. Für fast alle der übrigen Freudschüler aber, «die Vertreter des Todestriebs, die sich immer reichlicher und würdevoller einfanden, da sie nunmehr von ‹Thanatos› statt von Sexualität reden konnten»[6], sei die neue Theorie vor allem bequem gewesen. Immer sei jetzt der Todestrieb verantwortlich gewesen, ob für ausbleibende Fortschritte in der Therapie, für steigende Kriminalität und gar für das Entstehen von Kriegen. Reich dagegen interpretiert alle seelischen Äußerungen, die von orthodoxen Freudianern mit dem Todestrieb gedeutet werden, als Produkte der Neurose. So erweist sich z. B. der Selbstmord als unbewußte Rache an einer anderen Person, die Todes- und Sterbeangst als Orgasmusangst und die Sehnsucht nach Auflösung als das Bedürfnis nach sexueller Spannungslösung. Tatsächlich destruktive Impulse entwickelt dieser Theorie zufolge ein Lebewesen nur angesichts einer objektiven Gefahr, deren Quelle es zerstören will. Der Destruktionstrieb tritt dann «im Dienste eines ursprünglichen biologischen Lebenswillens»[7] auf und ist nicht sexuell geprägt. Außerdem hat die Aggression an sich weder etwas mit Sadismus noch mit Destruktivität zu tun, sondern bezeichnet das «Herangehen»[7] an eine Aufgabe. Jede positive Triebäußerung ist somit aggressiv und die Aggression kein Trieb, sondern «das unerläßliche Mittel jeder Triebregung.»[7] Psychischen und sexuellen Sadismus aber erklärt Reich als Folge der Triebversagung:

«Ist der aggressiven Sexualität die Befriedigung versagt, so bleibt der Drang zurück, sie dennoch durchzusetzen. Dann entsteht der Impuls, die zu erzielende Lust mit allen Mitteln zu gewinnen. Die aggressive Note beginnt die der Liebe zu übertönen. Ist das Lustziel völlig ausgeschaltet, unbewußt geworden oder mit Angst besetzt, dann wird die Aggression, die ursprünglich nur Mittel war, selbst zur spannungslösenden Handlung. Sie wird als Lebensäußerung lustvoll. So entsteht der Sadismus. Durch den Verlust des eigentlichen Liebesziels entwickelt sich Haß. Man haßt am schwersten, wenn man am Lieben oder Geliebtwerden verhindert ist.»[8]

Auch der Masochismus ist für Reich kein primärer Trieb, sondern eine erworbene psychische Beschädigung, die in den gesellschaftlichen Verhältnissen verankert ist. Voraussetzung zur Überwindung von Sadismus, Masochismus und anderen Neurosen ist die Befreiung der Gesellschaft, die wiederum nicht ohne die Befreiung der Sexualität geleistet werden kann.

Die später so heftig kritisierte Reich-Rezeption krankte bei ihren orthodoxen Vertretern an der mechanistischen Vorstellung von der «normalen» und «gesunden», bei allen Menschen gleich funktionierenden Sexualität. Auch die rückschrittliche Ideologie von der grundsätzlich neurotischen Herkunft der Homosexualität konnte bei einigen «Reichianern» Fuß fassen. Trotzdem sollte man die positiven Aspekte der Reich-Renaissance nicht vergessen. Ich denke dabei an die Verbindung von politischem Engagement und Lebensfreude, an die – zumindest theoretische – Befreiung von sexuellen Schuldgefühlen, die Einsicht in die Schädlichkeit sexualverneinender Erziehung, die Kritik der autoritären Familienverhältnisse und die Überzeugung von der Gleichheit der Geschlechter im sozialen und sexuellen Bereich. Als besonders aktuell sogar erscheinen mir Reichs Definitionen von Aggression und Sadismus und seine Ablehnung von Leidensphilosophien. In den späten sechziger Jahren jedenfalls half all dies, der Frauenbewegung und der Schwulenbewegung den Boden zu bereiten.

Eine vielleicht noch wichtigere Rolle spielte dabei die Theorie von Herbert Marcuse.

Im Gegensatz zu Reich beruft sich der nicht minder optimistisch und lebensbejahend eingestellte Marcuse ausdrücklich auf den Freudschen Dualismus von Eros und Thanatos. Obwohl der kritische Theoretiker Freuds Thesen von der kulturellen Notwendigkeit des Leidens für historisch überholt hält, sieht er in der Todestrieblehre selbst einen Ansatz, der über die gegebene Gesellschaft hinausweist. Die Schlüsselrolle hat dabei das Nirwanaprinzip. Bei Freud ist dieses Prinzip das dem Eros und dem Thanatos gemeinsame Streben nach dem Nichts, dem ursprünglichen Zustand aller Materie. In ihm erweist sich die konservative Tendenz aller Triebe. Bei Marcuse nun bekommt das Nirwanaprinzip eine utopische Funktion durch seine hypothetische Verwandlung in ein Streben nicht nach dem Tod, sondern nach diesseitiger Ruhe, nach Triebbefriedigung und Glück. Voraussetzung für einen solchen Funktionswechsel menschlicher Triebstruktur wäre eine humanitäre Gesellschaft, in der alle technischen Errungenschaften und der gesamte Arbeitsprozeß im Dienste des Wohls der Menschheit umorganisiert wäre, so daß der technische Fortschritt seine Destruktivität verlöre. Die Menschen wären dann von einem großen Teil der notwendigen Arbeit befreit, Triebverzicht und Leistungsprinzip überflüssig geworden. Thanatos wäre überwunden. In der gegebenen Gesellschaft dagegen herrscht er unvermindert und droht Eros mehr und mehr zu unterwerfen:

«Die herrschenden Mächte haben eine tiefe Affinität zum Tode; der Tod ist ein Wahrzeichen der Unfreiheit, der Niederlage. Die Theologie und die Philosophie liegen heute in einem Wettstreit um die Verherrlichung des Todes als existentieller Kategorie; indem sie eine biologische Tatsache in eine ontologische Wesenheit verkehren, erteilen sie der Schuld der Menschheit, die sie zu vertuschen helfen, ihren transzendentalen Segen – sie verraten das Versprechen der Utopie. Eine Philosophie hingegen, die nicht als Handlangerin der Unterdrückung arbeitet, reagiert auf die Tatsache des Todes mit der ‹großen Verweigerung› – der Weigerung Orpheus, des Befreiers.»[9]

Marcuses «Versprechen der Utopie» geht mit dem Versprechen der Wiederherstellung der ursprünglichen menschlichen Trieborganisation einher, der kindlichen polymorph-perversen Sexualität. Folge davon wäre die Rückverwandlung des Körpers von einem Leistungs- in ein Lustorgan, seine wiedergewonnene Erotisierung und damit die Erotisierung der Arbeit und des ganzen Lebens. Sexualität, die in der bürgerlichen Gesellschaft «durch Liebe geadelt werden»[10] muß, würde sich in «Eros»[11] verwandeln. Marcuse versteht darunter, Freud interpretierend, eine «qualitative und quantitative Erweiterung der Sexualität»[11].

Eine solche Aufwertung der libidinösen Beziehungen könnte schließlich auch die monogame Ehe und die Familie auflösen, prophezeite der Lieblingsphilosoph der 68er Revolte. Mit der Rehabilitierung der prägenitalen Sexualität der Partialtriebe geht ausdrücklich die der Perversionen und vor allem der Homosexualität einher. Marcuses Utopie ist eine der Vielfalt menschlicher Lust, weit entfernt von Reichs gesunder, allen gemeinsamer Heterosexualität. Was die Perversion des Sado-Masochismus angeht, unterscheidet der Autor von «Triebstruktur und Gesellschaft» die Freisetzung unter repressiven und nicht-repressiven Bedingungen. Im ersten Fall kann sich die Lösung der Sexualhemmung innerhalb der Institutionen des Leistungsprinzips in explosionsartiger Destruktivität äußern; in «scheußlichen Formen»[12], als sado-masochistische Orgien von «Söldnerbanden»[12], «gesellschaftlicher Eliten»[12] und KZ-Wärtern. Anders unter Bedingungen der Freiheit:

«Die unmenschlichen, zwangshaften, erzwingenden und zerstörerischen Formen der Perversionen scheinen mit der allgemeinen Perversion menschlichen Daseins in einer unterdrückerischen Kultur zusammenzuhängen, aber die Perversionen selbst haben einen triebhaften Charakter, der anders ist als diese Formen; und dieser Gehalt könnte durchaus in anderen Formen zum Ausdruck gelangen, die mit normalen Verhaltensweisen innerhalb einer hohen Kultur wohl vereinbar wären.»[12]

Sado-Masochismus, wie wir ihn kennen, ist demnach ein Produkt der Unterdrückung und tendiert zum Tod als dem Feind der Freiheit. In diesem Punkt trifft sich Marcuses Interpretation der Todestrieblehre mit der Reichschen Ablehnung der Thanatoshypothese. Ähnlich ist es in bezug auf die romantische Liebe, die von beiden als kulturelle Ausdrucksform der sexuellen Triebeinschränkung interpretiert wird. Tod und Liebe (im herkömmlichen Sinn) sind keine Freunde der sozialen Revolution.

Was die Marcuse-Rezeption angeht, so verdankte ihr die 68er-Bewegung nicht nur die Unterscheidung von sexueller Freiheit und sexueller Scheinfreiheit, sondern auch die Rehabilitierung der Homosexualität. Das galt besonders für Frankreich. Der Anarchismusinterpret Daniel Guerin, der damals schon über 70 Jahre alt war, erzählte später in schwulen Zeitschriften, wie es ihm der Mai '68 zum erstenmal im

Leben möglich gemacht habe, sich vor Genossen als Schwuler darzustellen.

Aber nicht nur die Sympathie mit der Homosexualität, sondern auch die irrtümlicherweise immer wieder Reich zugeschriebene Hinwendung zur Promiskuität geht eher auf Marcuse zurück; eine Tatsache, die für die heterosexuelle linke Szene uninteressant geworden sein mag, da die wechselhafte Liebe auf Dauer nur in der schwulen Subkultur Fuß fassen konnte. Dort aber wird z. Zt. anläßlich von AIDS mehr denn je darüber diskutiert.

Schon ein flüchtiger Blick auf den politischen Hintergrund, auf dem diese Diskussionen geführt werden, scheint einen in die Adenauer-Ära zurückzuversetzen. Die «Abtreibung auf Krankenschein» soll wieder abgeschafft werden. Eine vom Familienminister ins Leben gerufene Stiftung «Mutter und Kind zum Schutz des ungeborenen Lebens» soll das Ihre zu einer «Bewußtseinsveränderung der Frauen»[13] beitragen. Parallel dazu geht bei der Ehescheidung der Trend zurück zur Schuldscheidung. Ebenso deutlich äußert sich die Restauration in einer Verfügung des Familienministeriums, die den Gebrauch von Teilen des schulischen Sexualaufklärungsmaterials untersagt. Mit den «Aussagen und bildhaften Darstellungen»[14], die den Vorstellungen der Bundesregierung über «wertorientierte Sexualpädagogik»[14] widersprechen, ist vor allem die «Propagierung von Sexualität auch ohne Liebe» gemeint[14].

Auswirkungen dieser Politik und des Schattens, den sie schon vor der Wende auf unser Leben geworfen hat, kann man vor allem bei den Menschen beobachten, die sich bisher gegen Ehe, Familie und heterosexuelle Zweierbeziehung gewehrt haben. Immer mehr überzeugte Singels tun sich zu Paaren oder Ehepaaren zusammen. Erklärte Lesben und Schwule werden bisexuell, legen sich ständige Legitimationsbegleiter zu, oder heiraten gar und kriegen Kinder.

Wo aber ist die Opposition gegen den sexualmoralischen Konservatismus? In der Friedensbewegung etwa? Diese ist nicht nur stark von protestantischen Tugenden geprägt wie ehemals vor 1968, sondern vertritt mit ihrem weit verbreiteten Ghandi-Kult eine ausgesprochen puritanische Moral. Oft soll schon die Frage aufgetaucht sein, ob man mit dem Verzicht auf jede Aggressionsäußerung vor allem während der Fastenaktionen nicht auch für den Frieden enthaltsam sein müsse. Ansonsten ist Sexualität kein Thema und von Liebe nur in religiösem Zusammenhang die Rede.

Eine der wenigen Traditionen der Studentenrevolte aber, die in die Friedensbewegung eingegangen sind, ist die der phantasievollen Aktionen. Nur das jeweilige Lieblingsthema ist ein anderes geworden. Während damals die Love-Ins der hedonistischen Linken bezeichnend waren, ist es heute nicht mehr die Liebe, sondern der Tod, was mit viel Phantasie demonstriert wird. Die-Ins, Knochenmänner und Blutaktionen erfreuen sich so großer Beliebtheit, daß man an ihrer aufklärerischen Funktion zu zweifeln beginnt. Angst vor und Lust am Untergang scheinen sich zu mischen. Sind es vielleicht die selbstversagten Aggressionen im Reichschen Sinne einer positiven Lebensäußerung, die da in ihr sadomasochistisches Gegenteil verwandelt wiederkehren? Oder ist die von Marcuse festgestellte «Affinität der herrschenden Mächte zum Tod»[9] inzwischen so stark, daß sie alles überschattet? Wenn man den Verteidigungsminister Wörner hört, kann man schon zu solch resignativen Schlüssen kommen. Dieser CDU-Politiker bezweifelt nämlich die Vereinbarkeit von Lebenswillen und Christentum:

«Wenn ich mich draußen in den Gemeinden herumschlage, dann finde ich dort häufig genug ein Verständnis des menschlichen Lebens, mit dem ich große Schwierigkeiten habe –eine Verabsolutierung des Überlebens in einer Art und Weise, bei der ich mich manchmal frage, ob sie wirklich noch mit dem Grundgehalt des christlichen Glaubens übereinstimmt.»[15]

Nun zu den alten «68ern», den «Alt-Spontis», den ehemaligen K-Grupplern, Frauen- und Schwulenbewegten, von denen heute die linksliberalen Medien bestimmt werden. Sex, Liebe und Tod, alles hat dort Hochkonjunktur.

Über den Tod, seine Tabuisierung, seinen historischen Wandel, über das Sterben, den Selbstmord und das Jenseits hat es in den letzten Jahren unzählige Bücher und Filme gegeben. Rosa von Praunheim enttabuisierte gar den Sex nach dem Tod.

Bei der Behandlung der Themen Sexualität und Liebe hat sich der Akzent im Gegensatz zur Zeit der «Sex-Welle» in zweifacher Hinsicht verschoben. Sex wird nicht mehr optimistisch-positiv im Zusammenhang mit Aufklärung, Befreiung und Emanzipation thematisiert, sondern eher negativ-pessimistisch mit Prostitution, Pornographie, Gewalt, Krankheit und Tod. Man muß das zunächst als eine berechtigte Gegenreaktion auf die naive Idealisierung der Sexualität im Zuge der Sex-Revolte begreifen. Gleichzeitig aber scheinen mir dabei die kritische Behandlung des Gegenstands und seine Bejahung ineinander überzugehen. Ekelerregende oder Gewalt demonstrierende Titelbilder

z. B. finden sich bei vielen linken Zeitschriften. Ein Höhepunkt der «Schmutz-Mode» war das Sonderheft «Ästhetik und Kommunikation» zum Thema «Sex und Lust»[16]: Schon die Bellmer-Puppe auf dem Umschlag ist so widerlich, daß man das Heft spontan rumdreht, aber nur, um schockiert festzustellen, daß sie hintendrauf noch einmal zu sehen ist. Innen kann sich der Leser dann seitenweise an pornographischen Fotos weiden, eine Kurzgeschichte zum Thema Nekrophilie lesen und ein Fotografiergerät bewundern, mit dem einem Sexualstraftäter Schnappschüsse zwischen weibliche Beine gelungen sind. Was hier zum Ausdruck kommt, ist eine einseitige Anwendung des ursprünglich surrealistischen Stilmittels der Provokation. Im Gegensatz zu den sexuellen Spießerprovokationen der 68er Revolte z. B., die immer auch die Propagierung der eigenen Alternative zum Ziel hatten, suhlen sich die postmodernen Provokateure ausschließlich im «Kult des Bösen». (Siehe dazu: Walter Benjamin, Der Surrealismus. Die letzte Momentaufnahme der europäischen Intelligenz. In: Über Literatur, Frankfurt 1969.) Haben sie sich mit der Schlechtigkeit der Sexualität ebenso abgefunden wie mit der der Gesellschaft? Oder ist es ein direkter Reflex der «geistig-moralischen» Restauration aus Bonn, der die Lust in so düsterem Licht erscheinen läßt?

Parallel zu dem genannten negativistischen Trend verschieben sich in bezug auf die Sexualität Blickwinkel und Interesse vom Materialistischen ins Idealistische, indem die Diskussion um Liebe und «Erotik» in den Vordergrund rückt. Von all den dazugehörigen modischen Themen der letzten Jahre, die von Transsexualität über Inzest bis Keuschheit reichen, scheint mir die Diskussion um den Sado-Masochismus und die um die Liebe am aufschlußreichsten zu sein.

Überall, wo in der linken Szene, in feministischen oder lesbischen Kreisen (In der schwulen Subkultur kenne ich mich da nicht so aus.) über «S und M» diskutiert wird, kann man zwei Standpunkte unterscheiden, die sich in verschiedenen Variationen mischen können. Beiden gemeinsam ist die berechtigte Forderung nach Enttabuisierung der Nachtseiten der Sexualität, die während und nach der «Sex-Welle» verdrängt worden sind, so daß eine Auseinandersetzung damit versäumt wurde. Dann aber scheiden sich die Geister: Autorinnen wie z. B. Maria Marcus (Die furchtbare Wahrheit) halten den Sado-Masochismus für eine psychische Beschädigung, deren Wurzeln es aufzuspüren und die es zu überwinden gilt. Die Feministin Nancy Friday dagegen, die Lesbe Pat Califa und auch der immer auf der neuesten

Woge reitende Oswalt Kolle lassen es bei der Tabudurchbrechung bewenden. Sie sind der Ansicht, daß sexuelle Phantasien, gleich welchen Inhalts, oder auch entsprechende Sexualwünsche selbst, normal und berechtigt sind, da sie doch von so vielen Menschen gehegt werden. In ihren Empfehlungen an die Leser, sich die Wünsche zu erfüllen bzw. erfüllen zu lassen, gehen nicht alle so weit wie Pat Califa und ihre Lederfraktion, bei der auch härteste SM-Rituale als gefühlsintensivierend und emanzipatorisch gelten. Anders Nancy Friday, die das zum «schöpferischen» aufgewertete Phantasiespiel an sich für lustvoll hält. Oswalt Kolle wiederum schlägt den Ehepaaren vor, die jeweiligen Sexualphantasien zu kombinieren, um dann zur Tat zu schreiten. Die erläuternden Fotos zeigen z. B. Ehemann und -frau in romantischer Umgebung abwechselnd mit bunten Seidentüchern an ein schmiedeeisernes Gitter gefesselt.

Auf theoretischer Ebene bezieht der Sado-Masochismus-Trend seine Nahrung vor allem aus der Wiederentdeckung der erotischen Schriften des George Bataille. Thesen und Zitate dieses von de Sade und Nietzsche geprägten Autors der dreißiger, vierziger und fünfziger Jahre tauchen z. Zt. überall auf. Der Freund Michel Leiris', René Crevels und Luis Buñuels bekannte sich selbst zu einer großen Angst «vor menschlichen Wesen ..., die das Leben gutheißen»[17]. Für ihn nämlich lastete über allem der Tod. Und nur der «endgültige Tod»[18], den er als «Sieg»[18] zu begreifen versuchte, werde ihm ein «freudiges Lachen»,[18] das «Lachen des Verschwindens»[18] entlocken, ließ er verlauten. Leben und Philosophie des abtrünnigen Katholiken und surrealistischen Blasphemikers waren von den zentralen Themen Tod und Sünde und dem Versuch, mit Todesangst und Schuldgefühlen fertig zu werden, geprägt. Auch seine schwindsüchtige Freundin Laure, deren Schriften in jüngster Zeit zum Kultbuch geworden sind, hatte dem Glauben abgeschworen, war todessüchtig und huldigte dem Kult des Blasphemischen und Perversen. Laut Aussagen eines Freundes soll ihr «ganzes Leben in der Krankheit verankert»[19] gewesen sein. Wie eine Figur aus dem 19. Jahrhundert war sie schön, zerbrechlich, morbide und masochistisch. Sowohl ihrem letzten Geliebten George Bataille als auch den Herausgebern ihrer Schriften schienen zwei Besuche am Grabe des Marquis de Sade besonders erwähnenswerte Lebensdaten gewesen zu sein. Ihr Sterben nach tagelanger Agonie im Jahre 1939 soll Bataille nicht wenig genossen haben. Ein Freund berichtet darüber hinaus, wie sich, nach langer Feindschaft, über Laures Sarg der bunt gekleidete Bohemien und die tiefverschleierte, bigotte Mutter der Verstorbenen zur Versöhnung umarmten. Bohemehafter Antiautoritarismus und muffigste Bigotterie aber umarmen sich auch in Batailles ganzem Werk.

Das, was er Erotik nennt, ist die Verbindung von Lust und Schmerz, die – im Gegensatz zu den Tieren – nur der Mensch dank des Bewußtseins seiner Vergänglichkeit kennt. Nur durch lebenslanges Leiden bei der Lust, durch eine dauernde Vorwegnahme des Leidens beim Sterben kann der Mensch sein Todesbewußtsein ertragen. Warum dieses Wissen um den Tod aber so furchtbar sein soll, wird einem erst klar, wenn man erfährt, was Bataille mit dem Sterben verband. Das wiederum veranschaulicht er in seinem erotischen Hauptwerk, «Die Tränen des Eros», mit reichlichem Bildmaterial. Grausame, blutige und sadistische Motive aus der ganzen Kunstgeschichte sind hier zu einer erstaunlichen Sammlung zusammengetragen und werden von der Fotografie eines gefolterten Menschen gekrönt. Dieses Bild, ein Traum für alle Anhänger der Gewaltpornos, zeigt die «Folter der tausend Teile», d. h. einen Menschen, der von seinen Henkern zerstückelt wird. Es wurde im Jahre 1905 in China aufgenommen, kursierte während des Ersten Weltkriegs in französischen Schickeriakreisen, wurde im Jahre 1961 von Bataille in seinem letzten Buch mit Kommentar veröffentlicht und ziert auch heute wieder die Neuauflage der «Tränen des Eros» bei Klett und Cotta. In das Gesicht des Gefolterten, dessen Pose an die des Gekreuzigten erinnert, hat der faszinierte Interpret das Entzücken einer «göttlichen Ekstase»[20] hineingedeutet. Die Identität von «göttlicher Ekstase»[20] und «äußerstem Grauen»[20] hätten ihn geängstigt und gleichzeitig von der Angst befreit. Leicht erkennt man darin eine religiöse Logik, folgt doch dem Tod am Kreuz die göttliche Erlösung. Batailles Strategie der (Todes)angstüberwindung aber ist resignativ, weil er die Begründung seiner Angst nicht hinterfragt. Statt etwas gegen die Möglichkeit eines solch schrecklichen Todes zu unternehmen, versucht er sich mittels religiöser Überhöhung daran zu gewöhnen. Offensichtlich ist es dem streng katholisch erzogenen Sade-Verehrer unmöglich, sich von einer Identifikation des Todes mit der Marter des Gekreuzigten, dem Mord, der grausamen Folter von Menschen an Menschen zu lösen. Wenn er recht hätte, wenn brutalstes Ermordetwerden tatsächlich das Sterbeschicksal eines jeden Menschen wäre, dann allerdings bestünde wenig Grund, das Leben gut zu heißen. Die Aktualität einer solchen Theorie macht die Logik der Verzweifelten aus, die es aufgegeben haben, gegen Krieg und Vernichtung zu kämpfen, um statt dessen die drohenden Katastrophen zu romantisieren. Die Bataillesche Erotik aber ist nicht nur untrennbar mit dem Tod, sondern auch mit der Sünde verbunden, sie lebt von ihrem religiösen Tabu. Erst das Verbot nämlich wertet den betroffenen Gegenstand – hier die Sexualität – auf, überträgt ihm seinen Eigenwert und macht ihn «göttlich»[21] oder «heilig»[22].

«Das Verbot verleiht dem betroffenen Gegenstand eine Bedeutung, die er ursprünglich nicht besaß. Das Verbot taucht seinen Gegenstand in ein verführerisches böses Licht, das zur Überschreitung verleitet. Was behext, ist die Überschreitung des Verbots.»[22]

Lust und Sünde sind identisch. Und da für einen durch und durch von christlicher Moral geprägten Menschen nichtsündige Lust unvorstellbar ist, muß das Verbot als vermeintliche Lustquelle aufrechterhalten werden. Freiheit ist kein erstrebenswertes Ziel mehr für einen, der sich in der Unfreiheit eingerichtet hat und sich darin wohlfühlt, weil er sie für «göttlich»[21] hält. Sehen wir jetzt, was Bataille über die erotische Praxis selber sagt:

«Die fleischliche Vereinigung ist im Altertum als Analogon der Opferung aufgefaßt worden, bei der der männliche Opferer zu einer Art Tötung, das heißt zur Entblößung und Penetration des weiblichen Opfers schritt. Bei der gewöhnlichen Form der Erotik der Körper besteht das Spiel des männlichen Partners darin, an dieser Aufgelöstheit des Opfers, die er bewirkt hat, teilzuhaben. Der Sadismus zeigt bloß die äußerste Richtung eines Vorgehens an, das wesentlich ist.»[23]

Tatsächlich, genauso geht es im härtesten Patriarchat zu. Die Frau, zum inferioren und masochistischen Sexualobjekt herabgewürdigt, wird vom männlichen Religionsausüber oder Moralwächter geopfert, um die Schuld der sexuellen Sünde zu tilgen. In den Tod getriebene *gefallene Mädchen,* aus Eifersucht ermordete, angeblich geliebte Frauen, gesteinigte *Ehebrecherinnen,* verbrannte Witwen und Hexen, immer waren und sind es Frauen, die – zur Urquelle der verbotenen Lust erklärt – vernichtet werden. Nur die sexuelle Lust selber kann man so nicht ausrotten. Sie kehrt wieder, meist entstellt durch die ihr angetane Gewalt, oder schlimmer noch, gepaart mit ihr, als Fratze ihrer selbst.

Zurück zu George Bataille: Zur «Erotik der Körper»[24] kommt bei ihm die «Erotik der Herzen»[24]. Er spricht davon als von einem Phänomen, das «vor allem durch das Leiden unter Verhältnissen, die sie schwierig, ja mitunter unmöglich machen»[24], entsteht. Der Schluß, den er daraus zieht, lautet:

«So ist die Faszination des Todes bis an den Rand des Mordes und Selbstmordes, bei der allerheftigsten Erotik, die die Herzen zerreißt, stets mit einbegriffen.»[24]

Eben weil seine höchsten Gefühle so abhängig vom Leiden und so destruktiv waren, mußte seine große Liebe todkrank und masochistisch sein. Und der Tod Laures, deren Leben er abwechselnd als «rein»[25] und als «ausschweifend»[25] bezeichnete, dürfte – wahrscheinlich nicht nur für ihn, sondern auch für die bigotte Mutter dieses von Glauben und Sitte abgefallenen Mädchens – mit dem Sühneopfer identifiziert worden sein. Das war besonders für Bataille selbst sehr bequem: Da Laure an Tuberkulose starb, mußte er sie weder als Opferpriester töten, noch selbst bei der «allerheftigsten Erotik»[25] Selbstmord begehen. Menschenopfer, Sexualmord und Liebestod blieben ihm gleichermaßen erspart. Was weiter Blüten trieb, war seine todesängstliche und todessüchtige Privatreligion.

Die letzten beiden Bataille-Zitate stammen aus einem Vortrag über Erotik, den er im Jahre 1957 in Paris gehalten hat. Der Rede schloß sich eine Diskussion an, bei der sich Hans Bellmer, André Breton und auch der schon genannte Daniel Guerin beteiligten. Jener libertäre Sozialist und Verfechter der freien Liebe antwortete auf Batailles Ausführungen zunächst mit der Vermutung, nicht einem Vortrag über die Erotik, sondern einem über das religiöse Gefühl beigewohnt zu haben. Er schloß dies aus Batailles Befassung mit der Angst vor dem Tod, die er für eine der Grundlagen des religiösen Bedürfnisses der Menschen hält. Als Materialist wolle er sich damit nicht aufhalten, sagte er weiter, und kam auf die Definition der romantischen Liebe, Batailles «Erotik der Herzen»[24] zu sprechen.

«Seit Generationen unterhalten uns Bücher, Theaterstücke, Opern, heute Filme mit dieser romantischen Idee, daß eine derart unauflösliche und derart spezialisierte Liebe existiere, daß sie ein Wesen an ein anderes bindet, und auf eine solche Weise, daß dieses Wesen, wenn es das bewußte Wesen entschwinden sieht, nur noch ein Verlangen hat, nämlich zu sterben.»[26]

Er dagegen meinte, daß der Mensch, der ja vom Tier abstammt, einfachere und anspruchslosere Bedürfnisse habe, solche nach «erotischer Befriedigung»[26] und einen «gewissen Kult der physischen Schönheit»[26]. Auch vom «Wechsel»[26] und der «Mannigfaltigkeit der Erfahrungen»[26] sprach er in diesem Zusammenhang. Er fragte sich auch, ob in einer sozialistischen Gesellschaft diese «sogenannte Liebe»[26] sich nicht in eine «weitreichende Kameradschaft»[26] verwandeln würde. Danach verlas Guerin eine Erklärung zu seiner Auffassung von der Erotik, in der es im Jahre 1957 (!) heißt:

«Ich möchte sagen, daß ich die Erotik wesentlich von einem libertären Standpunkt aus betrachte. Ich glaube, daß die Erotik die libertäre Kraft par excellance ist ... In ‹Carmen› wird gesungen: ‹Die Liebe ist ein Lotterkind.› Der Code civil ... ist unter dem einigermaßen libertären Einfluß der Französischen Revolution entstanden, und deshalb geht er relativ nachsichtig mit der Erotik um: so bestraft er nicht die Prostitution, und so bestrafte er zumindest bis zu den von Marshall Petin erlassenen Okkupationsgesetzen, die dann von General de Gaulle wiederaufgenommen wurden, auch nicht die Homosexualität zwischen Partnern unter 21 Jahren. Man muß das betonen: man mußte bis 1943 warten, um die Homosexualität zwischen Partnern unter 21 Jahren unter Strafe gestellt zu sehen.»[27]

Daniel Guerin, einer der ganz wenigen Männer, die sich in hohem Alter noch offen der Schwulenbewegung angeschlossen haben, antwortete auf Batailles romantische Todesphilosophie zwölf Jahre vor dem Aufstand in der Stonewall-Street mit einer schwulen Deklaration, die dem Faschismus den Hauptvorwurf an der Homosexuellenfeindlichkeit seiner Zeit machte. Ich glaube, daß er damit u. a. andeuten wollte, wie Irrationalismus, Gewaltverherrlichung und Todessucht auch in ihrer Verbindung mit Erotik in faschistischer Tradition stehen; auch dann, wenn sie nicht von konservativer Seite, sondern von einem erklärten Linken, wie Bataille es in politischer Hinsicht war, geäußert werden. Die freie Liebe, die Guerin dagegensetzt, aber ist libertär und egalitär. Sie kennt weder den sadistischen Opferpriester noch die masochistische Geopferte. Und gerade deshalb hat sie auch als schwule Liebe eine Chance. Hier kann sie vielleicht von vorne beginnen, ohne den jahrtausendealten Geschlechterkampf reproduzieren zu müssen. Guerins Kritik der romantisch-leidenschaftlichen Liebe aber und die Interpretation ihrer Sympathie mit dem Tod als Religiosität legen auch eine kritische Hinterfragung des Phänomens Liebe nahe.

Damit sind wir wieder in den achtziger Jahren. Parallel zum Kult der dämonischen Sexualität nämlich blüht in der linken Szene neuerdings auch ein Trend zur empfindsamen, romantischen und leidenschaftlichen Liebe. Die Saura-Film-Begeisterung war dafür nur ein Indiz. Es gibt z. Zt. mehrere neue Bücher über Liebe, ein paar über Eifersucht, jede Menge Carmen- sowie Romeo-und Julia-Rezeption und haufenweise Literatur über die deutsche Frühromantik. An einer der wichtigsten Frankfurter Klappen steht in großen lila Buchstaben: «Liebe, nicht nur Triebe». Keineswegs alles, was über die Liebe geschrieben wird, ist romantisch. Autorinnen wie die schon genannte Maria Marcus («Die furchtbare Wahrheit») und Jill Tweedie («Die sogenannte Liebe») entlarven die herkömmliche Liebe als eins der bewährtesten Unterdrückungsinstrumente des Patriarchats. Unter den neuen Anhängern romantischer Leidenschaft aber wird, wie bei den neuen Sado-Masochisten, viel mit George Bataille kokettiert. Das wundert wenig, denn seine Ideen zur Erotik haben, wie Guerin so treffend bemerkte, viel weniger mit Sexualität als mit Religion und romantischer Liebe zu tun. Und auch auf diesem Gebiet sind sie keineswegs neu. Ganz im Gegenteil stecken dahinter ein paar immergleiche Thesen, die die Liebesphilosophen seit über 2000 Jahren von einander abschreiben, von Platon bis zu den Erotik-Spezialisten unserer Tage. Man kann sie – überspitzt und vereinfacht – etwa so zusammenfassen:

1. Das Liebesobjekt wird nur aufgrund seiner Idealisierung geliebt.
2. Die Liebe gedeiht an dem, was ihr im Wege steht. Lieben heißt Leiden.
3. Die der animalischen überlegene ideelle Liebe erhebt sich durch ihre Nähe zu Gott, Jenseits und Tod über die rein diesseitige Sexualität.
4. Die Liebe ist weitgehend unerfüllbar. Sie vergeht, wenn sie ihr Ziel erreicht hat. Höchste und einzig dauerhafte Erfüllung bietet der Liebestod.

Irrationalismus, Macht, Abhängigkeit, Verzicht, Leiden, Religion und Tod sind immer im Spiel, wenn es um die sogenannten höchsten Gefühle geht. Dazu einige Beispiele aus der Weltliteratur:

Schon Sappho, eine der ersten Vertreterinnen der leidenschaftlichen Liebe des Abendlandes, war vor ungefähr 2500 Jahren angesichts der Geliebten ihrer selbst nicht mehr mächtig und dem Tode nahe:

«Schon ein Blick auf dich, und es kommt kein Laut mehr mir aus der Kehle.
Ach, die Zunge ist mir gelähmt ...
und der Schweiß rinnt wieder an mir, das Zittern packt mich ganz, noch fahler als Gras des Feldes bin ich; wenig fehlt, und in tiefer Ohnmacht schein ich gestorben.»[28]

Die Sage erzählt von der Dichterin, sie habe sich aus Liebeskummer von einem hohen Felsen ins Meer gestürzt.

In der Minneliebe der Troubadoure des 13. Jahrhunderts, die zur zweiten Quelle unseres heutigen Liebesmodells wurde, ist der Bezug zu Tod und vor allem Religion noch deutlicher ausgeprägt. Die Minne-Bewegung ging wahrscheinlich aus der häretischen Religion der Katharer hervor, zu deren Idealen die Entsagung leiblichen Wohles, die Keuschheit und die mystische Gottesliebe gehörten. Auch bei der Minne ist der Verzicht ein Leitmotiv, als Keuschheitsgebot und mehr noch in der Notwendigkeit der Trennung der Liebenden, deren Vereinigung sowieso niemals irdisch sein kann. Nicht von ungefähr entstand zur gleichen Zeit der Marienkult. In beiden Fällen wird die Frau zu etwas so Reinem und Keuschem hochstilisiert, daß der Verehrer lieber sterben will, als seinen Bedürfnissen nachzugehen, wie es der Minnedichter bezeugt:

«Lieber zu sterben mir gewähre,
Als mich gemeiner Freude zu freuen.
Denn die Freude, die sich von Niedrigem nährt,
Hat weder Macht noch Recht, mich so zu ergötzen.»[29]

Sappho und Platons erotischer Kult und die höfische Minne-Liebe waren Spielereien privilegierter Minderheiten. Ihre Morbidität muß einen nicht wundern.

Was aber ist mit der bürgerlich-revolutionären Liebe, die Feinde versöhnt und Klassenschranken überwindet, aus der die Konzeption der Liebesehe hervorgegangen ist und die zum Gefühlsmodell der ganzen bürgerlichen Gesellschaft geworden ist? Wenn man Shakespeares Romeo, dem Vorbild aller bürgerlichen Liebhaber, Glauben schenken will, basiert auch sie auf Leiden und Illusion.

«Liebe ist ein Rauch aus dem Dunst der Seufzer gemacht; ... aufgewühlt – ein Meer, gespeist von den Tränen der Liebenden. Was ist sie sonst noch? Ein höchst besonnener Wahnsinn, eine würgende Galle und eine erhabene Süße.»[30]

Und wieder hat sie unvermeidbar den Tod im Schlepptau, wie es Julia lange vor dem traurigen Ausgang des Dramas verrät:

«Komm liebende, schwarzbrauige Nacht. Gib mir meinen Romeo. Und wenn er stirbt, nimm ihn und schneid ihn in kleine Sterne aus, und er wird das Gesicht des Himmels so schön machen, daß die ganze Welt in die Nacht verliebt ist.»[31]

Noch sind wir im 16. Jahrhundert. Wird die Liebe vielleicht erst später im aufgeklärten 18. Jahrhundert rationaler und diesseitiger? Was meint Rousseau dazu, der Vater bürgerlich-liberaler Erziehung, bürgerlicher Gatten-Liebe und bürgerlicher Moral? Bekanntlich verschweigt Jean Jacques seinem Zögling Emile die Vorgänge der menschlichen Zeugung und Fortpflanzung so lange wie möglich. Ängstlich hütet er seine Keuschheit und paßt auf, daß er nicht der Onanie verfällt. Als aber Verheimlichen, asketische Lebensführung und sportliche Ablenkung nicht mehr helfen, hat der Pädagoge eine neue «List» parat, um Emiles Unschuld noch länger zu erhalten. Er macht ihn verliebt, und zwar nicht in ein menschliches Wesen, sondern in ein erfundenes Idealbild. Auch später, als der Zögling nicht mehr in dieses Phantom, sondern in eine lebendige Frau verliebt ist, soll er vor allem am Verzicht Gefallen finden. Noch für die Verlobungszeit, die der Erzieher für die glücklichste im Liebesleben hält, gilt das Sexualverbot. Die Rousseausche Definition der Liebe lautet dementsprechend:

«In der Liebe ist alles nur Illusion, das gebe ich zu; aber die Gefühle, durch die sie uns dem wahren Schönen, das sie uns lieben macht, aufschließt, sind Wirklichkeit. Dieses Schöne liegt nicht in dem geliebten Gegenstand, es ist das Werk unserer Irrtümer. Was tut's? Opfert man darum weniger alle seine niedrigen Empfindungen diesem imaginären Vorbild? ... Wo ist der wahre Liebhaber, der nicht bereit ist, sein Leben für seine Geliebte hinzuopfern? Wo gibt es sinnliche und grobe Leidenschaft bei einem Mann, der sterben will?»[32]

In der Tat, einem Mann, der sterben will, ist die sinnliche Leidenschaft meist vergangen.

So mag es im 19. Jahrhundert auch bei Novalis gewesen sein, einem der größten Romantiker, Todesanbeter und Sadomasochisten der Weltgeschichte. Der zarte Dichter war von einem Mystiker des 18. Jahrhunderts, von Jakob Böhme geprägt, dessen Liebesphilosophie auf dem Gegensatz der «himmlischen Jungfrau Sophia» zur irdischen und sündigen Eva beruht. Novalis selbst liebte ein schwindsüchtiges Mädchen namens Sophie, deren Krankheit ihn mehr als alle anderen Eigenschaften anzog.

«Jede Krankheit ist vielleicht ein notwendiger Anfang der inneren Verbindung zweier Wesen, der notwendige Anfang der Liebe ... Die Liebe ist frei – sie wählt das Ärmste und Hilfsbedürftigste am liebsten.»[33]

Schon bei der Beschreibung seiner (sozial)sadistischen und inferioren Objektwahl drängt sich die Parallele zu George Bataille und seiner lungenkranken Laure auf. Deutlicher wird dies noch bei Novalis' Auffassung von der Sexualität, die auch er für ursprünglich sadistisch hält.

«Es ist sonderbar, daß nicht längst die Assoziation von Wollust, Religion und Grausamkeit die Leute aufmerksam auf ihre innige Verwandtschaft und ihre gemeinschaftliche Tendenz gemacht hat. Sonderbar, daß der eigentliche Grund der Grausamkeit Wollust ist.»[34]

Daß der Tod seiner Geliebten zu «dem Erlebnis»[35] in Novalis' Leben wurde, ist auch bei ihm folgerichtig. Er bezeichnete Sophies Sterben als einen «Himmlischen Zufall»[35], als «Schlüssel zu allem»[35] und freute sich so sehr darüber, daß er seinen eigenen Tod kaum noch erwarten konnte:

«Zarte Geliebte – liebliche Sonne der Nacht – ... zehre mit Geisterglut meinen Leib, daß ich luftig mit dir inniger mich mische und dann ewig die Brautnacht währt.»[36]

Auch bei Novalis war die Liebe nicht nur mit dem Tod, sondern ebenso mit der Religion verschwistert. Seit dem Tod der Geliebten und besonders gegen Ende seines Lebens wurde der bedeutendste Dichter der deutschen Romantik immer religiöser und damit auch reaktionärer, indem er sich z. B. ernsthaft für die Restauration der mittelalterlichen Kirche aussprach. Wenn man ihm selbst glauben darf, hat das alles mit seiner Liebe zu Sophie angefangen:

«Ich habe zu Söfchen Religion – nicht Liebe. Absolute Liebe, vom Herzen unabhängige, auf Glauben gegründete ist Religion.»[35]

Er glaubte die tote Sophie ständig um sich, phantasierte sie als Jungfrau Maria, und sie erschien ihm an Jesus Hand. In sein Tagebuch schrieb er: «Christus und Sophie»[37] und sehnte sich «hinunter zu der süßen Braut, zu Jesus, dem Geliebten.»[37]

Während Novalis sich mit seiner romantischen Liebesideologie direkt auf Katholizismus und politische Reaktion zubewegte, blieb George Bataille etwa 100 Jahre später offiziell bei der Linken und kehrte trotz seines Geschwätzes über den «göttlichen Eros» nicht in den Schoß der Kirche zurück. Gewisse faschistoide Züge aber hat sein irrationalistisches Denken, das Jean Paul Sartre totalitär nannte, unzweifelbar gehabt. Ein Teil der surrealistischen Künstler dürfte davon nicht ganz frei gewesen sein, ebensowenig wie die modische Surrealismus-Rezeption unserer Tage.

Die todessüchtig Liebenden tummeln sich heute in Publikationen wie dem «Konkursbuch». Sie lieben Abenteuer wie Gefahr und romantisieren Gewalt und Verbrechen. Susanna Anna Johanna von Moellendorf z. B. rät in ihrem «Plädoyer für die unbedingte Liebe», «vor so vielem die Angst zu verlieren, vor der tödlichen Verschreibung nicht zurückzuschrecken»[38]. In Briefform und per Sie teilt sie ihrem «Geliebten» mit, daß sie «lieber in Phantasien»[39] als in «jenen kompromißlerischen Beziehungen»[39] leben und in einer «totalen Leidenschaft aufgehen»[40] will. Wie das praktisch werden soll, formuliert sie so:

«Ja, und als Einsatz für die Befreiung, die angstbeladene Befreiung der ‹inneren Welten› muß ein Körper dem anderen sich tödlich verschreiben ... bereit sein, den Tod im Leben zu erleben, immer wieder zu erleben, und das ist nur mit zwei Körpern möglich, die Grenzaufhebung zulassen.»[41]

Der in letzter Zeit inflationär gewordene Begriff *Grenzaufhebung* oder *Grenzüberschreitung* übrigens steht nicht nur für Tabudurchbrechung, sondern birgt auch die ursprünglich religiöse Bedeutung der Transzendenz in sich, des Überschreitens der Grenzen vom Leben zum Tod ins Jenseits.

Das sollte man bedenken, wenn im Zusammenhang mit dem Tod davon die Rede ist. Jenseits, Gott und Religion sind dann nicht mehr fern, auch wenn es den entsprechenden Philosophen (noch) zu peinlich ist, das offen zu sagen. Weniger Schwierigkeiten haben sie dagegen mit der Rehabilitierung sinnloser und destruktiver Gewalt, die – zumindest in subjektiv-künstlerischem Zusammenhang – für durchaus zeitgemäß zu gelten scheint. Die Konkursbuchautorin Gabi Bock z. B. hat eine neue Identifikationsfigur gefunden:

«Unter dem Diktat der Vernunft und der ökonomischen Bedingungen wird das nicht Zugelassene ausgegrenzt: der Triebverbrecher, der das Tabu des Todes und der Sexualität überschreitet, der Repräsentant der ‹verkehrten Welt› ist, ist zur Machtlosigkeit verurteilt.»[42]

Alle Macht dem Triebverbrecher!, wäre das nicht eine höchst emanzipatorische Parole? Ich habe sie noch nicht gehört, denn die Elite dieser tabuniederreißenden erotischen Irrationalisten ist zum Glück klein. Außerdem hat sie inzwischen eine starke Konkurrenz bekommen, die Avantgarde der Keuschen.

Während die einen noch mit dem Überschreiten von Tabus wie Inzest, Leichenschändung und Scheißefressen beschäftigt sind, brechen die anderen das neu erstandene «Tabu» der Sexualbejahung überhaupt. Anstatt im Zuge der Bataillschen Theorie vom luststeigernden Verbot letzte, der Sexwelle entgangene, bürgerliche Konventionen zu verletzen, graben sie einfach das radikalste der Sexualverbote, das Zölibat, wieder aus, um sich ihm enthusiastisch zu unterwerfen. Die amerikanische Psychologin Gabrielle Brown sieht in der «Liebe ohne Sex»[43], so der deutsche Titel ihres Buches, eine Reaktion auf den «stumpfsinnigen Orgasmuskult»[43] der siebziger Jahre. Das freiwillige Zölibat dagegen hält sie für einen Zustand, der den Menschen über das Tier erhebt:

«Die Ehelosigkeit ist ein Zustand, den nur der Mensch kennt. Die Tatsache, daß man im Zölibat leben kann, wenn man sich dazu entschließt, ist ein Zeichen für das Ausmaß an Freiheit. Die Natur hat sich vom Zustand der vorgegebenen Sexualität, die die niederen Tiere haben, zu dem der möglichen Sexualität entwickelt, der dem Menschen die freie Wahl läßt, ob er sexuell aktiv werden will oder nicht.»[44]

Der Unterschied des Menschen vom Tier im Sexualleben, erhebt er uns wirklich zu einer höheren Art? Materialisten wie Reich, Marcuse und Guerin meinen nein, weil sie die Folgen des Lustverzichts nicht als höheren Wert begreifen können, ob es sich dabei um die «sexuelle Zwangsmoral» des Patriarchats oder um emotionale Hörigkeit und Todessehnsucht des romantisch Liebenden handelt. Religiöse Moralisten, Mystiker und Romantiker dagegen verherrlichen traditionsgemäß die «transzendentale» Liebe, die die tierische Sexualität überwindet und dafür immer mit Leiden und Verzicht bezahlt. Auch der Stern-Reporter Hans Conrad Zander, der die Keuschheitsideologie schon im Sommer 1983 bei uns einzuführen versuchte, liegt ganz auf dieser Linie, wenn er behauptet:

«Alles Sexuelle am Menschen ist ursprünglich weiblich. Der Mann aber ist der Mensch, den die Natur biologisch, soweit irgend möglich, vom Sex freigestellt hat.»[45]

Natürlich, Eva war es, die Adam den Apfel reichte, Lust und Sünde sind ursprünglich weiblich. Keuschheit gepaart mit Frauenverachtung dagegen ist laut Zander besonders männlich. Um das zu beweisen, bemüht er «Siegfried», den «Inbegriff deutscher Männlichkeit»[46], der den Sex mit Brunhilde dem schwächeren Gunther überließ. Auch der mythologische Saubermann, Herkules, der Reiniger des Schweinestalls, wird bemüht:

«Statt die besiegte Amazone sexuell zu mißbrauchen, hat Herkules sie verächtlich getötet.»[46]

Hat das nicht auch den Nazis gefallen, diesen männlichsten aller deutschen Männer, bei denen die Frauen kurz über den Kühen rangierten und die unmännliche Männer, die unkeuschen Schwulen, vergast haben? Sollte das der Zeitgeist sein? Wenn solche Ideologien die Chance hätten, sich durchzusetzen, dann würde ich über das Thema dieses Buches nur noch eins sagen: «Wenn es AIDS nicht gäbe, dann hätte man es erfinden müssen.»

Ich meine und hoffe dagegen, daß weder die Bataille-Rezeption noch die Konkursbuch-Erotik oder gar die Keuschheitsmode repräsentativ für die derzeitige Diskussion über Sexualität sind oder es zumindest nicht bleiben werden. Die schon genannten kritischen Veröffentlichungen über romantische Liebe und Sado-Masochismus (Marcus, Tweedie) und Meinungsbilder, wie sie z. B. in Gisela Elsners Kommentar zum Saura-Film[47] oder auch dem *Stern*-Artikel über die «verteufelte Lust»[48] zum Ausdruck kommen, lassen hoffen, daß sich trotz der *Wende* auch ein vernünftig, hedonistisch und humanitär geprägter Gegentrend zu den beschriebenen Tendenzen der Leidensverherrlichung, des Irrationalismus und Puritanismus entwickeln wird. Die Auseinandersetzung mit AIDS könnte so das rationale Fundament bekommen, dessen sie bedarf.

Quellen und Literatur

1 Zit. n. Ulrike Heider, Schülerprotest in der BRD, Frankfurt 1984, S. 89
2 ebd. S. 90
3 ebd. S. 111
4 Zit. n. Konkret, Oktober 1967, S. 58
5 Wilhelm Reich, Die Funktion des Orgasmus, Köln 1971, S. 185
6 ebd. S. 114
7 ebd. S. 137
8 ebd. S. 138
9 Herbert Marcuse, Triebstruktur und Gesellschaft, Frankfurt 1970, S. 233
10 ebd. S. 198
11 ebd. S. 213
12 ebd. S. 200/201
13 Zit. n. die tageszeitung 12. 12. 1983
14 Zit. n. Frankfurter Rundschau 24. 11. 1983
15 Manfred Wörner, zit. n. metall 12. 3. 1983
16 Ästhetik und Kommunikation akut Bd. 7 Sonderheft, Berlin 1981
17 Laure, Schriften, München 1980, S. 219
18 George Bataille, Die Tränen des Eros, München 1981, S. 70
19 Michel Camus, zit. n. Laure, Schriften, München 1980, Klappentext
20 George Bataille, Die Tränen des Eros, München 1981, S. 247
21 ebd. S. 73
22 ebd. S. 68
23 George Bataille, zit. n. Konkursbuch Nr. sechs Erotik, Tübingen o. A. S. 12
24 ebd. S. 13
25 Laure, Schriften, München 1980, S. 217–221
26 Daniel Guerin, zit. n. Konkursbuch Nr. sechs Erotik, Tübingen o. A. S. 21/22
27 ebd. S. 22/23
28 Sappho, zit. n. Dorothy Tennov, Limerenz, München 1981, S. 72
29 Zit. n. Denis de Rougemont, Die Liebe und das Abendland, Köln 1966, S. 103
30 WilliamShakespeare, Romeo und Julia, Stuttgart 1979, S. 23
31 ebd. S. 115
32 Jean Jacques Rousseau, Emile, Stuttgart 1980, S. 785
33 Novalis, zit. n. Paul Kluckhohn, Die Auffassung der Liebe in der Literatur des 18. Jh. und in der Romantik, Tübingen 1966, S. 467
34 Novalis, zit. n. Mario Praz, Liebe Tod und Teufel, Frankfurt 1975, S. 46
35 Novalis, zit. n. Paul Kluckhohn ... S. 468
36 Novalis, zit. n. Paul Kluckhohn ... S. 472/473
37 Novalis, zit. n. Paul Kluckhohn ... S. 473
38 Susanna Anna Johanna von Moellendorf, zit. n. Konkursbuch Nr. sechs Erotik, Tübingen o. A. S. 49
39 ebd. S. 52
40 ebd. S. 53
41 ebd. S. 48
42 Gabi Bock, zit. n. Konkursbuch Nr. sechs Erotik, Tübingen o. A. S. 81
43 Gabrielle Brown, Liebe ohne Sex, Frankfurt 1983, Klappentext

44 ebd. S. 28
45 Hans Conrad Zander, zit. n. Stern Nr. 51, 1982, S. 53
46 ebd. S. 50
47 Gisela Elsner, Zit. n. Spiegel, 12. 9. 1983, S. 194
48 Petra Schnitt, Die verteufelte Lust, Stern, 17. 11. 1983, S. 78

Ulrike Heider, geb. 1947, lebt als Journalistin in Frankfurt. Nach dem Studium der Politik und Germanistik 1979 Promotion. Lehraufträge an den Universitäten Kassel und Frankfurt. Veröffentlichungen: Rundfunkfeatures, Artikel in Zeitschriften und das Buch «Schülerprotest in der BRD», Frankfurt 1984, edition suhrkamp NF Nr. 1158

V Anhang

Niccolò Machiavelli
Beschreibung der Pest in Florenz im Jahr 1527

Ich wage kaum die zitternde Hand auf mein Blatt zu legen zu so kummervollem Anfang; je öfter ich das große Elend in meinem Sinn überdenke, desto heftiger schaudere ich vor der gräßlichen Beschreibung zurück. Meine Augen haben alles gesehen, und doch entlockt mir die Erzählung von neuem schmerzliche Tränen; ich weiß nicht, wo ich anfangen soll, und am liebsten würde ich die Feder wieder hinlegen. Das sehnliche Verlangen jedoch, zu erfahren, ob Ihr noch lebt, soll alle Bangnis überwinden. Nicht anders als eine von den Ungläubigen im Sturm genommene und dann verlassene Stadt zeigt sich jetzt unser beklagenswertes Florenz. Ein Teil der Einwohner, die gleich Euch vor der tötenden Pest geflohen sind, haben sich in die entfernten Landhäuser zurückgezogen, ein Teil ist tot, ein andrer liegt im Sterben. So peinigt die Gegenwart und droht die Zukunft, so kämpfen wir mit dem Tode und leben nur unter Zittern und Zagen. Die reinlichen schönen Straßen, die sonst voll von reichen edlen Bürgern waren, sind jetzt stinkend und schmutzig; Haufen von Bettlern schleppen sich mit ängstlichem Geächz darin herum, und man passiert sie nur mit Mühe und voller Furcht. Die Läden und Gasthäuser sind geschlossen, die Arbeiten der Fabriken eingestellt, die Gerichtshöfe leer, die Gesetze werden mit Füßen getreten. Bald hört man von einem Diebstahl, bald von einem Mord. Die Plätze, die Märkte, auf denen sich häufig die Bürger zu versammeln pflegten, sind jetzt zu Gräbern gemacht und zum Tummelplatz üblen Gesindels geworden. Die Männer gehen allein, anstatt einer Freundin, begegnet man Pestkranken. Trifft zufällig ein Verwandter den andern, der Bruder die Schwester, der Gatte den Gatten, so weichen sie sich behutsam aus. Was braucht es noch Worte? Die Väter und Mütter meiden die eigenen Kinder und verlassen sie.

Der hält Blumen, der wohlriechende Kräuter, der einen Schwamm, der ein Fläschchen, der aus verschiedenen Drogen zusammengesetzte Kugeln in der Hand, oder besser, er hält sie unaufhörlich an die Nase; dies sind die Schutzmittel. Es sind noch einige Vorratkammern offen, wo Brot ausgeteilt wird, aber auch durch das Gedränge Pestbeulen ausgesät werden. Statt der Gespräche, die sonst auf dem Platz ehrenvoll, auf dem Markte nützlich waren, hört man jetzt nur noch erbarmungswürdige, trauervolle Nachrichten: der ist gestorben, der ist krank, der ist geflohen, der im Hause abgesperrt, der ist im Spital, der hat Wärter, jener ist ohne Pflege, und ähnliche schöne Neuigkeiten, die durch die Vorstellung allein sogar Äskulap krank machen können. Viele suchen nach den Ursachen des Übels. Einige sagen: die Astrologen hatten damit gedroht. Andere: die Propheten haben es vorhergesagt. Man erinnert sich an Zeichen und Wunder. Man beschuldigt das Wetter und die Luft, in der der Peststoff liegen soll, und daß es auch so war im Jahre 1348 und 1478. So wird noch vieles andere gesagt, so daß alle einstimmig schließen, nicht allein dieses, sondern noch unzählige andere Übel würden uns den Untergang bringen. Dies sind die erfreulichen Gespräche, die man stundstündlich hört. Obgleich ich Euch durch ein einziges Wort unser beklagenswertes Vaterland vor die Augen des Geistes stellen könnte, indem ich sagte, stellt es Euch ganz anders und in allem entgegengesetzt vor, als Ihr es sonst zu sehen pflegtet, und nichts könnte Euch einen besseren Bericht geben als diese selbst angestellte Vergleichung, so sollt Ihr es dennoch noch genauer betrachten können, da uns die Einbildungskraft kein so deutliches Bild geben kann als die Wirklichkeit. Ich kann Euch aber die Wirklichkeit nicht besser malen als durch mein Beispiel und werde Euch deshalb meine Lebensart beschreiben, damit Ihr Euch darnach die aller übrigen vorstellen könnt.

Wißt also, daß ich in den Wochentagen in der Stunde, wo die Ausdünstungen der Erde durch die Sonne zerteilt sind, von Hause zu meinem gewöhnlichen Geschäft gehe, nachdem ich zuvor einige Arznei genommen und gegen die giftige Krankheit ein gewisses Gegengift gebraucht habe, auf das ich kein geringes Vertrauen setze, obgleich es der vortreffliche Mingo einen papiernen Panzer nennt. Ich bin kaum einige Schritt von meinem Hause entfernt, so muß mir jeder andere Gedanke, mag er auch noch so ernst und wichtig sein, entfallen, denn der erste Gegenstand, der sich als günstiges Vorzeichen meinen Augen darbietet, sind die Totengräber, nicht die der Pestkranken, sondern die gewöhnlichen. Wie früher über zu wenige, klagen sie jetzt über zu viele Todesfälle. So großer Überfluß scheint ihnen Mangel zu bringen. Wer hätte je geglaubt, daß eine Zeit kommen würde, wo sie die Genesung eines Kranken wünschen würden, wie sie es jetzt ernstlich zu wünschen schwören. Ich glaube es gerne, denn wenn die Pestkranken zu einer anderen Zeit oder an einem andern Übel stürben, so hätten sie ihren gewöhnlichen Gewinn.

Wenn ich dann am Kloster St. Miniato bis zu den Türmen vorbeigehe, wo ich sonst durch den Lärm der Stöcke der Wollschläger und ihre grobe Unterhaltung fast betäubt wurde, so empfängt mich ein tiefes unheimliches Schweigen. Ich verfolge meinen Weg und begegne in der Nähe des neuen Marktes der Seuche zu Pferd, die mich das erste Mal wirklich täuschte. Denn als ich von ferne von weißen Pferden (wenn sie auch nicht gerade von Schnee waren) eine Sänfte getragen sah, so dachte ich mir, dies müßte eine schöne Dame oder eine Person aus vornehmem Hause sein. Als ich sie aber dann statt von Kavalieren von Dienern von St. Maria Nova umgeben sah, war's nicht nötig, mich näher zu erkundigen.

Dies war mir noch nicht genug, und um Euch von allem ausführlicheren Bericht erstatten zu können, ging ich am Morgen des fröhlichen 1. Mai in die wundervolle ehrwürdige Kirche St. Reparata. Es waren nur drei Priester da, der eine sang die Messe, der andere diente als Chor und Orgel, der dritte setzte sich, um Beichte zu hören, in einen fast ganz mit einer Mauer umgebenen Sitz in der Mitte des ersten Schiffes. Trotzdem hatte er Ketten an den Füßen und Handschellen an den Armen. So war's ihm vom Vikarius empfohlen worden, damit er den kanonischen Versuchungen in so großer Einsamkeit besser widerstehen könne. Die frommen Hörerinnen der Messe waren drei alte Weiber in Kapuzmänteln, buckelig, vielleicht auch lahm, und jede kniete getrennt in einem besonderen Stuhle. Ich glaubte von ihnen nur die Amme meines Großvaters zu erkennen. Der frommen Männer waren gleichfalls drei, die ohne einander je gewahr zu werden, auf Krücken um den Chor herumhinkten und manchmal einen schmachtenden Liebesblick auf die drei Schätzchen warfen. Unglaublich in Wahrheit, wenn ich es nicht selbst gesehen hätte.

So blieb ich, wie einer, der kaum seinen Augen traut, ganz verblüfft, und da ich dachte, das Volk werde wie gewöhnlich am Morgen dieses hohen Feiertages dem Turnier auf dem Platz zugelaufen sein, begab ich mich in dieser Hoffnung hin und sah statt eines Turnieres von Menschen und Pferden eines von Kreuzen, Bahren, Särgen und Tischen, worauf man Tote von den Totengräbern getragen sah, die aus Not vom Barlaccio als Bürgen der hochmächtigen Signoren herbeigerufen waren, die gerade ihren feierlichen Einzug hielten. Ich bin sehr geneigt, zu glauben, daß, wenn die Zahl der Lebenden nicht hinreichte, man sich des Namens der Toten bediente, sie der Sitte gemäß aufrufend, obgleich es keinem so gut wie Lazarus ward.

Da mir dieses Schauspiel nicht allzu würdig und sicher schien, so hielt ich mich nicht auf, und da ich nicht glauben konnte, daß man in einem anderen Teile der Stadt eine größere Anzahl Edler beisammen finden sollte, wandte ich meine Schritte gegen den berühmten Platz von St. Croce. Hier sah ich einen ungeheuren Rundtanz von Totengräbern, die mit lauter Stimme «Willkommen die Pest, willkommen die Pest» sangen. Dies war ihr fröhliches «Willkommen der Mai»; ihr Anblick samt dem Mißton des Liedes und seinen Worten tat meinen Augen und Ohren geradeso weh, als sie einst durch das Lied der ehrbaren Mägdlein ergötzt wurden, so daß ich mich ohne Zögern in die Kirche flüchtete.

Hier verrichtete ich mein gewöhnliches Gebet, ohne auch nur einen Zeugen zu sehen, als ich von ferne einen kummervoll traurigen Laut hörte. Mich ihm nähernd, sehe ich an den frischen Gräbern zur Erde gestreckt in Trauergewändern eine blasse bekümmerte Jungfrau, die mehr einer Toten als Lebenden glich. Sie benetzte ihre schönen Wangen mit bitteren Zähren, raufte bald die schwarzen Flechten ihres schönen aufgelösten Haares, bald schlug sie sich Busen und Gesicht mit den eigenen Händen, daß es einen Stein erbarmt hätte. Es ergriff mich über die Maßen Schauer und Schmerz; doch näherte ich mich vorsichtig mit den Worten: «Warum klagst du so sehr?» Sie aber bedeckte schnell ihr Gesicht mit dem Saum ihres Kleides, damit ich sie nicht erkennen sollte. Dies vermehrte natürlich meine Neugier. Doch hemmte die Furcht, sie möchte von der Pest angesteckt sein, meine Schritte, wobei ich jedoch zu ihr sagte: sie solle sich nicht vor mir scheuen, ich wolle ihr Rat und Hilfe bringen. Als sie von schwerem Kummer gebeugt schrie, fügte ich hinzu, ich wolle nicht eher fortgehen, bis ich sie zuerst werde gehen sehen. Obgleich sie noch ein wenig zögerte, entschloß sie sich jetzt als verständige mutvolle Dame, sich mir zu entdecken. «Wie töricht bin ich», sagte sie, «ich habe mich vor einem ganzen Volk nicht gescheut und sollte jetzt einen einzigen Mann, der mich in meiner Not zu unterstützen sucht, fürchten?» Sie war durch die Kleidung und die übermäßige Leidenschaft entstellt, so daß ich sie mehr an der Stimme als an der Gestalt erkannte. Ich fragte sie um die Ursache so großer Betrübnis. «Weh mir Armen», war ihre Antwort, «ich kann sie nicht verhehlen. Ich bejammere den Verlust meines ganzen Glückes, und sollte ich noch hundert Jahre leben, ich kann nie wieder glücklich sein. Mein größter Schmerz ist, daß nicht auch ich sterben kann. Ich beklage mich nicht über die Pest, sondern über mein trauriges Schicksal, daß das unauflösliche Liebesband, das ich mit so vieler Kunst und Sorgfalt zum Knoten geschlungen, zerreißen mußte, daß ich nicht mit ihm sterben durfte und daß hier auf dem Grabe meines unglücklichen trauten Geliebten meine Tränen fließen. Oh, mit welcher Lust schloß ich ihn so oft in diese einst glücklichen, jetzt unglückseligen Arme! Mit welchem Entzücken sah ich in seine schönen leuchtenden Augen! Mit welcher Sehnsucht saugten meine gierigen Lippen seinen duftenden Mund! Mit welcher Zärtlichkeit drückte ich meinen brennenden Busen an seine warme, weiße, jugendliche Brust! Ach! Ich Ärmste! Mit welcher Seligkeit kamen wir so oft zum letzten Glücke der Liebenden, schwammen wir, umschlungen in unlöschbarer Glut, in einem Meer von Wonne!»

Kaum hatte sie diese Worte gesprochen, so stürzte sie ohnmächtig zu Boden, daß mir die Haare zu Berge stiegen, vor Furcht, sie sei tot. Ihre Augen waren geschlossen, die Lippen entfärbt, das Gesicht noch blässer als zuvor. Der Puls stockte, sie war fast ohne Gefühl. Nur die Bewegung ihres bekümmerten Busens schien ein wenig Leben anzuzeigen. Ich begann sogleich, wie es die Nächstenliebe gebot, ihren Leib sorgfältig zu reiben, indem ich sie vorn aufschnürte, obgleich sie von selbst nicht sehr fest geschnürt war, und sie bald auf die eine, bald auf die andre Seite zu legen. So wendete ich alle Mittel an, die die entflohenen Lebensgeister zurückzurufen pflegen. Endlich brachte ich es dahin, daß sie die matten Augen wieder aufschlug und einen so heißen Seufzer ausstieß, daß, wäre ich von Wachs gewesen, ich notwendig hätte schmelzen müssen. Ich suchte ihr jetzt Mut einzusprechen. «O törichtes, unglückliches Mädchen», sagte ich, «wozu bleibst du noch länger hier? Wenn dich deine Eltern, deine Nachbarn oder deine Bekannten so allein hier gefunden hätten, was würden sie gesagt haben? Wo ist deine Klugheit, wo deine Ehrbarkeit?» – «Ach, ich Arme», antwortete sie, «die eine kannte ich nie, die andere habe ich zugleich mit dem lieblichen Blick der schönen Augen verloren, der mir Nahrung war wie den Fischen das Wasser.» – «Wenn mein Rat, Donna», entgegnete ich, «in Euren Augen irgend Wert hat, so bitte ich Euch, mit mir zu gehen, nicht aus Liebe zu mir, denn ich bin dieser nicht würdig, sondern um Eurer eigenen Ehre willen, die bald wieder rein sein wird, wenn sie auch jetzt mehr durch die boshaften Zungen anderer als durch Eure Schuld ein wenig getrübt ist. Wie viele Damen kenne ich nicht, die ihren Männern entflohen und bei anderen als ihren Eltern Aufnahme fanden. Wie viele sind nicht von ihren Verwandten und den Nachbarn überrascht worden, als sie sich gar sehr vergaßen, die heute für schön und gut gelten. Gewiß, Fehlen ist menschlich, nur muß man auch wieder zu sich selbst kommen. Wenn Ihr Euch nur in Zukunft gut betragt, so werdet Ihr sehen, daß man bald, verlaßt Euch darauf, bald sagen wird, Ihr wäret ungerecht verleumdet worden.» Auf diese Art überredete ich sie und führte sie in ihre Wohnung zurück.

Die Sonne hatte schon die Mitte des Himmels erreicht, und die Schatten wurden kürzer, als ich mich einsam wie immer zu Tisch setzte. Nach einer kurzen Ruhe begab ich mich von neuem auf den Weg, die Stadt zu durchwandern, und richtete meine Schritte nach der neuen Kirche des Heiligen Geistes, wo man keine Vorbereitung zum Gottesdienst sah, obgleich es die Stunde war. Die wenigen Brüder, die noch da waren, gingen ärgerlich in der Kirche hin und her und versicherten mir, ein guter Teil von ihnen sei schon gestorben, und noch mehr würden nachfolgen, denn sie dürften nicht herausgehen und wären nicht mit Lebensmitteln versehen. Ich brauche Euch nicht zu sagen, ob sie Lichter in der Kirche anzündeten*, ich glaube, es war vielleicht, damit ihre Toten nicht im Dunkeln davongehen sollten. Ich ging daher schnell wieder fort, mehr durch die Furcht vor dem Himmel als vor der Krankheit getrieben, so häufig sprachen die Brüder den Segen.

Als ich nun durch die Maistraße zurückging, weil gerade die Kalenden des Mais waren, so fand ich keine Spur, die mich an den Mai erinnern konnte. Dagegen fand ich mitten auf der Brücke einen Toten, dem sich niemand zu nähern wagte, und als ich in die alte Kirche der göttlichen Dreifaltigkeit eintrat, fand ich nur einen einzigen Mann. Er schien von Stande zu sein. Ich fragte ihn, welche Ursache ihn bei so großer Gefahr in der Stadt zurückhalte, und erhielt zur Antwort: die Liebe zum Vaterland, das von allen seinen wenig liebevollen Söhnen verlassen sei. Ich entgegnete: der tue viel weniger Unrecht, der sich dem Vaterlande zu erhalten suche, um ihm später nützen zu können, als der, welcher sich,

* D. h.: sie fluchten.

ohne ihm zu nützen, in Gefahr setze, es für immer verlassen zu müssen.

«Wenn ich denn einem verständnisvollen Menschen die Wahrheit sagen darf», erwiderte er, «so wisse: nicht das Vaterland, sondern jene trostlose Dame, die du so fromm auf den Knien liegen siehst, hält mich hier zurück. Für sie bin ich bereit, das Leben zu lassen.»

Es schien mir, sein reifes Alter verlange nicht so viel Wärme, und ich sagte daher, in solchen unglückseligen Zeitläufen verlasse der Vater das Kind, die Gattin den Gatten.

«Meine Liebe», entgegnete er, «ist so groß, daß sie jeden Grad der Blutsverwandtschaft übersteigt, und wenn zur Vermeidung der Pest Fröhlichkeit das beste Mittel ist, so liegt in der Gegenwart der Geliebten große Freude, und fern von ihr würde ich so großen Schmerz fühlen, daß er allein schon hinreichend wäre, mir bitteren Tod zu bringen. Wie du mich hier allein gefunden hast, so ist auch meine Liebe einzig in ihrer Art, und bist du verliebt und willst leben, so bleibe bei der Geliebten. Bist du es nicht, so verliebe dich, meinem Beispiel folgend, wenn du der Pest entgehen willst. Du hast noch immer Zeit dazu.» Da ich die Liebe für eine um so verderblichere Pest halte, als sie länger dauert, erbaute mich das Gespräch nicht, und ich ging, ohne ihm weiter etwas zu sagen, fort.

Auf der jetzt einsamen Terrasse der Spini fand ich den ehrwürdigen Vater Fra Messio wieder, der, um vielleicht die Pest zu fliehen, aus dem Kloster ausgezogen war und der hier vielleicht wartete, um eins seiner Beichtkinder außer der Kirche beichten zu hören. Ich erfuhr von ihm, daß in der schön gebauten ehrwürdigen Kirche S. Maria Novella, wo er wegen seiner guten Aufführung entfernt worden war, dank dem liebevollen Unterricht der würdigen liebreichen Brüder mehr Damen als in irgendeiner anderen Kirche versammelt wären. Ich nahm ihn mit, obgleich dies nicht sehr nach seinem Wunsche war, denn das Brüderchen fürchtete, was ihm, wäre er ohne mich hingekommen, sicher widerfahren sein würde. Auch blieb er nicht lange, und kaum hatte er sich vor dem Hauptaltar verbeugt, denn er war nie allzu fromm, so ging er, und ich glaube, er kehrte zu seiner Terrasse zurück, um sich an sein Werk zu begeben.

Ich blieb, um das erfreuliche Komplet* der Brüder zu hören. Obgleich ich nicht, wie gewöhnlich, die große Anzahl von schönen Damen sah und von vornehmen Herren, die ihre Engelsgesichter und die

* Das Ergänzungsgebet nach der Vesper, Kompletorium.

göttliche Art, ihre reichen, geschmackvollen Kleider zu tragen, zu bewundern pflegen, was vereint mit der süßen Musik stets die Herzen aller mehr zum Spiel der Liebe als zu Gedanken an den Himmel einlädt, so fand ich doch weniger Einsamkeit als an jenem anderen Orte und glaubte zu erkennen, mit welchem Recht man diese Kirche vor allen andern begünstigt und beglückt nennen kann. Ich dachte daher bis zu Ende dazubleiben. Außer mir war noch, obgleich es schon Abend war, vielleicht um, wie ich, das Komplet zu hören, eine schöne junge Dame in Witwenkleidern dageblieben, deren Schönheit beschreiben zu wollen ein Unternehmen wäre, das meine Kräfte übersteigt. Um Euch jedoch wenigstens einen Begriff zu geben, will ich nicht ganz davon schweigen, und was meiner Erzählung mangelt, könnt ihr Euch dann dazudenken.

Sie war erstlich, und das sah man sogleich, obgleich sie auf den Marmorstufen in der Nähe der großen Kapelle saß, auf der linken Seite wie ermüdet ruhend und mit dem weißen Arm ihr etwas blasses Gesicht schützend, von der Größe, wie sie für ein gutgebautes Frauenzimmer paßt. Daraus konnte man erkennen, daß alle Teile ihres Körpers in so schönem Ebenmaße standen, daß sie ohne ihre Trauerkleidung meinen Augen in wunderbarer Schönheit erschienen sein würden. Ich überlasse es jedoch Eurer Einbildungskraft, Euch diesen Teil vorzustellen, und will Euch nur beschreiben, was mir zu entdecken vergönnt war. Weißes Elfenbein schien ihr frisches liebliches Fleisch und so sanft und zart, daß die geringste Berührung eine Spur zurückläßt, nicht weniger als auf dem zarten betauten Gräschen der grünen Wiese der Gang des kleinen Insektes sichtbar bleibt. Ihre Augen schienen zwei brennende Sterne, die sie von Zeit zu Zeit mit solcher Anmut aufschlug, daß man in ihnen den Himmel offen sah. Die heitere Stirne, deren Größe das richtigste Maß hatte, war so klar und strahlend, daß in ihr sich spiegelnd der einfältige Narziß so gut wie in der lautern Quelle sich in sich selbst hätte verlieben können. Unter ihr bildeten die schön gezogenen feinen Bogen der schwarzen Augenbrauen den schönen leuchtenden Augen eine Decke, um die stets Amor scherzend flatterte und von hier aus seine Pfeile abschoß, bald dieses, bald jenes liebende Herz verwundend. Die Ohren, aus dem zu schließen, was davon sichtbar war, waren klein, rund und so, daß sie jeder erfahrene Physiognom für ein Zeichen von großer Klugheit halten müßte. Was sag' ich aber von dem zärtlichen Honigmunde zwischen zwei Wangen, auf denen Rosen und Lilien blühten? Trotz seiner unendlichen Traurigkeit war er durch ein unbeschreiblich himmlisches Lächeln beglänzt. Genug, ich glaube, daß Natur die Holde zum Muster nimmt, wenn sie die Welt mit einer neuen Schönheit erfreuen will. Die rosigen Lippen über den elfenbeinenen weißen Zähnen schienen feurige Rubinen, gemischt mit orientalischen Perlen. Von Juno hatte sie die Form der lieblich gebildeten Nase genommen so wie von Venus die der blühenden, durchsichtigen Wangen. Ich darf die Schönheit ihres schlanken, weißen, reizenden Halses nicht vergessen, der gewiß mit kostbaren Edelsteinen geschmückt zu werden verdient. Die neidischen Kleider ließen mich die milchweißen, schöngeformten Brüste nicht sehen. Sie müssen zwei kleinen, frischen, duftenden Äpfeln gleichen, gepflückt in den berühmten Gärten der Hesperiden. Auch waren sie so prall, daß man durch das Gewand hindurch ihre Schönheit und alle ihre Vorzüge ahnen konnte. Zwischen ihnen erschien ein Weg, an dessen Ende den Wanderer die höchste Seligkeit erwartete. Die weiße, zarte Hand, obgleich sie mich eines Teils des anmutigen Gesichts beraubte, entschädigte durch ihren eigenen Anblick. Sie war lang, schmal und gewandt und mit den kleinsten, schimmernden Adern gezeichnet, und die feinen hübschen Finger schienen die Kraft zu besitzen, durch ihre Berührung auch beim alten Priamus wieder Gefühl zu erwecken.

Als ich niemand in der Nähe sah, um dessentwillen ich mich hätte zurückhalten müssen, und da ihre gütigen Blicke mir Mut einflößten, so näherte ich mich ihr und sprach: «Madonna, wenn Euch eine höfliche Frage nicht lästig ist, geruht mir zu sagen, welche Ursache Euch so lange hier zurückhält, und ob ich so glücklich sein kann, Euch in etwas zu dienen.»

«Wie Ihr vielleicht», antwortete sie, «habe auch ich das Komplet der Brüder umsonst erwartet; was Euer Anerbieten betrifft, so könnte auch ein viel Geringerer als Ihr mir helfen. Mein Kleid zeigt, daß ich meines geliebten Gatten beraubt bin, und was mich noch mehr schmerzt, ist, daß er an der grausamen Pest gestorben ist, weshalb auch ich noch in Gefahr schwebe. Wollt Ihr daher Euch nicht selbst Schaden zufügen, so bleibt in einiger Entfernung.»

Die Worte, die Stimme, die Art, wie sie sprach, die Sorge, die sie für mein Wohl zu tragen schien, all das drang mir so sehr ins Herz, daß ich für sie durchs Feuer gegangen wäre. Viel mehr aus Furcht, ihr zu mißfallen, als aus Furcht vor der Gefahr blieb ich stehen und fragte: «Warum bleibt Ihr hier so allein?»

«Weil ich allein übriggeblieben bin.»

«Wünschet Ihr einen Gefährten zu haben?»

«Ich wünsche nichts mehr als eine ehrenvolle Verbindung.»

«Und ich, der bisher nie geneigt war, mich zu vermählen, bin jetzt, nachdem ich die Anmut und Grazie Eurer Gestalt erblickt habe, auf welche die Natur all ihre Gaben ausgegossen hat, ich bin, von Mitleid mit Eurem Kummer gerührt, entschlossen, Euch zur Gemahlin zu wählen. Paßt auch unser Alter nicht so sehr zusammen, so sind doch mein Vermögen und meine übrigen Verhältnisse derart, daß ich Euch vielleicht glücklich machen kann.»

«Bei Euch Männern», sprach sie, «waren immer die Versprechungen groß und die Treue klein, wenn ich mich einiger vergangener Geschichten recht erinnere.»

Ich antwortete: «Wer schreibt, kann sagen, was er will, wer aber mit Verstand zu lesen versteht, traut nur, wem er vernünftigerweise trauen darf, und hat daher niemals zu bereuen, was er tut.»

Sie aber entgegnete: «Da mir der Himmel, der Geber alles Guten, Euch zugeführt hat, so kann ich nicht zweifeln, daß Ihr liebevoll für mich sorgen werdet, und da Ihr an mir Gefallen findet, so wäre es ein allzu großes Unrecht von mir, wenn ich mit Euch nicht zufrieden wäre.»

Kaum hatte sie diese Worte gesprochen, als ein müßiger Bruder, mit vorgestreckter Nase, der besser einen Ruderknecht als einen Priester abgegeben hätte, dessen Namen ich aber verschweigen will, um mich desto offener über ihn aussprechen zu können, auf diese so anmutig, zarte Dame zustürzte, wie ein Falke, der seine Beute erblickt hat, zur Erde herabschießt. Wie wenn er hundertmal ganz vertraut mit ihr gesprochen hätte, wie diese Mönche es in der Gewohnheit haben, fragte er sie, ob sie seinen Beistand nötig habe. Ich antwortete ihm, daß sie sich bereits eine Stütze gewählt habe und daß seine brüderliche Liebe überflüssig sei. Der Unhold, der schon wie besessen tat und, um vielleicht eine andere Verbindung mehr nach seinem Geschmack zu knüpfen, die unsrige gern gestört hätte, wie sich aus seinem funkelnden Auge und der flatternden Kutte schließen ließ, wand sich wie eine Schlange bei der Zauberformel. Als er aber sah, daß er von ihr hart zurückgewiesen und von mir nicht gar freundlich geliebkost wurde, wickelte er sich in seine Kutte und trollte sich, ich weiß nicht was in den Bart brummend, zum Teufel.

Ihr dürft daher nicht glauben, daß ich sie gleich wieder so allein gelassen hätte. Ich ging ihr im Gegenteil immer in einiger Entfernung nach bis an ihr Haus, in dem sie sich zugleich mit meinem Herzen verschloß.

Als ich jetzt nach einer so angenehmen unterhaltenden Gesellschaft allein war, beschleunigte ich, um von meiner begonnenen Tagesordnung nicht abzuweichen, meine Schritte und begab mich in die vortreffliche heitere Kirche St. Lorenzo, wo ich die zu sehen gewohnt war, die sich der Blüte meiner Jahre erfreut hatten. Aber der neue Eindruck war so mächtig, daß ich gleich denen, die aus dem Lethe trinken, jede andere, auch noch so hübsche Dame vergaß. Alle meine Gedanken waren in den schwarzen Gewändern gefangen, die ich jeden Augenblick in der Hand des zudringlichen heuchlerischen Mönches zu sehen glaubte, und es überfiel mich eine solche Eifersucht, daß ich nichts anderes hören noch sehen konnte. Ich glaubte daher hier meine Zeit unnütz zu verschleudern und ging voller Verlangen, die ersehnte Gefährtin der Verabredung gemäß wiederzusehen, sehr bald nach Hause. Ich setze der tragischen Betrachtung der schrecklichen Pest ein Ziel und treffe Anstalt zur Freude des künftigen Lustspiels für den nächsten Abend.

Das ist, teuerster Freund, was sich am 1. Mai meinen Augen darbot. Was sich noch ferner zeigen wird, sollt Ihr nach der Hochzeit hören; denn früher will und kann ich nichts anderes denken.

Aus: *Niccolò Machiavelli. Florentinische Geschichten.*
Aus dem Italienischen von Wilhelm Neumann, Berlin 1809.

Klaus Theweleit

Männerphantasien

Band 1: Frauen, Fluten, Körper, Geschichte
rororo sachbuch 7299
Band 2: Männerkörper – zur Psychoanalyse des weißen Terrors
rororo sachbuch 7300

Männerphantasien, das sind Vorstellungen von dem, was Männer nicht wissen durften, um nicht abgelenkt zu werden von den großen Männeraufgaben: arbeiten, forschen, erobern. Körperwünsche, Energien und Sehnsüchte wurden abgetötet, um wieder geboren zu werden im Kampf für Größe und Vaterland.

«... vielleicht die aufregendste deutschsprachige Publikation dieses Jahres.» (Rudolf Augstein in «Der Spiegel»)

sachbuch rororo

1016/1

966/5

916/3